Karlheinz Graf

Ganzheitliche Zahnmedizin

*Meiner Frau Cornelia
und meinen Kindern
Ulrich, Johanna und Stephan
gewidmet*

Karlheinz Graf

Ganzheitliche Zahnmedizin

Fakten, Wissenswertes, Zusammenhänge

121 Abbildungen
9 Tabellen

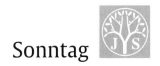

Sonntag

Die Deutsche Bibliothek – CIP-Einheitsaufnahme

Ein Titeldatensatz für diese Publikation ist bei
Der Deutschen Bibliothek erhältlich

Anschrift des Verfassers:

Dr. med. dent.
Karlheinz Graf
Zahnarzt und Heilpraktiker
Dornierstr. 33e
94315 Straubing – Ittling

Umschlagabbildung: Premium, Düsseldorf

Wichtiger Hinweis
Medizin als Wissenschaft ist ständig im Fluss. Forschung und klinische Erfahrung erweitern unsere Erkenntnisse, insbesondere was Behandlung und medikamentöse Therapie anbelangt. So weit in diesem Werk eine Dosierung oder eine Applikation erwähnt werden, darf der Leser zwar darauf vertrauen, dass Autor, Herausgeber und Verlage große Sorgfalt darauf verwandt haben, dass diese Angaben dem **Wissensstand bei Fertigstellung** des Werkes entsprechen. Dennoch ist jeder Benutzer aufgefordert, die Beipackzettel der verwendeten Präparate zu prüfen, um in eigener Verantwortung festzustellen, ob die dort gegebene Empfehlung für Dosierungen oder die Beachtung von Kontraindikationen gegenüber der Angabe in diesem Buch abweicht. Das gilt nicht nur bei selten verwendeten oder neu auf den Markt gebrachten Präparaten, sondern auch bei denjenigen, die vom Bundesgesundheitsamt (BGA) oder Paul-Ehrlich-Institut (PEI) in ihrer Anwendbarkeit eingeschränkt worden sind.
Geschützte Warennamen (Warenzeichen) werden nicht besonders kenntlich gemacht. Aus dem Fehlen eines solchen Hinweises kann also nicht geschlossen werden, dass es sich um einen freien Warennamen handelt.

ISBN 3-87758-161-7

© Johannes Sonntag Verlagsbuchhandlung, Stuttgart 2000

Jeder Nachdruck, jede Wiedergabe, Vervielfältigung und Verbreitung, auch von Teilen des Werkes oder von Abbildungen, jede Abschrift, auch auf fotomechanischem Wege oder im Magnettonverfahren, in Vortrag, Funk, Fernsehsendungen, Telefonübertragung sowie Speicherung in Datenverarbeitungsanlagen, bedarf der ausdrücklichen Genehmigung des Verlages.
Printed in Germany 2000
Satz: Satz & mehr, R. Günl, Besigheim
Druck: Gulde-Druck, Tübingen
Grundschrift: 9/10,5 Gulliver (System QuarkXpress 3.32)

Inhaltsverzeichnis

Geleitwort 8
Vorwort 9

I. Basiswissen und Grundlagen — 11

1.	**Schulmedizin –**		1.5.4.3	Die Ataxie 26
	Komplementärmedizin 13		1.5.4.4	Die Regulationsstarre 26
1.1	Die wissenschaftliche Medizin 13		1.5.4.5	Zusammenfassung 27
1.2	Paradigmenerweiterung		1.6	Weitere Steuerungsmechanismen . 27
	in der Physik 14		1.6.1	Die segmentalen Funktionskreise.. 27
1.3	Medizin contra Physik 14		1.6.2	Das System der Meridiane 32
1.4	Das kybernetische Denkmodell.... 15			
1.4.1	Der Regelkreis................... 16		**2**	**Ganzheitliche Betrachtungen** 35
1.4.2	Vernetzung 17		2.1	Gesundheit im ganzheitlichen Sinn 35
1.4.3	Informationstransfer 18		2.2	Ganzheitliche Medizin............ 38
1.5	Das System der Grundregulation .. 21		2.3	Einführung in die Homo-
1.5.1	Morphologie 21			toxikologie...................... 38
1.5.2	Die Grundsubstanz 22		2.3.1	Krankheit aus der Sicht der
1.5.3	Eigenschaften der Grundsubstanz . 23			Homotoxikologie................ 38
1.5.4	Reaktionen auf Reize 25		2.3.2	Stadien der Krankheit............ 39
1.5.4.1	Die verhaftete Schockphase 25		2.3.3	Biologischer Schnitt – Vikariation . 42
1.5.4.2	Die verhaftete Gegenschockphase . 26			

II. Angewandte Ganzheitliche Zahnmedizin — 47

3	**Herd und Störfeld** 49		3.5.1.4	Chronische Kieferostitis........... 65
3.1	Geschichtliche Entwicklung....... 49		3.5.1.5	Knochentaschen (Marginale
3.2	Entwicklung des Herdgeschehens . 50			Parodontitis).................... 70
3.3	Herd- und Störfeldgeschehen 53			A. Erscheinungsformen........... 70
3.4	Potentiell strukturelle Störfelder .. 55		3.5.1.6	Kiefergelenk und Kaumuskulatur.. 72
3.5	Potentielle Störfelder im Zahn-,		3.5.1.7	Narben 75
	Mund- und Kieferbereich 56		3.5.2	Exogene Störfelder –
3.5.1	Endogene Störfelder 56			Das Werkstoffproblem........... 77
3.5.1.1	Chronische Pulpitis............... 56		3.5.2.1	Zemente 80
3.5.1.2	Nervtote Zähne.................. 59		3.5.2.2	Kunststoffe, Versiegler, Bonder 81
	A. Toxische Eiweißzerfalls-		3.5.2.3	Keramik 85
	produkte.................... 59		3.5.2.4	Fluoride 87
	B. Bakterien und deren Toxine 61			A. Aufnahme von Fluoriden....... 87
	C. Chemische Belastungen aus			B. Kariesprophylaxe mit
	Wurzelfüllmaterialien 61			Fluoriden 88
	D. Meridian-Wirkung............. 63			C. Chronische Fluorid-
3.5.1.3	Verlagerte Zähne, Wurzelreste,			Intoxikationen................ 90
	Fremdkörper und Zysten im Kiefer 63		3.5.2.5	Aldehyde 97

3.5.2.6	Metalle		98
	A. Allergische Störungen		98
	B. Galvanische Störungen		102
	C. Toxische Wirkungen		105
4	**Regulationsdiagnostik**		**121**
4.1	Übersichtstestungen		121
4.1.1	Decoder-Dermographie		122
4.1.2	Regulations-Thermographie		136
4.1.3	Kirlian-Fotografie		139
4.1.3.1	Strahlenqualitäten		140
	A. Endokrine		141
	B. Toxische		141
	C. Degenerative		142
4.1.3.2	Einzelphänomene		142
	A. Der Ausfall		142
	B. Die Punktprotuberanz		143
	C. Das Degenerationszeichen		145
4.1.4	Milieudiagnostik		149
4.1.4.1	Dunkelfeldmikroskopie		150
4.1.4.2	Bioelektronik nach Vincent		153
	A. Der pH-Wert		153
	B. Der rH2-Wert		154
	C. Der r-Wert		154
4.2	Diagnostik chronischer Irritationen		157
4.2.1	Elektroakupunktur		157
4.2.1.1	Elektroakupunktur nach Voll		158
4.2.1.2	Bioelektronische Funktionsdiagnostik		161
4.2.1.3	VEGA-Resonanz-Test		162
4.2.2	Kinesiologie		163
4.2.2.1	Applied Kinesiology (Angewandte Kinesiologie)		163
	A. Kontakt mit Stoffen		164
	B. Therapie-Lokalisation		164
	C. Provokation		165
4.2.2.2	Physioenergetik		165
5	**Regulationstherapien**		**168**
5.1	Ernährungstherapie		168
5.1.1	Aktuelle Situation		168
5.1.2	Stoffwechsel		168
	A. Eiweiß		168
	B. Kohlenhydrate		170
	C. Fette		170
5.1.3	Qualität vor Quantität		172
5.2	Darmsanierung		173
5.2.1	Aufgaben und Beschaffenheit des Darms		173
5.2.2	Das Abwehrsystem des Darms		174
5.2.3	Grundlagen einer Darmsanierung		178
5.3	Umweltmedizin		179
5.4	Akupunktur		181
5.4.1	Körperakupunktur		181
5.4.2	Funktionskreise		182
5.4.2.1	Nieren-Blasen-Funktionskreis		183
5.4.2.2	Leber-Gallen-Funktionskreis		183
5.4.2.3	Magen-Milz/Bauchspeicheldrüsen-Funktionskreis		188
5.4.2.4	Lunge-Dickdarm-Funktionskreis		189
5.4.2.5	Herz-Dünndarm-Funktionskreis		195
5.4.3	Ohrakupunktur		198
5.4.4	Mundakupunktur		200
5.5	Homöopathie		204
5.5.1	Grundprinzipien		204
5.5.2	Arzneimittelbereitung		206
5.5.3	Verabreichung und Dosierung		208
5.6	Bioresonanztherapie		209
5.6.1	Physikalische Grundlagen		209
5.6.2	Technische Anwendung		209
5.7	Neuraltherapie		212
5.7.1	Spezielle Anwendungstechniken		213
5.7.1.1	Die Lokaltherapie		213
5.7.1.2	Die Segmenttherapie		213
5.7.1.3	Störfeldtherapie		213
5.7.2	Anwendungshinweise		215

III. Spezielle Diagnose- und Therapiebereiche — 217

6	**Zahnärztlich-komplementäre Diagnose- und Therapiebeispiele**	219		
6.1	Schwermetallsanierung am Beispiel von Amalgam	219		
6.1.1	Amalgambelastungsdiagnostik	219		
6.1.2	Die Phasen der Amalgamsanierung	220		
6.1.2.1	Indikation zur Amalgamsanierung	220		
6.1.2.2	Vorbehandlung	226		
6.1.2.3	Entfernung der Amalgamfüllungen	227		
6.1.2.4	Spezifische Ausleitung der Schwermetallbelastung	229		
6.1.2.5	Definitive Versorgung	230		
6.2	Herdsanierung am Beispiel der chronischen Kieferostitis	230		
6.2.1	Diagnostik	230		
6.2.2	Therapie	231		
6.2.2.1	Indikation zur Therapie	231		
6.2.2.2	Vorbehandlung	234		
6.2.2.3	Operativer Eingriff	234		
	A. Die Stabident-Methode	234		
	B. Chirurgische Sanierung	235		
6.3	Ganzheitliche Behandlung am Beispiel der Parodontitis marginalis	236		
6.3.1	Krankheitsformen	236		
6.3.1.1	Lokalisierte Parodontitis	236		
6.3.1.2	Meridian-Parodontitis	236		
6.3.1.3	Generalisierte Parodontitis	237		
6.3.2	Therapeutische Ansätze	237		
7	**Schlussgedanken**	239		

IV. Anhang — 241

1. Ausbildung in Ganzheitlicher Zahnmedizin 243
2. Literaturverzeichnis 247
3. Register 251
4. Über den Autor 255

Geleitwort

Karlheinz Graf beschäftigt sich seit vielen Jahren mit den verschiedensten Methoden komplementärer Zahnmedizin. Seine Erfahrung dient ihm als nützliche Grundlage für die Zusammenstellung dieser Methoden in diesem Buch.

Der Autor hat dabei einen weiten Bogen gespannt: Beginnend mit einem historischen Rückblick führt er uns über die Paradigmenerweiterung in der Physik, den kybernetischen Denkmodellen zum System der Grundregulation, schließlich bis zu den Funktionskreisen und Meridianen. Er führt uns damit in eine Medizin der Information und weg von morphologischen Denkstrukturen. Gesundheit wird somit mehr als ein »Freisein von Krankheit« – sie wird als das richtige Funktionieren aller Organ- und Vernetzungssysteme verstanden.

Konsequent werden an dieser Stelle Herde und Störfelder als Störfaktoren für das richtige Funktionieren der Systeme erkannt und beschrieben. Dabei wird der gesamte zahnärztliche Bereich tangiert und die möglichen Folgen zahnärztlicher Behandlung berücksichtigt.

Ausführlich besprochen werden Methoden der Regulationsdiagnostik und der sich daraus ergebenden Formen der Regulationstherapie. Wir finden aber auch praktische Anleitungen zur Amalgamsanierung, zur Sanierung der chronischen Kieferostitis und zur ganzheitlichen Behandlung der Parodontits marginalis.

Das vorliegende Werk gibt somit einen umfassenden Überblick über die Möglichkeiten ganzheitlicher Zahnmedizin und kann daher sicher als ein Grundlagenwerk für die Einarbeitung in diese spezielle Form der Zahnheilkunde gewertet werden.

Dem Autor gebührt Dank dafür, dass er sich der Mühe unterzogen hat, dieses umfassende Werk neben seinem Praxisalltag zu verfassen um damit der Ganzheitlichen Zahnmedizin ein Standardwerk zur Verfügung zu stellen.

Als Vorsitzender der »Internationalen Gesellschaft für Ganzheitliche Zahnmedizin« bedanke ich mich bei Karlheinz Graf im Namen aller Mitglieder und aller Interessenten für diese hervorragende Arbeit. Wir hoffen und wünschen, dass dieses Buch eine weite Verbreitung finden wird.

Mannheim, Herbst 1999

Dr. med. dent.
Peter Reichert
1. Vorsitzender GZM

»Neue Gedanken und neue Wahrheiten gehen durch drei Stadien:
Zuerst findet man sie lächerlich.
Dann werden sie energisch bekämpft.
Schließlich werden sie als völlig selbstverständlich akzeptiert.«

ARTHUR SCHOPENHAUER

Vorwort

Im Rahmen der zunehmenden Allgemeinbelastungen unserer Zivilisationsgesellschaft zeigen immer mehr Menschen verschiedenste Beschwerdebilder. Die Zahl der chronisch Kranken steigt in beängstigender Weise an. Deshalb suchen immer mehr Problempatienten die Praxen von Ärzten, Zahnärzten und Heilpraktikern auf und erhoffen sich Verständnis und Hilfe für ihre Beschwerden.

Die universitär-ärztliche Ausbildung steht auf der anderen Seite den oft variierenden Symptomen dieser – von unserer Zivilisation (= Umwelt) belasteten – Problempatienten eher reserviert gegenüber. Durch die streng wissenschaftliche Ausrichtung, gepaart mit den traditionellen Denkschemata der westlichen Medizin ist es für die Therapeuten oft nicht einfach, Zusammenhänge zu erkennen. Die Patienten fühlen sich andererseits oft alleingelassen mit ihren Beschwerden und haben oft eine Odyssee von verschiedensten Therapeuten, Therapiearten und Anwendungen hinter sich.

Dieses Buch soll Verständnis für die Zusammenhänge bei der Entstehung von chronischen Krankheiten aus einer anderen als der schulmedizinischen Sichtweise vermitteln. Neben den allgemeinmedizinischen Hintergründen ist dabei mit gutem Grund der Schwerpunkt auf den zahnmedizinischen Bereich gelegt worden, denn nach den bisherigen Erfahrungen sind etwa drei Viertel der bekannten Störfelder und damit der Therapiehindernisse im Zahn-, Mund- und Kieferbereich angesiedelt. Deshalb soll dieses Buch nicht nur **für Zahnärzte**, sondern auch **für Ärzte und Heilpraktiker** eine Wissensbereicherung in Hinsicht auf diese Problemstellung bewirken.

Ausgangspunkt der Informationen sind dabei Fakten aus der Wissenschaft, die mit erfahrungsmedizinischem Wissen verbunden werden. Dabei wird sowohl die Herd- als auch die Materialproblematik aus dem Fachgebiet Zahnmedizin auf wissenschaftlicher Grundlage besprochen. Die daraus resultierenden Zusammenhänge sollen wiederum die Basis eines Denkansatzes bei der Durchführung der Therapie sein.

Dieses Buch soll auch eine **Hilfe für Betroffene** sein und **interessierten Laien** zur Erweiterung ihres Wissens dienen.

Möge dieses Buch dazu beitragen, die teils konträren Meinungen zwischen der wissenschaftlichen und der komplementären Medizin einander anzunähern.

Straubing, im Dezember 1999

Dr. med. dent. Karlheinz Graf

I.
Basiswissen und Grundlagen

1. Schulmedizin – Komplementärmedizin

1.1 Die wissenschaftliche Medizin

Durch bahnbrechende Erfindungen und Weiterentwicklungen im Bereich der Optik konnten anfangs des 19. Jahrhunderts, dem Beginn des technischen Zeitalters, auch kleine und kleinste Teile lebender Strukturen untersucht werden. Mit der Entdeckung der Zelle als kleinstem Baustein des tierischen und pflanzlichen Organismus ließen sich alle Kenntnisse der damaligen *Newton'schen Physik,* der Chemie, der Physiologie und der Anatomie in Einklang bringen.

▬ 1858 entwickelte schließlich RUDOLF VIRCHOW aus seiner Zellenlehre, die davon ausgeht, dass der Organismus ein *»Zellenstaat«* mit hierarchischen Strukturen sei, seine Krankheitslehre. Diese besagt, dass die Ursache aller Krankheiten aus einer Schädigung oder fehlerhaften Funktion einzelner Zellen oder Gewebe resultiert. Seit VIRCHOW, dem Begründer der modernen pathologischen Histologie und der wissenschaftlichen Pathologie, werden bei Erkrankungen Störungen oder physikalisch-chemische Veränderungen einzelner Zellen gesucht. Entsprechend diesem linearen Ursache-Wirkungs-Denken stellen demnach Krankheiten kein ganzheitliches Phänomen dar, sondern sind defekte Funktionseinheiten, die entsprechend repariert werden müssten.

▷ Die Medizin beschränkt sich seither auf die Untersuchung und Interpretation statischer Strukturen. Diagnosen erfolgen entsprechend einer Einordnung nach bestimmten Symptomgruppen in Syndrome. Durch reduktionistische Untersuchungen, in denen komplexe Systeme in einfachere Teile zerlegt werden, versucht nun die Schulmedizin, pathogenetische Abläufe auf morphologischer Ebene zu erkennen.

▬ Um am Dogma des *linearen Ursache-Wirkungs-Prinzips* festhalten zu können, forscht die Zellularpathologie in immer kleineren strukturellen Details. Krankheitsauslösend sind mittlerweile bestimmbare Moleküle bzw. Molekülverbände, die es gilt, in den Zellen ausfindig und unschädlich zu machen, wie es z.B. der Nachweis krankheitsbedingter Punktmutationen von Aminosäuren gezeigt hat. Vor diesem theoretischen Hintergrund müssen zwangsläufig akute Ereignisse aus dem biologischen Zusammenhang als Syndrom isoliert werden, um therapiert werden zu können.

▶ Dieses zellularpathologische Paradigma ist nach wie vor unersetzlich in der Bekämpfung von **Infektionskrankheiten** und bei lebensbedrohenden **Akuterkrankungen,** um die Vitalfunktionen erhalten zu können. Die Schulmedizin hat jedoch zunehmend Schwierigkeiten, dieses Modell an chronisch kranken Patienten aufrecht zu erhalten.

> **PARADIGMA**
> ist die jeweils zu einer bestimmten Zeit von einer bestimmten Gruppe von Wissenschaftlern als gültig angesehene Theorie und Arbeitsmethode.

▬ Verantwortlich für diese Problematik ist das nach wie vor vorherrschende Paradigma der Schulmedizin mit dem zugrunde liegenden theoretischen Denkmodell »Mensch«. Ärzte lernen schon als Medizinstudenten ein Modell, das die Physik entwickelt hat und das in der zweiten Hälfte des 19. Jahrhunderts seinen Siegeszug antrat: das Modell einer hochkomplexen physikalisch-chemischen Maschine »Mensch«. In dieser Maschine gilt Krankheit als Fehlfunktion im biologischen Mechanismus. Die Krankheitsursache kann dabei durch linear quantifizierende Analysen von Wirkungsketten gefunden werden. Streng monokausal schließt dabei in der Regel die Schulmedizin nach wie vor von der Wirkung auf **eine Ursache**. Nach diesem Denkmodell müsste man, überspitzt dargestellt, auch allein durch die Inspektion eines Unfallautos den Unfallhergang ermitteln können – ein schier unmögliches Unterfangen.

1.2 Paradigmenerweiterung in der Physik

Wie bereits kurz dargestellt, geht die heutige Medizin, die sich als »naturwissenschaftlich« bezeichnet, auf die Lehren von DESCARTES zurück. Dem damaligen Zeitgeist der Aufklärung entsprechend, sollte die Natur messbar gemacht werden. Der Mensch wurde mit einer hochkomplexen Maschine verglichen, bei der alle Funktionen und Bewegungsabläufe mechanistisch nachvollziehbar seien. Diese Denkweise wurde auch von NEWTON aufgegriffen und verbreitet.

▪ Die Stärke der *Newton'schen Physik* war das Experiment. Aufgrund des Reflexionsverhaltens konnte NEWTON Anfang des 18. Jahrhunderts unter anderem experimentell beweisen, dass es sich bei Licht um schnellfliegende kleinste Teilchen handelt, die den Gesetzen der Mechanik folgen. Damit schien der Beweis erbracht zu sein, dass es sich bei **Licht** um **Materie** handelt. Dieses, von der Wissenschaft übernommene Paradigma, hatte etwa 100 Jahre Bestand.

▪ Zu Beginn des 19. Jahrhunderts kam die Physik jedoch nicht umhin, diese damals gültige Lehrmeinung zu revidieren. Die Physiker YOUNG und FRESNEL konnten jetzt eindeutig beweisen, dass bei Licht Interferenz-, Beuge- und Polarisationserscheinungen möglich sind. Dieses Verhalten war jedoch mit den Gesetzen der Mechanik nicht mehr vereinbar. Der neue Beweis schien erbracht: **Licht** hatte nicht Teilchen-, sondern **Wellencharakter**.

▪ Auch dieses Paradigma hielt ca. 100 Jahre und musste durch Entdeckungen von MAX PLANCK Anfang des 20. Jahrhunderts wiederum korrigiert werden. Dieser stellte nämlich fest, dass der energetische Zustand des Lichts sich nur innerhalb bestimmter Quantensprünge unter Aufnahme oder Abgabe von Energie verändern lasse. Aufgrund dieser Beweise kam die Wissenschaft nicht umhin, die Wellennatur des Lichts wiederum zu hinterfragen. So musste durch die Entdeckung des Quantencharakters beim Licht eine modifizierte Rückkehr zur Korpuskel-Theorie vorgenommen werden.

▪ Es war LOUIS DE BROGLIE vorbehalten zu beweisen (und dafür erhielt er 1929 auch den Nobelpreis), dass **Licht** einen Doppelcharakter besitzt und sowohl aus **Materie als auch aus Strahlung** besteht. Es besitzt sowohl einen wellenförmigen als auch einen materiellen Aspekt. So entstand für das Licht die Lehre der *»Wellenmechanik«*. Die Energieform dafür ist die elektomagnetische Feldoszillation.

Die physikalische Wissenschaft verbesserte jedoch mit schier unvorstellbarer Dynamik ihre Kenntnisse noch weiter:

▪ EINSTEIN und HEISENBERG entwickelten aus der Quantentheorie und der Wellenmechanik die Quantenmechanik.

▪ BOHM bewies weiter, dass subatomare Teilchen grundsätzlich nur als Zwillinge existieren, die sich, bis auf den Drehsinn, absolut gleichen. Ändert man den Spin eines Teilchens, ändert sich augenblicklich auch der Spin des anderen Teilchens, unabhängig davon, wie weit die beiden Teilchen voneinander entfernt sind.

▪ Die heutigen Erkenntnisse aus der Physik gipfeln letztendlich im *Bell'schen Theorem,* einer komplizierten technisch-mathematischen Formel, die vereinfacht ausgedrückt besagt, dass es keine voneinander isolierten Systeme gibt. Jedes Teil, sowohl im Mikrokosmos wie auch im Makrokosmos funktioniert stets nur ganzheitlich, als ganzes System.

1.3 Medizin kontra Physik

»Alles sollte so einfach wie möglich gemacht werden, aber nicht einfacher«.
ALBERT EINSTEIN

Aufgrund der jeweils aktuellen Kenntnisstände haben die Naturwissenschaften bis heute ihre Anschauungen radikal verändert, ohne dass die Medizin daraus die Konsequenzen gezogen hat. So ist die Medizin am Übergang ins 21. Jahrhundert eine Naturwissenschaft des 18. bis 19. Jahrhunderts geblieben. Entsprechend der *Newton'schen Physik* gelten in der Schulmedizin nach wie vor die Gesetzmäßigkeiten der klassischen Mechanik in einem geschlossenen System. Die Denkweise ist linear- kausal-deterministisch nach einem Ursache-Wirkungs-Prinzip.

▪ Eine komplexe medizinische Situation soll in diversen Untersuchungen »wissenschaftlich« erforscht und reproduzierbar gemacht werden. Um dabei aber mit möglichst wenig Variablen arbeiten zu können, müssen zwangsläufig Vereinfachungen vorgenommen werden. Damit ist jedoch im allgemeinen das ursprüngliche Problem in seiner komplexen Wechselhaftigkeit herausgenommen und so verfremdet, dass es der ursprünglichen Frage nicht mehr entspricht.

▷ Die immer wieder geforderte »wissenschaftliche Reproduzierbarkeit« beruht somit auf Vereinfachung und Begrenzung von Variablen – damit aber auch auf Verfremdung einer viel komplexeren Wirklichkeit.

▪ Die medizinische Forschung beschränkt sich in der Regel auf quantifizierbare Einflüsse auf morphologischer Ebene. Die Doppelnatur der Materie, die »Materie-Strahlung« wird von der Schulmedizin nach wie vor ignoriert. Damit bleiben aber auch energetische Aspekte weitgehend unberücksichtigt. Üblicherweise sind insbesondere bei chronischen Erkrankungen zeitliche und qualitative Einflüsse für die medizinische Wissenschaft nicht von Bedeutung.

▪ HEISENBERG hat in seiner *Unschärfe-Relation* jedoch längst festgestellt, dass Materie und Energie fließend ineinander übergehen können. Nicht das Verhalten der Einzelteilchen kann beschrieben werden, sondern lediglich das statistische Verhalten von Systemen.

▪ Die *Quantentheorie* kann nur Wahrscheinlichkeiten voraussagen. Während die wissenschaftliche Medizin lineare Vorgänge durch Beobachtung beschreibt, wissen wir aus der Quantenphysik, dass erst bei der Beobachtung aus einer Fülle von Wahrscheinlichkeiten der Ist-Zustand festgelegt wird, also die Ausgangslage bestimmt wird *(Schrödinger-Phänomen)*.

▪ Es ist für jeden Physiker bis heute unmöglich, genau anzugeben, wo die Trennung zwischen quantenphysikalischen Superpositionen (Möglichkeiten) und der realen makroskopischen Welt verläuft. Entscheidend ist immer der **Moment** der Beobachtung. Verschiedene Zeitpunkte, aber auch verschiedene Beobachter haben so möglicherweise eine andere Ausgangslage vorliegen.

▪ Es findet auch stets ein intensiver Bezug zwischen dem Beobachter und dem beobachteten System statt, wobei der Beobachter als Faktor eines Messergebnisses nie ausgeschlossen werden kann. Dieser, von ERWIN SCHRÖDINGER entdeckte Superpositionszustand kann besonders dann als »*real*« und wirksam angesehen werden, wenn die verschiedenen »*Systemkomponenten*« über Bewusstsein verfügen (EUGEN WIGNER, Nobelpreisträger der Physik), was im Verhältnis Patient zu Therapeut immer der Fall ist (LECHNER).

▷ Unter diesem Aspekt wären evtl. auch die schulmedizinisch immer wieder angeführten »Placebo-Effekte« oder auch mit »Suggestibilität« umschriebenen Therapieerfolge zu untersuchen, die von der wissenschaftlichen Medizin nicht erklärt werden können.

1.4 Das kybernetische Denkmodell

Das Gebäude der modernen wissenschaftlichen Medizin interpretiert den menschlichen Körper nach dem Modell einer hochkomplexen physikalisch-chemischen Maschine. Auf dieser Grundlage versucht die medizinische Forschung durch lineare, kausal-analytische und quantifizierende Erkenntnisse Rückschlüsse auf die Fehlfunktion Krankheit zu erhalten. Durch Interpretation linearer Wirkungsketten schließt der Arzt von einer Reaktion zurück auf **eine Ursache**. Dieses Modell ist jedoch nur in einem **geschlossenen System** denkbar.

▪ Das Leben findet jedoch nicht unter einer Glasglocke statt. Lebende Organismen befinden sich statt dessen in einem **offenen System** in ständiger Auseinandersetzung mit den Außeneinflüssen ihrer Umwelt. Jeder Reiz ruft eine adäquate Reaktion des Körpers hervor. Diese Reaktion hat jedoch schon wieder die

Ausgangslage für einen Folgereiz verändert. Ein weiterer Reiz wird wiederum auf der Basis dieser neuen Ausgangssituation ausreguliert, so dass letztendlich von Reiz zu Reiz eine deutlich andere Ausgangssituation entsteht. Auf diese Art und Weise beeinflussen sich gleichzeitig mehrere Faktoren gegen- und wechselseitig. Am lebenden Objekt ist somit eine Forschung auf der Basis linearer Wirkungsketten, die ein geschlossenes System voraussetzen, nicht immer sinnvoll.

1.4.1 Der Regelkreis

Voraussetzung für das Funktionieren lebender Organismen, die die ständigen Auseinandersetzungen mit den Außeneinflüssen ihrer Umwelt bewältigen müssen, ist ein Selbststeuerungssystem, in dem die ständigen Abweichungen vom erforderlichen Soll-Zustand des Systems wie beispielsweise Temperatur, pH-Wert, Blutzucker, Nährstoffe etc. erkannt und korrigiert werden können. Überall, wo Lebendes oder Technisches in Funktion gehalten werden soll, überall, wo ein dauerhaftes Gleichgewicht angestrebt wird, brauchen wir als Feedback-System den **Regelkreis**. Ein einfaches Beispiel eines technischen Regelkreises kennt jeder von uns im Mechanismus einer Zentralheizung:

- Als Stellgröße im Wohnzimmer eines Hauses ist beispielsweise eine konstant zu haltende Temperatur von 22° C eingegeben. Misst ein Temperaturfühler ein Unterschreiten dieser Stellgröße, weil beispielsweise ein Fenster geöffnet wurde (Außeneinflüsse), bekommt der Ölbrenner *(Regler)* aufgrund eines Korrekturmechanismus im Stellglied den Impuls *(Korrektursignal)* zu heizen. Das »Bewältigungsprogramm« wird deshalb aktiviert, weil Stellgröße *(Sollwert)* und Regelgröße *(Istwert)* voneinander abweichen. Ist nach einiger Zeit die Raumtemperatur wieder auf 22° C angestiegen, ist die Regelgröße wieder zur Stellgröße geworden. Der konstant zu haltende Zustand ist wieder erreicht, so dass durch ein negatives Korrektursignal die Aktivität des Brenners beendet werden kann.

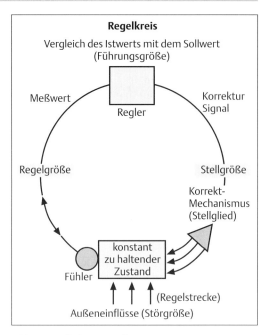

Abb. 1 Einfacher Regelkreis

- Ein wichtiges Kriterium eines jeden Regelkreises wird deutlich: die so genannte »Wirkungsumkehr«, d.h. jedes Zu wenig wird in ein Mehr, jedes Zu viel wird zu einem Weniger umgestaltet.
- Je nachdem, **wo** wir therapeutisch in den Regelkreis eingreifen, ergeben sich verschiedenste Behandlungsmöglichkeiten:

Therapie über das Bewältigungsprogramm

Beispiele
- spezifische Substitution (Insulin, Vitamine etc.)
- spezifische Stimulation (Herz- und Kreislaufmedikamente etc.),
- spezifische Inhibition (Schmerzmittel, Psychopharmaka etc.),
- spezifische Suppression (Kortikoide, Zytostatika etc.).

- In einem konträr wirkenden Mittel wird das körpereigene Bewältigungsprogramm unterdrückt.

Therapie über den Regler

Beispiele
- unspezifische Stimulation (Phytotherapie, Eigenbluttherapie etc.)
- Ausscheidung (Fastentherapie, Atemtherapie etc.),
- Training (Bewegungstherapie, Klimatherapie etc.),
- Symbionten (Wiederaufbau der Schutzflora etc.).

▬ Hierbei handelt es sich um Effizienzsteigerung der körpereigenen Regelmechanismen.

Therapie über die Störgröße

Beispiele
- die Ausschaltung einer Störgröße (Ernährungsumstellung, die Amalgamsanierung, Verzicht auf Genussgifte, Störfeldsanierung, Antibiotika etc.), oder
- die Aufschaltung einer Störgröße (Desensibilisierung, Impfung, Homöopathie etc.).

▬ Die Aufschaltung einer Störgröße ist immer eine der Krankheit gleichsinnige Therapie mit geringer Dosierung, die als Reiztherapie einen Umkehreffekt anstrebt.

1.4.2. Vernetzung

Unser Organismus wird aber nicht nur von einem Regelkreis, sondern von einer Vielzahl von Regelkreissystemen gesteuert, wobei ein Regelkreissystem eine funktionelle Einheit verschiedener Regelkreise darstellt. Bricht, egal aus welchen Gründen, ein bestimmtes Regelkreissystem zusammen, wird dadurch ein spezifisches Symptom hervorgerufen.

▬ Bis ein bestimmtes Regelkreissystem zusammenbricht, bedarf es normalerweise durch die vorhandenen Feedback-Mechanismen der zugehörigen Regelkreise einer Vielzahl von Ursachen.

▬ Wie im Schaubild systematisch dargestellt, ist üblicherweise ein Regelkreissystem dafür verantwortlich, ein und dieselbe Funktion aufrecht zu erhalten. Diese Regelkreissysteme sind gegen Störungen mehrfach abgesichert. Sie bestehen aus einer Anzahl von Einzel-Regelkreisen, die untereinander vernetzt sind. So ist normalerweise der Ausfall eines Regelkreises z.B. durch die Quecksilberbelastung aus Amalgamfüllungen unproblematisch, da durch die vorhandenen Rückkopplungsmechanismen andere Regelkreise diese

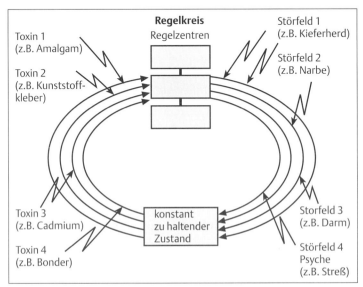

Abb. 2 Vernetztes Regelkreissystem

Aufgabe mit übernehmen. Auch der Ausfall weiterer Regelkreise durch z.B. einen Kieferherd, einer vorhandenen Darmproblematik, durch psychische Belastung etc. wird über Feedback-Mechanismen so weit ausreguliert, dass die Funktion dieses Regelkreissystems aufrecht erhalten werden kann. Diese Kompensationsfähigkeit ist jedoch nicht unbegrenzt.

▪ Ab einer bestimmten Anzahl von Störungen bricht die Funktion des Regelkreissystems endgültig zusammen. Erst jetzt wird ein bestimmtes Krankheitssymptom hervorgerufen. Erst jetzt bekommt der Patient eine *Befindlichkeitsstörung,* die ihn eventuell veranlassen könnte, einen Arzt aufzusuchen.

▪ Wieviele Regelkreise blockiert sein müssen, damit das System zusammenbricht und damit ein Symptom hervorgerufen wird, ist jedoch individuell höchst verschieden. Bei einem »konstitutionellen Schwächling« kann möglicherweise eine Symptomatik bereits hervorgerufen werden, wenn, bildhaft ausgedrückt, nur vier Regelkreise zusammengebrochen sind, bei einem anderen wiederum, mit besseren konstitutionellen Kompensationsmechanismen würde eventuell sogar der Ausfall von zehn und mehr Regelkreisen scheinbar problemlos verkraftet.

▪ Es ist auch nicht vorhersagbar, welches Regelkreissystem durch eine bestimmte Störung in Mitleidenschaft gezogen wird. Das hängt wiederum sehr von den individuellen Schwachpunkten des Einzelnen, die uns in die Wiege gelegt worden sind, ab. Je nach Disposition werden sich beim einen die vorhandenen Störgrößen mehr im Regelkreissystem der vegetativen Nerven manifestieren, so dass dieser Patient in der Symptomatik mehr zur Migräne oder vegetativen Dystonie neigt, während bei einem anderen Patienten, dem »Rheumatiker«, eher Regelkreise am Bewegungsapparat betroffen sind und bei einem Dritten vielleicht mehr eine Magen-, Pankreas- oder Herzproblematik ausgelöst wird.

▷ So ist es auch nicht weiter verwunderlich, dass durch ein und dieselbe Belastung, dispositionsabhängig, verschiedene Regelkreissysteme zusammenbrechen und somit verschiedene Symptome auftreten können.

▷ Genauso erklärlich ist es aber auch, dass verschiedene Ursachen dafür verantwortlich sein können, ein bestimmtes, dispositionell eher schwaches Regelkreissystem zusammenbrechen zu lassen. Verschiedene Ursachen können somit das gleiche Symptom hervorrufen.

Gleiche Ursachen ↔ verschiedene Symptome
Gleiche Symptome ↔ verschiedene Ursachen

▪ Man kann deshalb keine Aussage darüber treffen, welches Toxin oder welches Störfeld welche Erkrankung hervorruft. Logischerweise kann es somit beispielsweise auch kein spezielles »*Amalgam-Symptom*« geben, denn dispositionsbedingt kann die Schwermetallbelastung aus diesen Füllungen die verschiedensten Regelkreise zusammenbrechen lassen. Genau das wird in einer Studie der »Internationalen Gesellschaft für Ganzheitliche Zahnmedizin«, die an über 6 700 Patienten durchgeführt wurde, eindrucksvoll bestätigt.

• Die eigentliche Krankheitsursache ist die Summe der Einzelreize, die nacheinander destabilisierend bis blockierend auf die Regelkreise einwirkt.
• Nicht die **Intensität** einer Störeinwirkung ist entscheidend, sondern die **Spezifität** auf bestimmte Regelkreissysteme. Dabei ist die individuell-konstitutionelle Affinität bestimmter Regelkreise zu bestimmten Störgrößen von Bedeutung.

Gesundheit bedeutet demnach das einwandfreie Funktionieren der Regelkreise. Nur so arbeitet die Selbststeuerung unseres Organismus adäquat.

1.4.3 Informationstransfer

Voraussetzung für eine ungestörte Selbststeuerung über Regelkreisfunktionen ist der *ungestörte Informationstransfer* innerhalb dieser

Rückkopplungssysteme. Die Übermittlung kann dabei auf dreierlei Art erfolgen:

❶ **humoral** durch den Transport von Transmittersubstanzen, wie er beispielsweise in den Synapsen in Form von Biomolekülen wie Adrenalin, Acetylcholin etc. erfolgt;

❷ **nerval** über elektrische Potentiale in entsprechenden Leitern;

❸ **immateriell** durch bestimmte Schwingungsmuster.

▬ Während die humorale und nervale Informationsvermittlung in der Schulmedizin bestens erforscht und bekannt ist – die humorale Steuerung arbeitet eng mit der neuronalen über die Achse Hypophyse/Hypothalamus zusammen – wird der immaterielle Informationstransfer durch Oszillation von der wissenschaftlichen Medizin sehr vernachlässigt.

▷ Voraussetzung zu einem Informations-Transfer durch Oszillation ist stets ein bestimmtes Übertragungsmedium, ein **Feld**. Hierbei handelt es sich um eine nichtmaterielle Einflusszone physikalischer Kräfte.

▬ Aus der Physik kennen wir beispielsweise ein Magnetfeld, ein Gravitationsfeld oder ein elektromagnetisches Feld als Zonen dieser Art.

▬ Felder sind wiederum das Medium von **Fernwirkungen**. Es können dabei Dinge aufeinander einwirken, ohne in direktem materiellen Kontakt zu stehen. Man denke dabei nur an die Einwirkung der Gravitation des Mondes auf die Gezeiten unserer Meere oder die Einwirkung eines Magneten auf Eisenspäne.

▬ Drei Voraussetzungen müssen wiederum gegeben sein, um eine immaterielle Information beim Empfänger ankommen zu lassen:

❶ ein **Sender**, der eine bestimmte Schwingung erzeugt;

❷ ein **Feld** als Medium, das diese Erregung überträgt;

❸ ein **Empfänger**, der diese Schwingung aufnehmen kann.

▬ Damit eine Übertragung von einem Sender über ein Feld zu einem Empfänger aber stattfinden kann, müssen die Eigenfrequenzen der Schwingkreise von Sender und Empfänger übereinstimmen oder zumindest sehr ähnlich sein. Nur so erzeugt der Sender ein Mitschwingen des Empfängers. Es kommt zu einer **Resonanz**.

> Resonanz ist das Mitschwingen eines schwingungsfähigen Systems bei einer erregenden Schwingung.

▬ Um die graue Theorie etwas anschaulicher zu gestalten, benenne ich zwei Beispiele aus dem täglichen Leben:

▬ Ein Geigenvirtuose erregt mit seinem Bogen eine Saite zu einer Schwingung (Sender). Diese Schwingung wird durch den Raum (Feld) weitergeleitet und erreicht schließlich unser Ohr. Das Trommelfell wird zu einer Mitschwingung angeregt, und wir hören diesen Ton. Die Eigenfrequenz der Saitenschwingung stimmt mit dem Frequenzspektrum unseres Trommelfells überein, so dass dieses zu einer Schwingung erregt werden kann.

▬ Etwas anders sieht es aus, wenn wir nachts in südlichen Ländern spazieren gehen und wir schemenhaft flatternde Fledermäuse an uns vorbeihuschen sehen. Wir wissen aus der Biologie, dass Fledermäuse zur Ortung von Flughindernissen spitze Schreie im Ultraschallbereich ausstoßen. Diese Schwingungen stimmen jedoch nicht mehr mit der Eigenfrequenz unseres Trommelfells überein – es kommt zu keiner Resonanz, wir können sie nicht hören.

▬ Ein anders Beispiel noch aus der Radiotechnik:

▬ Über ein Mikrofon werden Schallwellen elektrisch moduliert über einen Sender in den Äther ausgestrahlt. Der Radioempfänger empfängt diese Schwingungen und macht sie für uns hörbar.

▬ Die verschiedenen Radioprogramme werden über verschiedene Frequenzen ausgestrahlt. Durch Veränderung der Eigenfrequenzen am Radio können wir den Sender auswählen, den wir hören wollen. Die Sendefrequenz des Senders und die Eigenfrequenz des Radios stimmen nur für den gewählten Sender überein.

▬ Alle bio-organischen Moleküle zeigen Schwingkreiskriterien und können Antennenkreise bilden, die weit über ihre nächste mo-

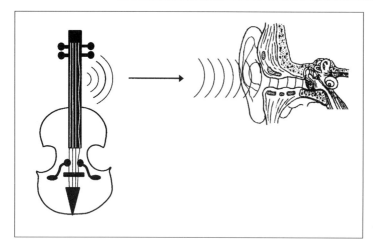

Abb. 3 Schwingung und Resonanz im Nahbereich

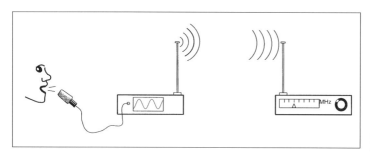

Abb. 4 Schwingung und Resonanz im Fernbereich

lekulare Nachbarschaft hinausgehen und in anderen Bereichen des Organismus Informationen in Form bestimmter Schwingungen weitergeben.

▪ Unter den Voraussetzungen, die wir aus der Technik kennen, zeigt auch unser Organismus Resonanz mit bestimmten Schwingungsmustern:

▪ Oszillator (Sender) ist dabei eine ultraschwache kohärente Schwingung im sichtbaren Bereich des elektromagnetischen Spektrums, die »ultraschwache Biophotonenstrahlung«, durch die die vom Biophysiker F.A. POPP 1983 nachgewiesene interzelluläre Kommunikation erfolgt. So beherrscht ein hoch entwickeltes Kommunikationssystem bestehend aus elektromagnetischen Wellen und Photonen, die permanent zwischen den Zellen Informationen austauschen, das Geschehen mit viel höheren Geschwindigkeiten als das uns bekannte Kommunikationssystem der Nervenfasern, Hormone und anderer Moleküle.

▪ Die Photonenemission der Zellen geht dabei von der DNA des Zellkernes aus. Sie hat aufgrund ihres spiralenförmigen Aufbaus Hologrammcharakter und macht Erregungsvorgänge durch elektromagnetische externe Donatoren sehr wahrscheinlich.

▪ Die Feldstärke der interzellulären Felder hat POPP bereits vor Jahren bei einem Zellpotential von 90 mV, auf die Membrandicke umgerechnet, auf ca. 100 000 V / cm errechnet.

▪ Die Resonanzfrequenz der von unseren Zellen ausgehenden elektromagnetischen Schwingungen hat bereits vor Jahrzehnten der Biophysiker FRÖHLICH mit 100 bis 1000 Giga-Hertz (Mikrowellenbereich) errechnet.

▪ Dass unser Organismus auf Informationen dieser Art anspricht erkennen wir daran, dass sich teilweise physiologische Parameter, wie z.B.

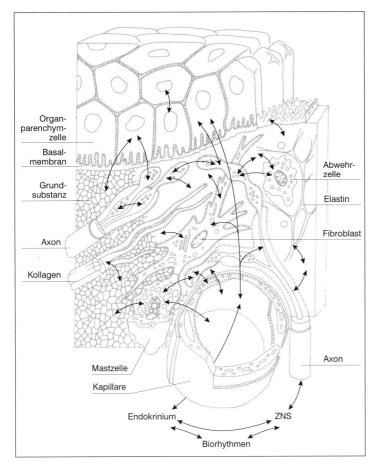

Abb. 5 Das System der Grunregulation (Aus H. Heine, Lehrbuch der biologischen Medizin, 2. A. Hippokrates, Stuttgart 1997

▪ Hautwiderstand an Akupunkturpunkten, die Länge vertebraler Muskelketten oder auch die Stärke eines Muskels in Bruchteilen von Sekunden ändern. Durch dieses Resonanzphänomen ist es auch möglich, über den Kontakt mit einer Testsubstanz Fragen an den Organismus zu stellen. Das ist die Grundlage bioenergetischer Testungen schlechthin. Dazu jedoch mehr im Kapitel 4. *Regulationsdiagnostik*.

▪ Auch die Naturwissenschaft nimmt sich mittlerweile dieser Themen an. So sind Biophotonenmuster, wellenmechanische Musterbildungen, »self-assembly«, Autopoese, Synergetik, morphogenetische Strukturfindung sowie destruktive und instruktive Kohärenzen u.a. neue Arbeitsgebiete der Quantenchemie.

1.5 Das System der Grundregulation

1.5.1 Morphologie

Die wissenschaftliche Grundlage der modernen ganzheitlichen Naturheilverfahren schuf 1975 der Wiener Mediziner ALFRED PISCHINGER. Er bestätigte dabei im wesentlichen die Forschungsergebnisse von HAUSS und JUNGE-HÜLSING (Münster) aus den 60er Jahren.

▪ In ihren Forschungen über das weiche Bindegewebe stellten diese Wissenschaftler fest, dass weder das Gefäßsystem noch die Nerven eine direkte Verbindung mit den Organzellen haben. Entgegen der schulmedizinischen Lehrmeinung fassten diese Forscher das weiche Bindegewebe jedoch nicht als bloßen

Füllstoff zwischen den Organellen auf, sondern als wichtige Funktionsträger. Sie erkannten im Mesenchym eine Funktionseinheit von
① kapillären Endstrombahnen bzw. Lymphgefäßen
② peripheren vegetativen Nerven und
③ Zellen des weichen Bindegewebes.

▪ Die Zellen des weichen Bindegewebes bilden wiederum die Grundsubstanz, ein Netz hochpolimerer Biozucker. Somit schwimmt jede Organzelle in einem »See von Grundsubstanz«.

▪ Afferente Reize aus den Organzellen müssen folglich erst die Grundsubstanz durchdringen, bevor sie über entsprechende Nerven aufgenommen und zentripetal über das Rückenmark zum Gehirn weitergeleitet werden können. Ebenso muss ein über einen Nerv ankommender Reiz erst diese Grundsubstanz durchdringen, bevor er eine Organzelle erreichen kann.

▪ Gleiches gilt für die Versorgung und Entsorgung einer Organzelle durch das Gefäßsystem. Die Nährstoffe müssen die Grundsubstanz zur Zelle hin genauso durchdringen, wie deren Stoffwechselschlacken zum Gefäßsystem hin, wobei die niedermolekularen Abfallstoffe mehr über die Venen, die höhermolekularen eher über die Lymphe entsorgt werden.

1.5.2 Die Grundsubstanz

Die Zellen im weichen Bindegewebe, durch deren Aktivität die Grundsubstanz synthetisiert wird, sind die Fibrozyten.

▪ Strukturell besteht die Grundsubstanz aus einer Proteinachse aus Strukturglykoproteinen wie Kollagen, Elastin etc., die mit langen Seitenketten aus hochpolimeren Biozuckern netzförmig verzweigt sind.

▪ In räumlicher Anordnung ist dieses **System der Proteoglykane und Glykosaminoglykane** (HEINE) wiederum mit Vernetzungsglykoproteinen wie Fibronektin, Laminin u.a. untereinander verbunden. Auf diese Art und Weise wird im Bindegewebe ein räumlich strukturiertes, dichtes Netz gebildet, das als Hindernis, aber auch mit Filterfunktion beispielsweise beim Stoffwechselaustausch zwischen Endstrombahn und Organzelle fungiert. Je dichter das Netz ist, umso erschwerter ist der Stoffwechsel und umso größer ist die Filterfunktion.

▪ Die Proteoglykane und Glykosaminoglykane haben hohe Affinität zu Wasser und besitzen ein negative Grundladung. Ein Reiz bewirkt eine blitzschnelle Änderung dieser negativen Ladung, die wiederum in Sekundenbruchteilen über das gesamte Grundsystem weitergeleitet wird. Es handelt sich hierbei um eine schnelle und ganzheitliche Reaktionsfähigkeit des Organismus auf Reize in Sinn einer Informationsübertragung. Unabhängig davon, wo ein spezifischer oder unspezifischer Reiz eingegangen ist, liegt die Gesamtinformation der eingehenden Reize als Summationsmeldung durch eine Minderung der negativen Grundspannung dem Organismus an jeder Bindegewebszelle vor.

▪ Aufgrund seiner hohen elektrischen Leitfähigkeit ist das System der Proteoglykane und Glykosaminoglykane auch zu einer sehr raschen Konformationsänderung fähig. Durch Änderung des Polimerisationsgrades bewirkt jeder Reiz kurzfristig eine geringgradig andere Struktur der Grundsubstanz mit entsprechender Änderung der physiologischen Parameter.

▪ Für das Verständnis der Reaktionen im Grundsystem ist auch wichtig zu wissen, dass die Netzstruktur im System der Proteoglykane nicht bei jedem Individuum stets gleich ist, sondern je nach **Konstitution** sehr verschieden geartet sein kann. Damit ist aber von vornherein die Ausgangslage des Organismus auf Reize individuell höchst verschieden.

▪ Von weiterer elementarer Bedeutung ist, dass die Struktur der Glykosaminoglykane und Proteoglykane auch **expositionsabhängig** unterschiedlich ist. Während nach Einzelreizen ihr Grundpotential schnell wieder hergestellt ist, ist je nach Dauer der Reizeinwirkungen die *»Vorspannung«* mehr oder minder deutlich minimiert. Eine Änderung des Grundtonus ist aber wiederum gleichzusetzen mit einer Änderung der Struktur der Grundsubstanz für die Dauer des Reizes. So ist es z.B. nicht weiter verwunderlich, dass durch psy-

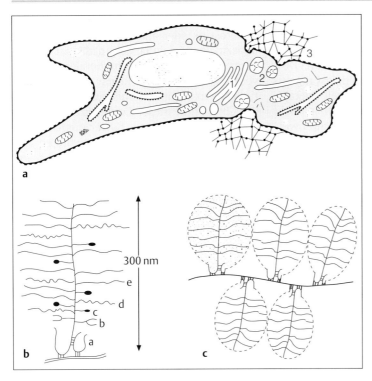

Abb. 6 Struktur der Proteoglykane (Nach H. Heine, Lehrbuch der biologischen Medizin, 2. A. Hippokrates, Stuttgart 1997)

chischen Dauerstress, durch ein Implantat oder durch einen chronischen Entzündungsherd (Dauerreiz) die Struktur, aber auch die Reaktionsfähigkeit des Grundsystems sich dauerhaft teils deutlich ändert.

▪ Unter diesem Aspekt verstehen wir jetzt auch, dass beispielsweise ein Implantat oder ein devitaler Zahn nicht nur unter dem Blickwinkel des lokalen Zustandsbildes betrachtet werden darf. Der Dauerreiz verändert die Reaktionsfähigkeit des Grundsystems und die Struktur des Molekularsiebes stets ins Negative. Je nach konstitutioneller Veranlagung kann somit der Boden für eine Regulationsstörung und damit für eine chronische Erkrankung bereitet werden.

1.5.3 Eigenschaften der Grundsubstanz

Eine Reizübertragung der vegetativen Endstrecken zur Zelle führt über das Grundsystem. Nachdem, wie bereits ausgeführt, die Struktur der Grundsubstanz konstitutionsabhängig sehr verschieden sein kann, kann demnach auch das Grundsystem als Träger der vegetativen Grundsteuerung auf Reize individuell unterschiedlich reagieren.

▪ Je nach Art eines Reizes ändern sich in Sekundenbruchteilen die Polimerisationsgrade und damit die Strukturen der Grundsubstanz im Sinn einer Verdickung oder Verschmälerung der Netzstruktur. Hinsichtlich der Stoffwechselprozesse bedeutet das eine Erschwerung oder Erleichterung des Stoffwechseltransportes zur Zelle hin bzw. von der Zelle weg.

▪ Der Molekularsieb zeichnet sich weiter durch eine hohe Affinität zu Schwermetallen aus. Durch Ionenbindung ändert sich die Wasserbindungsfähigkeit der Proteoglykane und Glykosaminoglykane, was eine energetische Destabilisierung der Zucker-Polimere bedeutet. Damit ändert sich aber auch der elektrostatische Grundtonus der Grundsubstanz in Kombination mit Energieverschiebungen über die gesamte Matrix. Als Folge von Umwelt-, Schwermetall- oder Werkstoffbelastungen kann somit der individuelle Ausgangszustand der Grundsubstanz bis ins Pathologische hinein verändert werden. Deshalb dürfen eine Schwermetallbelastung aus Amalgam-Füllungen oder generell metallische Werkstoffe in der Zahnmedizin nicht nur aus allergologischer Sicht betrachtet werden.

▷ Je größer die Anzahl meist unterschiedlicher Stressoren ist und je länger ein oder mehrere Stressoren auf das Grundsystem einwirken, um so wahrscheinlicher sind durch die beschriebenen Veränderungen der Ausgangslage im Grundsystem auch Fehlregulationen auf normalerweise unterschwellige Reize.

▪ Unter diesem Gesichtspunkt erscheint die zunehmende Anzahl von Allergikern unter einem anderen Blickwinkel: Die verschiedensten Belastungen unserer modernen Zivilisation, von der Psyche über die Fehlernährung bis hin zu den Umweltbelastungen scheint eine Veränderung der Grundsubstanz bewirkt zu haben. In zunehmenden Maßen ist offensichtlich je nach individueller Disposition ein Großteil unserer Bevölkerung einem Grenzwert nahe, der das Grundsystem durch Änderungen im Molekularsieb auf eher unterschwellige Reize überschießend reagieren lässt. Fremdmaterialien mit unterschwelligem, aber langzeitigem Allergisierungspotential werden jedoch in erster Linie vom Zahnarzt in den Körper eingegliedert.

▪ Die Grundsubstanz ist über die in ihr blind endigenden, autonomen Nervenfasern an das zentrale Nervensystem und über die Endstrombahn an das Endokrinium angeschaltet. ZNS und Endokrinium sind wiederum im Gehirnstamm gekoppelt. Jede Reaktion der Grundsubstanz wird daher von übergeordneten Zentren begleitet bzw. von ihnen gesteuert.

▪ Das stoffwechselaktive Zentrum der Grundsubstanz ist der Fibroblast, der auf jede Information blitzschnell mit einer angepassten Synthese des Molekularsiebs reagiert, ohne dabei zwischen »gut und böse« zu unterscheiden. Es besteht deshalb die Gefahr, dass bei Dauerreizen, wie z.B. einer chronischen Kieferostitis oder anderen chronischen Störfeldern, der Molekularsieb inadäquat zusammengesetzt ist. Über die humoralen und nervösen Verschaltungen liegen diese Informationen dem Gesamtorganismus vor. Die durch die Chronizität dieser Dauerreize ausgelöste lokale Gewebsazidose führt langfristig zu *Fehlinformationen* der nachgeschalteten Zellen und übergeordneten Regelzentren mit entsprechender *Fehlregulation.* Durch den Faktor Zeit können somit Befindlichkeitsstörungen mit oder ohne einer Symptomatik in chronische Krankheiten bis hin zu Tumoren übergehen.

▪ Die Summe der eingehenden Reize aus dem Gesamtorganismus liegt dem Grundsystem und damit der mesenchymalen Retikulumzelle als Information durch Änderung der negativen »Vorspannung« vor. Diese Bindegewebszelle ist die Stammzelle, die sich je nach Schlüsselreiz zu Granulozyt, Lymphozyt etc. innerhalb eines bestimmten pH-Bereiches verwandeln kann.

▪ Somit können Bindegewebszellen innerhalb dieses pH-Bereichs
- das Grundsystem ihrerseits regulieren
- den pH-Wert der extrazellulären Flüssigkeit abpuffern und damit stabilisierend wirken.

▪ Die Funktionstüchtigkeit der Bindegewebszellen ist allerdings nur in einem eng begrenzten pH-Bereich gegeben, der im Neutralen bis schwach Basischen liegt. Durch die Einflüsse unserer modernen Zivilisation wie beispielsweise beruflicher, familiärer oder Freizeitstress, aber auch durch falsche Ernährung ist teilweise der Gewebs-pH so weit in das saure Milieu hinein verschoben, dass die Reaktion dieser Zellen auf Schlüsselreize teils deutlich gehemmt ist. Die Synthese des Molekularsiebes ist damit inadäquat; durch den Faktor »Zeit« kann somit eine chronische Erkrankung entstehen. Therapeutischer Ansatz hierfür wäre beispielsweise eine gezielte Ernährungstherapie und eine Änderung von Verhaltensweisen (z.B. Meidung von Genussgiften) oder Lebenseinstellungen des Patienten mit dem Ziel, durch eine Aufhebung der Stressoren den pH-Wert im Bindegewebe wieder in den physiologischen Bereich zu korrigieren und damit das Milieu des Grundsystems zu normalisieren. Eine erhöhte Regulationsfähigkeit wäre damit wieder hergestellt.

1.5.4 Reaktionen auf Reize

»Leben heißt, auf Reize zu reagieren.
Gesundheit heißt,
auf Reize richtig zu reagieren.«

(LECHNER)

■ Unser Grundsystem ist täglich Millionen von Reizen ausgesetzt. Jede so den Organismus treffende Information setzt obligat spezifische Regelvorgänge in Gang, aus deren Dynamik wichtige diagnostische Schlüsse gezogen werden können.

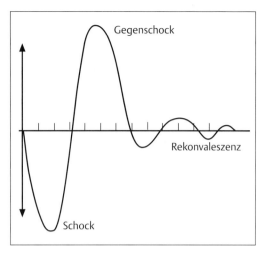

Abb. 7 Schema: Normfunktion

| Normfunktion |

Bei normaler Regulationslage löst ein Reiz, egal welcher Art, eine sympathikotone **»Schockphase«** aus. Der Körper reagiert auf den Reiz – er ist in einer Phase erhöhter Energiebereitstellung.
■ In einer heftigen Gegenreaktion, der parasympathikotonen **»Gegenschockphase«**, reagiert der Organismus auf die Schockphase. Es erfolgt weiter ein allmähliches Auspendeln dieser Reaktionen bis hin zum Ausgleich, der **»Phase der Rekonvaleszenz«**.
■ Jeder Kurzzeitreiz folgt diesem »*vegetativen Dreitakt nach Siedeck*«. Langzeitreize, wie z.B. Zonen chronischer Entzündungen, psychische Dauerbelastungen oder ein gestörter Darm, um nur einige zu nennen, lösen dagegen Adaptationsvorgänge aus, die dem gleichen Muster mit wesentlichen Änderungen der Verlaufsphasen folgen. Die Reizverarbeitung erfolgt dabei entsprechend der aktuellen Abwehrbereitschaft.
▷ Je chronischer eine Belastung ist, d.h. je länger der Organismus sich damit bereits auseinander setzen musste, um so eher sind pathologische Reaktionsmuster zu erwarten. Wir erkennen dabei vier Arten der Entgleisungen:

1.5.4.1 Die verhaftete Schockphase

Darunter fallen alle Arten der Verlängerung der Schockphase, vom anaphylaktischen Schock als Extremfall bis hin zur verzögerten Rückstellung in Richtung Gegenschockphase. Morphologisch liegt bei dieser Entgleisung eher eine akute oder subakute, exsudative *Entzündung* vor.

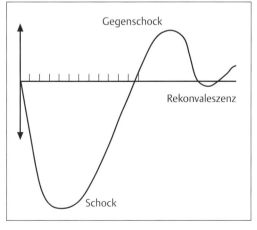

Abb. 8 Verhaftete Schockphase

1.5.4.2 Die verhaftete Gegenschockphase

Diese Entgleisung ist gekennzeichnet durch ein mehr oder minder langes Verharren in der Gegenschockphase, nachdem die Schockphase noch normal durchlaufen wurde. Morphologisch breiten sich in dieser Phase eher chronisch-proliferative Entzündungen aus.

1.5.4.3 Die Ataxie

▷ Unter Ataxie verstehen wir ein rasches Pendeln zwischen Schock- und Gegenschockphase.

Die Phase der Rekonvaleszenz tritt erst sehr verspätet ein. Es ist nachvollziehbar, dass diese Form der Entgleisung sehr viel Energie fordert, so dass der Organismus in mehr oder minder kurzer Zeit erschöpft und somit nur noch zu einer verminderten Reaktion fähig ist.

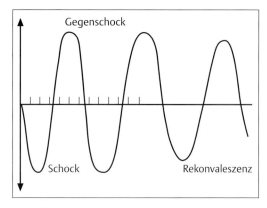

Abb. 10 Ataxie

1.5.4.4 Die Regulationsstarre

▷ Unter einer Regulationsstarre verstehen wir das Fehlen einer Reaktion auf Stress.

Dieser Regulationstyp entspricht in der Regel einem Spätstadium entzündlicher Erkrankungen. Er ist für jeden naturheilkundlich orientierten Arzt die unangenehmste Form, denn trotz Zuführung der richtigen Information wie beispielsweise dem richtigen homöopathischen Arzneimittel, einer entsprechenden Nosode oder einer Bioresonanztherapie ist der Organismus kaum fähig, auf diese Information zu reagieren.

▷ Gelingt es dem Therapeuten, eine Starre zu lösen, führt das in der Regel über eine Reaktion in Form von anderen Entgleisungstypen zur **Normo-Regulation**.

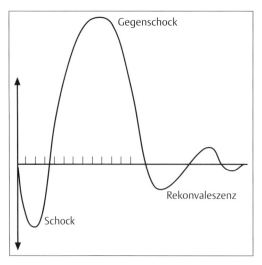

Abb. 9 Verhaftete Gegenschockphase

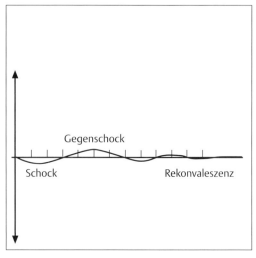

Abb. 11 Regulationsstarre

1.5.4.5 Zusammenfassung

❶ Die Dynamik der Reaktionsweisen im Grundsystem ist, unabhängig von der Art des Reizes, stets gleich (Reiz ist gleich Reiz, egal, ob elektrisch, chemisch, mechanisch, optisch etc.).

❷ Eine Summation **verschiedener** Belastungen verändert genauso wie chronische (**Einzel**)-Irritationen die gesamte Abwehrlage.

❸ Bei einseitig dominanter Belastung kann eine Seitenasymmetrie der Reaktionsweisen festgestellt werden (Herdbelastung).

❹ Die Regulationskapazität des Grundsystems ist konstitutionsabhängig und damit individuell höchst verschieden.

❺ Die Art einer Therapie ist sehr von der individuellen Regulationslage abhängig. Bei schlechter Regulationslage verbietet es sich, sofort mit einer invasiven Therapie zu beginnen, da in diesem Zustand der Organismus den auf ihn zukommenden Stress nicht ausregulieren und damit verkraften kann. Statt dessen ist eine Vortherapie durchzuführen, die den Patienten in eine bessere Ausgangslage bringt
Siehe dazu auch Kapitel 4. »Regulationsdiagnostik«.

❻ Hauptbelastungen unseres Regulationssystems sind heute u.a. psychischer Dauerstress, Darmdysbiosen, Nahrungsmittelintoleranzen, Übersäuerung, tierische Eiweißmast, Schwermetallbelastungen, Herde und Störfelder, Arzneimittel wie z.B. Zytostatika, Kortikoide, Antibiotika, Antiphlogistika, Antirheumatika, Antibabypille, etc.

1.6 Weitere Steuerungsmechanismen

Wie gerade ausgeführt, ist das System der Grundregulation die erste, dem Nervensystem vorgeschaltete Stufe der Informationsaufnahme und -verarbeitung. Es ist aber auch die letzte, dem Nervensystem nachgeschaltete Stufe der Informationsabgabe. Die Reizverarbeitung erfolgt u.a. innerhalb der Rückkopplungsmechanismen in Regelkreisen. Neben einer vertikalen Vernetzung dieser Systeme über das zentrale Nervensystem kennen wir aber auch eine periphere, horizontale Organisation der Informationsverarbeitung. Während die vertikale Vernetzung verantwortlich für viele, oft nur schwer durchschaubare vegetative und psychische Symptome ist, die wir an unseren Patienten unter dem Oberbegriff »*vegetative Dystonie*« beobachten, bilden sich auf der horizontalen Ebene eher die somatischen Symptome.

1.6.1 Die segmentalen Funktionskreise

Die Kenntnis der segmental-reflektorischen Wechselbeziehungen geht auf Forschungsarbeiten von HEAD und MACKENZIE Ende des 19. Jahrhunderts zurück. Sie erkannten, entsprechend der embryonalen Sprossung, Körperabschnitte, die jeweils bestimmten Rückenmarkssegmenten zugeordnet werden konnten. Alle Strukturen innerhalb ein und desselben Segmentes sind untereinander vernetzt. So kennen wir innerhalb ein und desselben Körperabschnittes Reflexe zwischen Organen und der Hautoberfläche, Organen und der Muskulatur, Organen und dem Gefäßsystem, Muskulatur und der Hautoberfläche, Muskulatur und dem Gefäßsystem usw. Aufgrund dieser viszerokutanen, kutiviszeralen, viszeromuskulären usw. Reflexe können beispielsweise Erkrankungen eines Organs Muskelverspannungen, Temperaturänderung, veränderte Schweißsekretion sowie vermehrte Schmerzempfindlichkeit oder Änderung des Hautwiderstandes innerhalb des gleichen Segmentes hervorrufen. Praktische Anwendung dieser Phänomene finden wir beispielsweise in der Schmerzhaftigkeit des *McBur-*

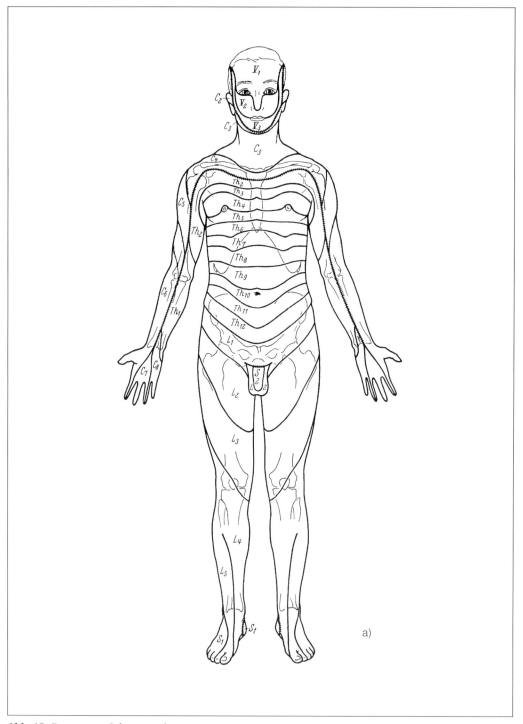

Abb. 12 Dermatom-Schema a) von vorn
(a – d) aus H. Schliack, E. Harms: Bindegewebsmassage nach Dicke, 12. Aufl. Hippokrates, Stuttgart 1996)

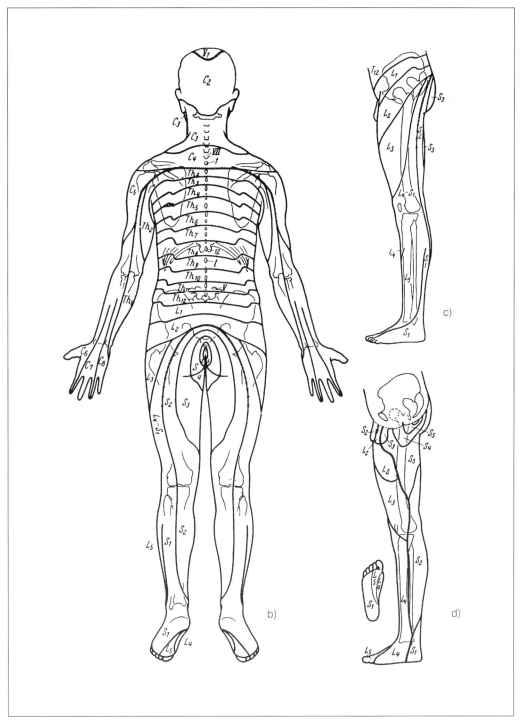

Abb. 12 Dermatom-Schema
b) von hinten, c) und d) Seitenansicht der unteren Extremitäten

ney- und auch des *Lanz-Punktes* bei der Appendizitis.

■ Entsprechend der *Headschen Zonen* stellte ERNESTO ADLER fest, dass jeder Herd im Kopfbereich sich primär auf die Muskulatur der **Halswirbelsäule** auswirkt. So wissen wir, dass eine **Druckschmerzhaftigkeit**

- oberhalb von **C1** eine Belastung der Stirnhöhle oder des oberen Nasenraumes,
- in Höhe der Querfortsätze von **C1** eine Belastung der Kieferhöhle oder des unteren Nasenraumes,
- in Höhe der Querfortsätze von **C2** eine Belastung an Zähnen im Oberkiefer,
- in Höhe der Querfortsätze von **C3** eine Belastung an Zähnen im Unterkiefer und
- in Höhe der Querfortsätze von **C4** bis **C7** eine Belastung an der Tonsille oder im Ohr anzeigt.

▶ Je älter letzterer Prozess ist, umso näher an **C4**, wird die Palpation möglich sein. Je frischer er ist, umso näher an **C7**, wird die Druckschmerzhaftigkeit auftreten.

■ Dieses Phänomen ist auch bedeutsam bei allen Regulations- und Herdtesten, die über die Hautoberfläche laufen, wie beispielsweise die Decoderdermographie, die Thermographie oder die Elektroakupunktur, um nur einige zu nennen (*siehe dazu Kapitel 4. Regulationsdiagnostik*).

■ Natürlich werden segmentale Erregungszustände auch über das Rückenmark zentri-

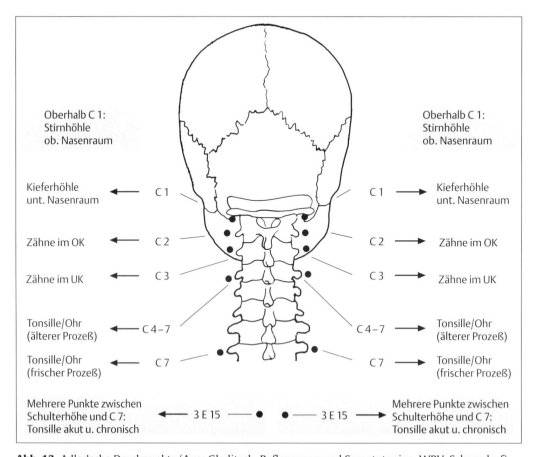

Abb. 13 Adler'sche Druckpunkte (Aus: Gleditsch, Reflexzonen und Somatotopien. WBV, Schorndorf)

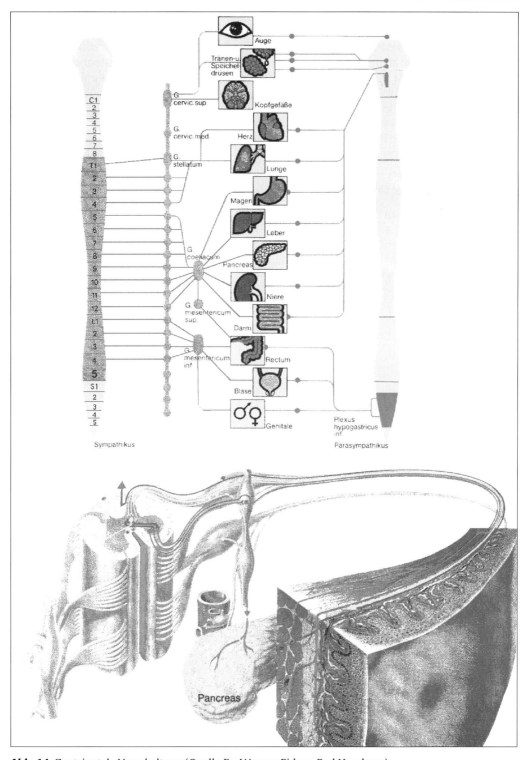

Abb. 14 Zentripetale Verschaltung (Quelle Fa. Werner Eidam, Bad Homburg)

petal an das Zentralnervensystem weitergeleitet. Das Gate-Controll-System (Hinterhorn-Eingangs-Kontrolle) verhindert dabei eine Überflutung des Zentralnervensystems durch banale Reize. Zeitlich lang anhaltende Störungen, wie sie beispielsweise bei chronischen Herderkrankungen vorliegen, können durch eine Dauerirritation zentraler Nervenzentren so genannte »vegetative Dystonien« oder ähnliche Entgleisungen hervorrufen.

1.6.2 Das System der Meridiane

Neben den bisher genannten Steuerungsmechanismen kennen wir aus der Traditionellen Chinesischen Medizin (TCM), einer mehr als dreitausend Jahre alten Erfahrungsheilkunde, spezifisch geordnete Funktionskreise: das System der Akupunktur-Meridiane.

▪ Wir kennen 10 **organbezogene Meridiane**, die wir entsprechend der chinesischen Yin-Yang-Polarität in fünf Funktionskreise, nämlich den
- **Nieren-Blasen-**
- **Leber-Gallen-**
- **Magen-Milz/Pankreas-**
- **Lunge-Dickdarm-**
- und den **Herz-Dünndarm-Funktionskreis**

zusammenfassen können und vier Meridiane, die für die *Steuerung des Organismus* zuständig sind, nämlich das
- **Konzeptions-** und **Lenkergefäß** als Mittellinien-Meridiane,
- den **Dreifach-Erwärmer** und
- den **Kreislauf-Sexus-Meridian**.

▪ Dem anatomischen Verlauf der Organmeridiane entsprechend, lassen sich die **fünf Zahn-Gruppen** (Schneidezähne, Eckzahn, Prämolaren, Molaren und Weisheitszahn) den **fünf Funktionskreisen** mit **charakteristischen Wechselbeziehungen** zuordnen.

▪ Jedem Funktionskreis zugehörig ist je eines der großen inneren Hauptorgane, nämlich **Herz, Leber, Milz/Pankreas, Lunge** und **Niere** als *Yin-Organe,* und je eines der großen Hohlorgane **Dünndarm, Gallenblase, Magen, Dickdarm** und **Blase** als *Yang-Organe* sowie der Sinnesorgane, der **Nasennebenhöhlen** und bestimmter **Wirbelsäulenbereiche** (nähere Ausführungen dazu im Kapitel 5.4.2).

▪ Aus der TCM kennen wir folgende Funktionskreise mit entsprechenden Bezügen zu den Zähnen:

❶ **Nieren-Blasen-Funktionskreis** mit Schneidezähnen im Ober- und Unterkiefer
❷ **Leber-Gallenblasen-Funktionskreis** mit den Eckzähnen im Ober- und Unterkiefer
❸ **Magen-Milz/Pankreas-Funktionskreis** mit den 1. und 2. Molaren im Oberkiefer und den Prämolaren im Unterkiefer
❹ **Lunge-Dickdarm-Funktionskreis** mit den Prämolaren im Oberkiefer und den 1. und 2. Molaren im Unterkiefer
❺ **Herz-Dünndarm-Funktionskreis** mit dem Weisheitszahnbereich im Ober- und Unterkiefer

▪ Reizungen, Überlastungen oder Dysfunktionen werden üblicherweise erst innerhalb eines Funktionskreises ausbalanciert. Sie gelten deshalb als selbstregulierende, stabilisierende und regenerierende Systeme des Organismus.

▪ Somit können Zahnstörfelder sehr wohl eine entsprechende Symptomatik im Verlauf der Akupunkturmeridiane auslösen, genauso wie Störungen innerhalb der Meridiane eine energetische Schwächung der zugeordneten Zahngruppen und damit eine erhöhte Anfälligkeit auf Erkrankungen im Bereich dieser Zähne auslösen können. *Ausführlichere Erklärungen* dazu im Kapitel 5.4.2.

▷ Je mehr Funktionskreise sich in einer Dysbalance befinden, um so belasteter ist das Regulations- und damit das Immunsystem.

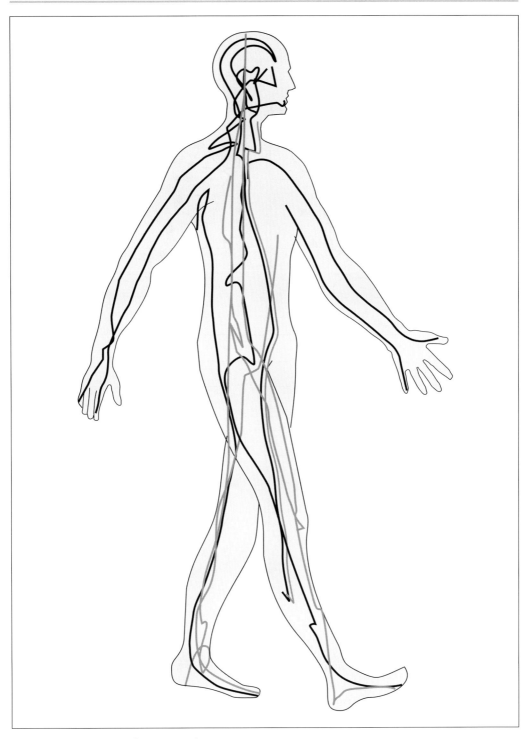

Abb. 15 Meridianverläufe am Menschen

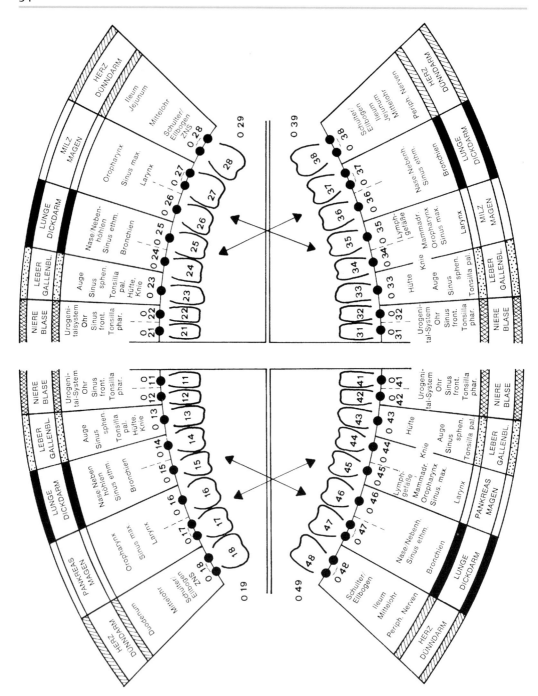

Abb. 16 Zugeordnete Funktionssegmente im Zahnbereich
(aus Gledisch J.: Akupunktur in der HNO-Heilkunde, Hippokrates, Stuttgart 1997 (Mundakupunktur)

2. Ganzheitliche Betrachtungen

2.1 Gesundheit im ganzheitlichen Sinn

Gesundheit ist am besten im Sinn der Kybernetik zu erfassen. Sie bedeutet das einwandfreie Funktionieren der Regelkreise auf der Steuerungsebene des Organismus. Gesundheit ist somit die Fähigkeit des Menschen, sich jederzeit durch ständig flexibles und sensibles Reagieren auf alle Reize und Herausforderungen mit seiner In- und Umwelt auseinander zu setzen.

Krankheit ist wie Gesundheit unteilbar. Es gibt zwar eine Vielzahl verschiedener Symptome, die den Zustand von Krankheit nach außen und für den Menschen selbst deutlich machen. Symptome und morphologische Veränderungen sind aber nur Sekundärerscheinungen nach kybernetischen Störungen im Grundsystem. Krankheit beginnt demnach schon lange vor der Zellularpathologie.

Jeder Reiz ist eine Information, die sowohl unspezifische als auch spezifische Reaktionen hervorruft. Ausgelöst durch eine dadurch hervorgerufene lokale Gewebsazidose wird eine Kette von Abwehrfunktionen in Gang gesetzt. Je größer der Reiz, umso größer ist das Ausmaß der Azidose und umso schneller und intensiver kommen die Abwehrfunktionen in Gang wie beispielsweise die Freisetzung von Energie, zelluläre und humorale Reaktionen sowie Reaktionen im Gefäß-Nervensystem und in der Hypophysen-Nebennieren-Achse.

Daneben werden aber auch obligat im Grundsystem unspezifische Regelvorgänge in Gang gesetzt, die unabhängig von der Reizqualität nur durch das **Reizquantum** bestimmt werden.

Wie bereits besprochen, folgen Kurzzeitreize dem »*vegetativen Dreitakt*« nach SIEDECK (siehe Kapitel 1.5.4).

Langzeitreize lösen genauso wie die lang andauernde Summation verschiedenster Reize so genannte »*Adaptationsvorgänge*« nach SELYE aus, mit teils wesentlichen Verlängerungen der Verlaufsphasen.

Wir kennen dabei im wesentlichen vier verschiedene **Entgleisungstypen,** nämlich:

> ❶ die **verhaftete Schockphase**, in der sich primär subakute, exsudative Entzündungen ausbreiten
> → Siehe Abb. S. 25

> ❷ die **verhaftete Gegenschockphase**, in der sich primär chronisch proliferative Entzündungen manifestieren
> → Siehe Abb. S. 26

> ❸ die **Ataxie**, ein rasches Pendeln zwischen Schock und Gegenschock, das die Phase der Rekonvaleszenz erst sehr verzögert zulässt
> → Siehe Abb. S. 26

> ❹ die **Regulationsstarre**, das Fehlen einer Reaktion auf einen Reiz.
> Sie ist in der Regel das Ergebnis von jahrzehntelangen unterschwelligen (chronischen) Dauerreizen, die die Regulationsmechanismen im Lauf der Zeit so überfordern, dass über eine verminderte Regulation es allmählich zur Regulationsstarre kommt.
> → Siehe Abb. S. 26

So werden bei Belastungen (Stress) Zusatzreize entsprechend der aktuellen Abwehrbereitschaft beantwortet. Damit ist verständlich, dass bei unterschwelligen (Dauer-)Reizen der Zeitfaktor zum Tragen kommen muss. Je länger Reize einwirken, umso mehr verändert sich die Ausgangssituation. Bei Herdbelastungen verändern sich beispielsweise sämtliche Regelsysteme (Netzwerk) in ihrer Regelgüte. Kann eine Herdbelastung gerade noch vom Organismus symptomlos kompensiert werden, kann eine banale Zusatzbelastung an einem entfernten Ort die Kompensationsmechanismen dort endgültig zum Erliegen bringen und dort ein Symptom auslösen. Ursache dieser Dekompensation ist jedoch nicht der

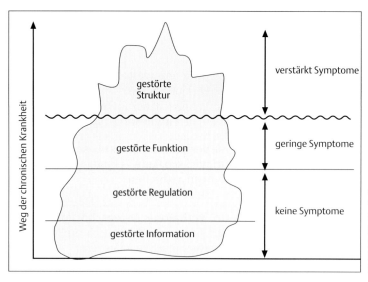

Abb. 17a Der Eisberg – von unten nach oben: Gestörte Information, gestörte Regulation, gestörte Funktion
Über Wasser: Gestörte Struktur

»Zweitschlag« (nach SPERANSKY) sondern die chronische Dauerbelastung des Herdes, der ein Ausregulieren der Zweitbelastung unmöglich gemacht hat.

Fallbeispiel

Zur Erläuterung dazu möchte ich einen Fall aus der Praxis schildern:
- Eine Patientin verletzt sich beim Sport am Sprunggelenk. Trotz verschiedenster Therapieversuche heilt diese sehr schmerzhafte Verletzung nicht ab. Nach eineinhalb Jahren wird sogar eine Gelenksversteifung zur Ruhigstellung in Erwägung gezogen. In ihrer Verzweiflung wendet sich die Patientin alternativen Therapiemethoden zu. Eine diesbezügliche Diagnostik ergibt eine Herdbelastung ausgehend von den devitalen oberen Frontzähnen. Nach Entfernung derselben heilt plötzlich die Sprunggelenksverletzung problemlos aus.

Wie kommt es zu diesem Phämomen?
- Die **devitalen Frontzähne** stellten seit Jahren eine starke Belastung für den Organismus dar, die ihn im Lauf der Zeit durch allmähliche Veränderungen der Verlaufsphasen der Regulationsmechanismen an den Rand der Kompensationsfähigkeit brachte. Eine an sich *banale Zusatzbelastung (»Zweitschlag«)* in Form der Sprunggelenksverletzung ließ die Adaptation dekompensieren, was eine Heilung unmöglich machte. Erst eine Elimination der Hauptbelastung bewirkte, dass die entgleisten Regulationsmechanismen wieder funktionierten und so erst jetzt eine Heilung zustande kam. Aus den energetischen Zusammenhängen ist es nicht verwunderlich, dass ausgerechnet eine Verletzung am Sprunggelenk durch die Frontzähne nicht zur Heilung kam. Beides liegt im Nieren-Blasen-Funktionskreis, der durch die Belastung an den Frontzähnen energetisch geschwächt war.

Die Suche nach der Störung

Entsprechend dieser Dynamik suchen wir deshalb bei chronischen Erkrankungen primär nach Steuerungs- und Regulationsstörungen, in deren Folge es erst sekundär zu morphologischen Strukturveränderungen oder vegetativen Syndromen gekommen ist.
- Wie ein Eisberg, bei dem bekanntlicherweise nur ein zehntel der Gesamtmasse sichtbar ist, sind die meisten Ursachen, die zur Symptomatik einer chronischen Erkrankung führen, nicht direkt auf der Hand liegend.
▶ Erkrankung heißt in diesem Sinn **Zusammenbruch der Regulationsfähigkeit des Organismus.** Als **Ursachen** können dabei infrage kommen:

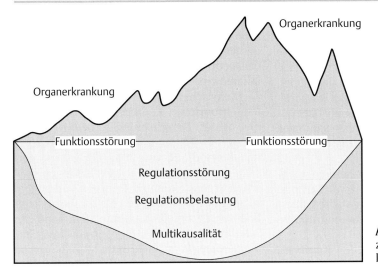

Abb. 17b Das „Eisbergprinzip" der chronischen Erkrankung. (Nach J. Rost / Fa. Eidam)

❶ **Abnorme Störgrößen**, die den Regelkreis überfordern, wie beispielsweise eine Überhitzung des Organismus in Form eines Hitzschlages.

❷ **Störfelder und Herde** durch Unterbrechung oder Verfälschung der Informationen. Störimpulse stellen beispielsweise stumme, chronische Entzündungen oder Narben dar.

❸ **Mangelzustände**, die durch eine Beeinträchtigung der Produktion von Botenstoffen den Informationstransfer behindern bzw. blockieren. Dazu rechnen wir beispielsweise eine Dysbalance von Vitaminen, Spurenelementen, Hormonen etc.

❹ **Toxine**, die eine Regulation des Grundsystems auf Dauer so überfordern, bis eine Regulationsstarre eintritt. Eine Reaktion auf Information ist damit blockiert. Diese Form der Regulationsstörung tritt vorwiegend bei Schwermetallen, »*Resttoxinen*« und anderen Schadstoffen auf.

❺ **Psychische Einflüsse** mit generalisiertem Einfluss auf die Regelfunktionen des Organismus. Sie sind die übergeordneten Störfaktoren unserer Zeit und müssen gerade bei einer ganzheitlichen Therapie stets mit berücksichtigt werden.

❻ **Darmdysbiosen** mit entsprechendem Einfluss auf das Immunsystem. Sie resultieren aus der heute üblicherweise vorliegenden Art der Fehlernährung, den Schwermetallbelastungen, beispielsweise aus amalgam- oder palladiumhaltigen Metallrestaurationen im Mund, dem Antibiotika-Abusus unserer Zeit etc.

❼ **Elektrische und magnetische Felder** durch entsprechende Fehlinformationen. Dazu zählen beispielsweise Aufenthaltsorte in der Nähe von Hochspannungsleitungen, leistungsstarken Sendeanlagen, in Radarbereichen oder in Bezirken mit natürlicher radioaktiver oder auch geopathischer Belastung genauso, wie beispielsweise die Belastung durch Radiowecker im Schlafbereich.

❽ **Traumatische und genetische Defekte** eventuell durch Verstellung der Regelgröße.

2.2 Ganzheitliche Medizin

Die Gesundheit des Menschen ist nur im ganzheitlichen Sinn zu erfassen. Krankheitssymptome sind demnach nur lokale Entgleisungen oder Zusammenbrüche der körpereigenen Kompensationsmechanismen. Dabei ist die Ursache der Krankheitserscheinungen nicht unbedingt am Ort der Symptomatik zu suchen.

▪ Demnach darf sich ein ganzheitlich orientierter Arzt nicht vordergründig von Symptomen leiten lassen, sondern ist gehalten, übergeordnete Belastungen zu erkennen und zu therapieren.

▪ Insbesondere bei chronischen Krankheiten beschränkt sich die an der Universität gelehrte »wissenschaftliche Medizin« auf die Therapie der Symptome. Dabei wird überwiegend mit pharmakologischen Mitteln versucht, die Beschwerden zum Stillstand zu bringen.

▷ Die ganzheitliche Medizin versucht statt dessen zu erforschen, welche Belastungen zu diesem Zusammenbruch im Sinne einer Erkrankung geführt haben. Die Diagnostik und Therapie besteht dabei zu einem großen Teil aus Erfahrungsmedizin, die wissenschaftlich nicht immer belegt ist.

Die Denkstile der beiden medizinischen »Pole« unterscheiden sich fundamental. Während die biologische Medizin **indirekt**, durch qualitative **Anregung der individuellen Selbstheilungskräfte**, wirkt und damit ganzheitlich ausgerichtet ist, verfährt die Schulmedizin **direkt** und partikulär nach dem Schlüssel-Schloß-Prinzip. Dem Ursache-Wirkungsprinzip entsprechend wird versucht, die **Noxe** unmittelbar auszuschalten.

▪ Während die biologische Medizin daher bei ganzheitlichen Phänomenen wie den derzeit rasch zunehmenden Befindensstörungen in Form von Allergien, Umweltbelastungen oder bei Störfeldsanierungen etc. äußerst erfolgreich ist, hat die Schulmedizin in der Eliminierung von durch Mikroorganismen (Bakterien, Viren, Pilze, Parasiten) verursachten Krankheiten sowie im Erhalt bzw. der Wiederherstellung von Vitalfunktionen bei lebensbedrohenden **Akut-Erkrankungen** (Notfallmedizin) ihre Domäne.

▪ Dazwischen liegen Bereiche von vor allem chronischen Krankheiten und Tumoren, die beider Denkrichtungen bedürfen. Die biologische Medizin kann durch Entdeckung und Behandlung von Dauer-Stressoren den sich daraus häufig entwickelnden chronischen Krankheiten und Tumoren vorbeugen. Gelingt das nicht und ist eine diesbezügliche Erkrankung bereits ausgebrochen, kann die Schulmedizin durch »Stahl-, Strahl- und Chemotherapie« versuchen, diese Krankheiten so weit zurückzudrängen, dass dann in der Nachsorge wieder der individuelle Bezug der biologischen Medizin im Sinn einer Re-Integration der Entgleisungen und damit im Begriff einer Erhöhung der Lebensqualität wirksam werden kann. Daraus ist erkennbar, dass ansich die Schulmedizin in die biologische Medizin eingebettet ist und es nur historisch verstehbar ist, dass sie sich daraus hat lösen können.

2.3 Einführung in die Homotoxikologie

Die Homotoxikologie ist eine Zusammenfassung der Konzepte der Humoralpathologie, der Solidarpathologie, der Zellularpathologie, der Molekularpathologie, der Homöopathie und der Kybernetik. Entwickelt wurde sie von HANS-HEINRICH RECKEWEG, der dieses Konzept als »*Ganzheitsschau einer Synthese der Medizin*« formulierte.

2.3.1 Krankheit aus der Sicht der Homotoxikologie

▶ **Krankheiten** sind aus seiner Sicht *biologisch zweckmäßige Vorgänge* im Sinn eines *Abwehrkampfes gegen endogene und exogene Homotoxine*.

▪ Nachdem alle Lebensvorgänge den Gesetzen der Biochemie unterworfen sind, sind Homotoxine per definitionem chemisch nachweisbare »*Krankheitsgifte*«, die eine Erkrankung hervorrufen und die im Verlauf einer Erkrankung unschädlich gemacht und ausgeschieden werden. Dabei synthetisiert der Organismus als Entgiftungsreaktion aus einem Homotoxin und einem ungiftigen Stoffwechselprodukt oder auch aus zwei Homotoxinen ein drittes ungiftiges Produkt, das *Homotoxon*, zur Exkretion.

▪ Wir kennen aus der Biochemie eine Reihe solcher Homotoxonkopplungen, wie beispielsweise die Entgiftung der Schwefelsäure und des Phenols aus dem intermediären Stoffwechsel zu Phenolschwefelsäure oder aber auch die Entgiftung von Ammoniak in der Leber, wobei durch Bindung mit Kohlendioxid der ungiftige Harnstoff entsteht, der über die Nieren ausgeschieden werden kann.

Jede Exkretion kann prinzipiell in zwei Hauptphasen unterteilt werden, nämlich:

| Entzündungsphase | Heilungsphase |

▶ Die **Entzündungsphase** wird vom autonomen Nervensystem sympathikoton gesteuert.

▪ Neben den uns allen bekannten Entzündungszeichen Rubor, Dolor, Calor, Tumor und Functio laesa können wir deshalb in dieser Phase alle Anzeichen einer *Sympathikotonie* feststellen, wie beispielsweise einen Anstieg des Blutdrucks und der Pulsfrequenz, eine Erweiterung der Bronchien und der Pupillen, eine Verminderung der Darmperistaltik und die Erektion von Haarmuskeln. Ziel dieser sympathikotonen Phase ist die Umwandlung der Homotoxine zu Homotoxonen und deren Ausscheidung.

▪ Nach der Eliminierung des Toxins erfolgt eine relaisartige Umschaltung. Aus der vorherigen einschmelzenden Phase wird ein aufbauender Prozess:

▶ Es beginnt die **Heilungsphase**, die hauptsächlich über den Parasympathikus gesteuert wird. Der Blutdruck fällt ab, der Puls wird erniedrigt, der Patient fühlt sich schlapp und müde bis die innere Ordnung wieder hergestellt und er damit gesundet ist.

2.3.2 Stadien der Krankheit

Je nach individueller Abwehrlage kann unser Immunsystem auf ein Toxin verschieden reagieren:

- Ist unsere Abwehrlage suffizient, dürfen wir eine adäquate Reaktion auf ein Toxin erwarten. Der Organismus versucht, durch Homotoxonbildung den Giftstoff zu inaktivieren, um ihn dann mit Hilfe seiner Exkretionsmechanismen auszuscheiden.
- Ist die Abwehrlage dagegen durch verschiedenste Einflüsse eher insuffizient, müssen wir mit einer inadäquaten Reaktion auf Toxine rechnen. Der Organismus hat nicht mehr die Kraft einer Inaktivierung und Ausscheidung. Er versucht deshalb das Toxin dort abzulegen, wo es am wenigsten stört. Es kommt somit zu einer Deposition – das Toxin verbleibt im Körper. Die Ablagerungen verschiedenster Toxine bewirken jedoch eine zunehmende Verschlechterung der Ausgangssituation. Bei fortschreitender Deponierung von Toxinen entwickelt sich schließlich eine **degenerative Entartung**.

▪ In der Homotoxikose, d.h. der Giftabwehrkrankheit, lassen sich somit **sechs verschiedene Phasen** unterscheiden:

❶ Exkretionsphase

Der Organismus versucht in dieser Phase, durch eine erhöhte Ausscheidung sein Homotoxin über eine Homotoxonbildung loszuwerden. Es ist die einfachste und banalste Form der Entgiftung und zeigt sich beispielsweise in einem Schnupfen, Durchfall, Husten mit entsprechendem Sputum, Erbrechen, Schwitzen, Harnflut etc., um nur einige Formen zu nennen. Unterstützt kann diese Giftausleitung beispielsweise durch eine Fastenkur mit Einläufen, vermehrtem Schwitzen durch Saunen oder Sport. oder vermehrtem Trinken mit qualitativ hochwertigem Wasser werden. Es handelt sich bei der Exkretionsphase um eine »Generalreinigung« mit dem Ziel einer Stärkung des Organismus. Dabei kommt es zu physiologischen Ausscheidungen jeder Art über die Gewebe der drei Keimblätter.

Heilung ←

Gewebe	Humorale Phasen Krankheiten der Disposition		
	Exkretions- phasen	Reaktions- phasen	Depositions- phasen
1. Ektodarmale a) epidermale	Schweiß, Zerumen, Talg u. a.	Furunkel, Erythem Dermatitis, Ekzem, Pyodermien u. a.	Atherome, Warzen, Kerotosen, Clavi u. a
b) orodermale	Speichel, Schnupfen u. a.	Stomatitis, Rhinitis, Soor u. a.	Nasenpolypen, Zysten u. a
c) neurodermale	Neurohormonale Zellabsonderung u. a.	Poliomyelitis im Fieber-Stadium, Herpes zoster u. a.	benigne Neurome, Neuralgien u. a.
d) sympathiko- dermale	Neurohormonale Zellabsonderung u. a.	Neuralgien, Herpes zoster u. a.	benigne Neurome, Neuralgien u. a.
2. Entodermale a) mukodermale	Magen-Darm-Sekrete, CO_2, Sterkobilin u. a., Toxine mit Faeces	Pharyngitis, Laryngitis, Enteritis, Colitis u. a	Schleimhautpolypen, Obstipation, Megacolon u. a
b) organodermale	Galle, Pankreassaft, Hormone d. Thyreoidea u. a.	Parotitis Pneumonie, Hepatitis, Cholangitis u. a.	Silicosis, Struma, Cholelithiasis u. a.
3. Mesenchymale a) interstitiodermale	Mesenchymale Interstitialsubstanz Hyaluronsäuren u. a.	Abszeß, Phlegmone, Karbunkel u. a.	Adipositas, Gichttophi, Ödeme u. a.
b) osteodermale	Hämopoese u. a.	Osteomyelitis u. a.	Hackensporn u. a.
c) hämodermale	Menses, Blut- und Antikörperbildung	Endokarditis Typhus, Sepsis, Embolie u. a.	Varizen, Thromben, Sklerose u. a,
d) lymphodermale	Lymphe u. a., Antikörperbildung	Angina tonsillaris Appendizitis u. a.	Lymphdrüsen- schwellungen u. a.
e) cavodermale	Liquor, Synovia	Polyarthritis u. a.	Hydrops u. a.
4. Mesodermale a) nephrodermale	Urin mit Stoffwechsel- Endprodukten	Zystitis, Pyelitis Nephritis u. a.	Prostatahypertrophie, Nephrolithiasis u. a.
b) serodermale	Absonderungen der serösen Häute	Pleuritis, Perikarditis, Peritonitis u. a.	Pleuraexsudat, Ascites u. a.
c) germinodermale	Menses, Semen, Prostatasaft, Ovulation u. a.	Adnexitis, Metritis, Ovariitis, Salpingitis, Prostatitis u. a.	Myome, Prost. hyp., Hydrocale, Zysten, Ovarialzyste u. a.
d) muskulodermale	Milchsäure Laktazidogen u. a.	Muskelrheuma Myositis u. a.	Myogelosen, Rheuma u. a.
	Exkretionsprinzip. Fermente intakt. Selbstheilungstendenz. Prognose günstig.		

Tab. 1 Homotoxikosen und homotoxische Phasen (nach Reckeweg, H. H.: Homotoxikologie, 2. A. Aurelia Verlag, Baden-Baden 1976)

❷ Reaktionsphase

Kann durch eine Exkretion keine Ordnung erreicht werden, versucht der Körper in einer Reaktionsphase eine pathologisch verstärkte Ausscheidung über die Gewebe der drei Keimblätter. Wir beobachten in dieser Phase Eiterbildung. Dabei kommt es häufig zu Fieber, Schmerzen oder sonstige Reaktionen, die bei der Umsetzung und Entgiftung von Homotoxinen ablaufen und mit den typischen Zeichen einer Entzündung wie Calor, Rubor, Dolor, Tumor und Functio laesa einhergehen.

──────────────────────────────→ **Siechtum**

Zelluläre Phasen
Krankheiten der Konstitution

	Imprägnationsphasen	Degenerationsphasen	Neoplasmaphasen
Biologischer Schnitt	Tätowierung, Pigmentierung u. a.	Dermatosen, Lupus vulgaris, Lepra u. a.	Ulcus rodens, Basaliom u. a.
	Leukoplakie u. a.	Ozaena, Rhinitis atrophicans u. a.	Ca. d. Nasen- u. Mundschleimhaut
	Migräne, Tics u. a., Virus-Infektion (Poliomyelitis)	Paresen, M. Skler., Opticusatrophie, Syringomyelie u. a.	Neurom. Gliosarkom u. a.
	Asthma, Ulcus ventr et duodeni u. a.	Neurofibromatose u. a.	Gliosarkome u. a.
	Asthma, Heiserkeit, Ulc. ventr. et duod., Karzinoid-Syndr. u. a.	Tuberkulose der Lunge u. d. Darms u. a.	Ca. d. Larynx, Magens, Darms, Rektums u. a.
	Toxische Leberschäden, Lungeninfiltrat, Virus-Infekte u. a.	Leberzirrhose, Hyperthyreose, Myxödem u. a.	Ca. d. Leber, Gallenblase, Pankreas, Thyreoidea, Lungen
	Vorstadien von Elephantiasis u. a., Grippe-Virus-Infekt	Sklerodermie, Kachexie, Hottentottenschürze u. a.	Sarkom verschiedener Lokalisation u.a.
	Osteomalazie u. a.	Spondylitis u. a.	Osteosarkome u. a.
	Angina pectoris, Myokardose u. a.	Myokardinfarkt, Anämia pernic. u. a.	Myeloische Leukämie, Angiosarkome u. a.
	Lymphatismus u. a.	Lymphogranulomatose u. a.	Lymphat. Leukämie, Lymphosarkome u. a.
	Hydrocephalus u. a.	Coxarthrose u. a.	Chondrosarkome u. a
	Albuminurie, Hydronephrose u. a.	Nephrose, Schrumpfniere u. a.	Nieren-Karzinom, Hypernephrom u. a.
	Vorstadien von Tumoren u. a.	Tbk. der serösen Häute u. a.	Ca. der serösen Häute u. a.
	Vorstadien von Tumoren (Adnexe, Uterus, Hoden u. ia.	Impotentia virilis, Sterilitat u. a.	Ca. d. Uterus, der Ovarien, Testes u. a.
	Myositis ossilicens u. a.	Dystrophia musculorum progressiva u. a.	Myosarkome u. a.
	Kondensationsprinzip. Fermente geschädigt. Verschlimmerungstendenz. Prognose dubios.		

- Bei jeder Erkrankung dieser Phase müssen wir Ursache und Auslöser gut unterscheiden:
- Auslöser sind beispielsweise eine Verkühlung, Ernährungsfehler, Infektionen etc.
▶ Voraussetzung, damit diese Auslöser zu einer Erkrankung führen können, ist stets ein *geschwächtes Immunsystem,* ein *krankmachendes Milieu.*

❸ Depositionsphase

Kann ein Homotoxin weder über eine erhöhte Ausscheidung noch über eine Entzündungsphase eliminiert werden, kommt es zu gutartigen Ablagerungen im Bindegewebe im Sinn einer Verschlackung mit eventuell sekundären Beschwerden wie beispielsweise einer Gewichtszunahme, Einschränkungen der Beweglichkeit etc. Es existieren aber noch keine besonderen Beschwerden.

▪ Die Ablagerung im Bindegewebe erfolgt in hierarchischer Reihenfolge, nämlich:

▪ **Erst Binde-, dann Fett-, dann Unterhautzellgewebe.**

▪ Klinisch erkennen wir ein verquollenes, teigiges und schlecht durchblutetes Bindegewebe. Bereits in dieser Phase können Blutparameter verändert sein, was zur weiteren Verschlechterung der Ausgangslage führen kann.

▶ Eine Unterdrückung der vorgenannten humoralen Abwehrmechanismen führt zu weiteren Rückvergiftungen, in deren Folge nun **zelluläre Veränderungen** stattfinden.

❹ Imprägnationsphase

Durch eine wiederholte Belastung oder Rückvergiftung mit Krankheitsgiften kann eine alleinige Ablagerung in extrazellulären Depots keine Abhilfe mehr schaffen. Die Barriere der Zellwand ist jetzt kein Hindernis mehr. Es erfolgt ein Eindringen von Krankheitsgiften in die Zelle.

▪ Die Imprägnationsphase kann primär latent sein, stellt aber in jedem Fall einen *Locus minoris resistentiae* dar. Sie ist weniger durch subjektive, als hauptsächlich durch objektive Symptome und Erscheinungen gekennzeichnet.

▶ Die Zellstrukturen und Zellfermente sind im Sinn einer **Präkanzerose** geschädigt. Es entstehen insbesondere Störungen der Zellmembranfunktionen, wie z.B. eine Natrium-Kalium-Dysharmonie.

❺ Degenerationsphase

▶ Durch wiederholte Rückvergiftungen erfolgt eine Zerstörung interzellulärer Strukturen wie Fermente und Gene. Es kommt durch laufenden Anfall von Degenerationsprodukten zu *sekundären Störungen mit positiven Laborbefunden* wie beispielsweise Leber- und Nierenparenchymschäden, Atheromatosen, Arthrosen, Arthrophien, etc.

❻ Neoplasmaphase

▶ Degenerationsbedingt kommt es zu weiteren Verschlechterungen der Stoffwechsellage. Sie wird zunehmend anaerob. Die Folge davon sind »**lokale Systemerkrankungen**« oder durch Ein- und Mitwirkung von Karzinotoxinen und anderen schweren Giften das Auftreten von Krebs u.a. **malignen Tumorerkrankungen.**

2.3.3 Biologischer Schnitt – Vikariation

Die ersten drei Phasen werden in der Homotoxikologie als **humorale Phasen** bezeichnet, während die Phasen vier bis sechs als **zelluläre Phasen** beschrieben werden. Der so genannte Biologische Schnitt unterteilt diese beiden Phasen.

Während die ersten drei Phasen in erster Linie darauf ausgerichtet sind, in den Körper gelangte Homotoxine zu entgiften, auszuscheiden und sie unschädlich zu machen, unterliegt der Körper in Phase vier bis sechs zunehmend der Gifteinwirkung der Homotoxine.

Somit gilt **links** vom Biologischen Schnitt das **Exkretionsprinzip**. Die Fermente sind intakt; es besteht eine Selbstheilungstendenz. Die Prognose ist günstig.
Rechts davon herrscht dagegen das **Kondensationsprinzip** vor. Die Fermente sind geschädigt; es besteht eine Verschlimmerungstendenz. Die Prognose ist eher ungünstig.

▪ Die auf Reckeweg's Forschungen basierende Tabelle zeigt uns jedoch nicht nur die auf der Abszisse angeordneten Krankheitsphasen, sondern auch die auf der Ordinate angebrachten Gewebearten entsprechend ihrer embryonalen Abstammung.

▷ Eine Erkrankung im Sinn einer Homotoxikose ist umso schwer wiegender, je weiter rechts sie auf der Abszisse und je weiter unten sie auf der Ordinate angesiedelt ist, wobei die Stellung in der Abszisse vorrangig zu betrachten ist.

Homotoxikologie

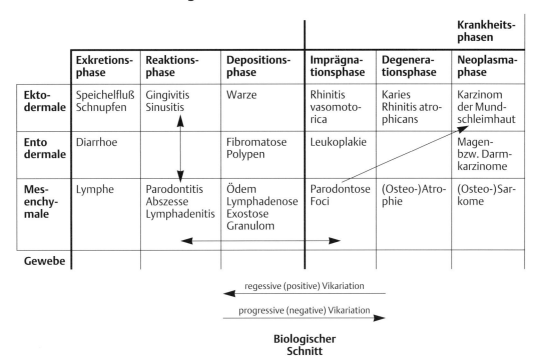

Tab. 2 Biologischer Schnitt (Quelle: Siehe Tabelle 1)

- So kann sich beispielsweise innerhalb der gleichen Krankheitsphase (Reaktionsphase) eine unterdrückte Angina in der Symptomatik ein anderes Keimblatt zur Giftabwehr suchen und sich in eine Nephritis oder auch Arthritis »verwandeln«. Das Wechseln der Krankheitsbilder ist jedoch nichts anderes als der Versuch des Körpers, eine unterdrückte Reaktion der Homotoxonbildung auf einem anderen Keimblatt erfolgen zu lassen.
- Wir wissen somit aus RECKEWEG'S Forschungen, dass Krankheitsentwicklungen und Heilungsprozesse einer gewissen *Dynamik* unterliegen. So können mehrere aufeinander folgende Krankheitsphasen vielfach als einheitlicher und zusammengehörender Giftabwehrvorgang gegen ein und dasselbe Homotoxin angesehen werden. Da die Gewebe der drei Keimblätter verschieden mit den Homotoxinen reagieren, ist somit oft eine wechselnde Symptomatik bei ein und derselben Homotoxikose festzustellen.

▷ Diesen Vorgang des Gewebswechsels und somit den Übergang von einer Krankheit in eine meist völlig andere nennt man **Vikariation**.

- Die Tendenz der Erkrankung im Sinn einer Verbesserung oder Verschlechterung lässt sich dabei leicht aus den »Koordinaten« der Tabelle ablesen. Erfolgt eine Verschiebung der Symptomatik von links und/oder oben nach rechts und/oder unten, erkennen wir eine Verschlimmerung der Krankheit. Es erfolgte eine **progressive Vikariation**. Umgekehrt würde eine Verschiebung nach links und/oder oben eine **regressive Vikariation** mit positiver Prognose erkennen lassen.

▶ Eine **progressive Vikariation** ist **biologisch ungünstig** und gefährlich, da sie oft auf Fermentschädigung beruht und mit Rückvergiftungen einhergeht.

▶ Eine **regressive Vikariation** dagegen ist **biologisch anzustreben** und charakterisiert die wieder in Gang kommende Ent-

Der Vikariationseffekt

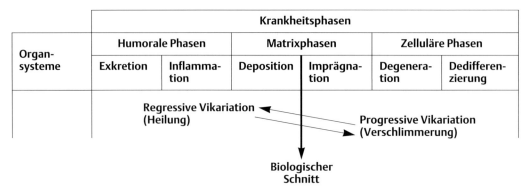

Abb. 18 Durch den Vikariationseffekt können Erkrankungen den biologischen Schnitt überschreiten. Ein solcher Symptomenwechsel erschwert die Behandlung und verschlechtert die Diagnose (Quelle: Siehe Tabelle 1).

giftung. Dabei treten auch oft Rezidive von Krankheiten früherer, manchmal weit in der Vergangenheit liegender Phasen in Erscheinung, mit deren Wiedererscheinen die bestehende Rückvergiftung aus dieser scheinbar abgeheilten Erkrankung abklingt und es somit zu einer echten Heilung kommt.

▪ Somit könnte sich im Sinn einer progressiven Vikariation aus einer unterdrückten Angina tonsillaris (siehe Abb. 19) durch eine Hemmung der Entgiftung, wie sie beispielsweise mit der Gabe von Antibiotika erfolgt, ein Asthma entwickeln. Damit wäre eine progressive Vikariation innerhalb des selben Keimblattes erfolgt.

▪ Bleibt die Symptomatik nicht innerhalb des gleichen Keimblattes, wäre eine progressive Vikariation in Richtung einer Dermatose oder ungünstiger, in Richtung einer Arthrose möglich. Sie kann, je nach Disposition des Einzelnen, aber auch über eine Agranulozytose bis hin zur Leukämie abdriften.

▪ Bei gestörter Homotoxonbildung könnte in einem anderen Fall eine fieberhafte Phlegmone aus der mesenchymalen Reaktionsphase in ein Ulcus duodeni in der entodermalen Imprägnationsphase übergehen, oder auch Ovarialzysten aus der mesodermalen Depositionsphase zu einem generalisierten Lymphatismus in der mesenchymalen Imprägnations-

phase führen, oder, ein heute häufiges Phänomen, aus einem dermatologisch unterdrückten Hautekzem aus der ektodermalen Reaktionsphase ein Asthma in der entodermalen Imprägnationsphase werden.

▪ Wie kann es aber zu diesen beschriebenen progressiven Vikariationen kommen?

▪ Voraussetzung jeder progressiven Vikariation ist die Unterbrechung eines homotoxischen Entgiftungsvorganges. Durch entzündungshemmende allopathische Chemotherapeutika, Antibiotika etc. erfolgt in der Exkretionsphase eine augenblickliche, relaisartige vegetative Umschaltung von der sympathikotonen Entzündungsphase in die parasympathikotone Heilungsphase. Die Exkretion kann nicht weiter erfolgen. Obwohl der einschmelzende Prozess noch nicht beendet ist, erfolgt bereits ein aufbauender Prozess. Es verbleiben somit Resttoxine im Organismus – es kommt zu einer Rückvergiftung, zur retoxischen Imprägnierung.

▪ Andererseits könnte aber auch im Sinn einer regressiven Vikariation bei richtiger Behandlung durch eine Förderung von Exkretionsmechanismen ein Asthma aus der entodermalen Imprägnationsphase über einen Karbunkel als mesenchymale Reaktionsphase zu einer Exkretion und damit einer Heilung kommen. Ebenso könnte ein Ulcus duodeni über einen Karbunkel zur Ausheilung kom-

Vikariationseffekt am Beispiel der Angina

Organ-systeme	Krankheitsphasen					
	Humorale Phasen		Matrixphasen		Zelluläre Phasen	
	Exkretion	Inflammation	Deposition	Imprägnation	Degeneration	Dedifferenzierung
Haut	Schweiß	Ekzem	Warzen	Pigmentveränderungen	**Dermatosen**	Hautkrebs
Atmung	Fließschnupfen	**Angina**	chronische Bronchitis	**Asthma**	Emphysem	Lungen-Ca
Niere	Urinfluß	**Nephritis**	Nierensteine	Nephrose	Nierenschrumpfen	Nierenkrebs
Leber/Galle	Gallefluß	Hepatitis	Gallen-	**Leberverfettung**	Leberzirrhose	Leberkrebs
Gelenke	Syn. flüssigkeit	**Arthritis**	Gelenkkörper	**beg. Arthrose**	**Arthrosis def.**	Knochenkrebs

Biologischer Schnitt

Abb. 19 (Quelle: Siehe Tabelle 1).

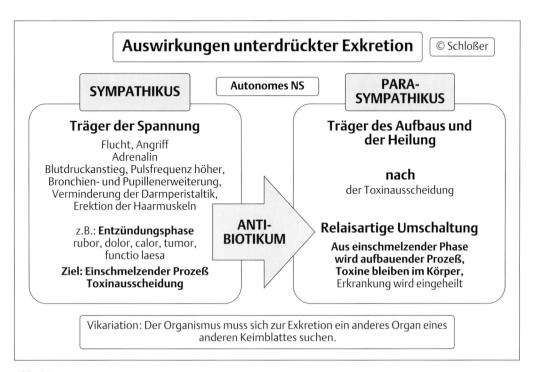

Abb. 20

men, wobei eventuell eine gleichzeitig bestehende Pylorusstenose mit beseitigt ist.

> **Ziel der Homotoxikologie** und damit auch jeder ganzheitlichen Behandlung ist es, Erkrankungen im Sinn einer regressiven Vikariation in weniger gefährliche Entwicklungsstadien zurückzudrängen, um von dort aus eine Heilung zu ermöglichen. Bei Krankheiten, die links des biologischen Schnitts angesiedelt sind, ist dieses Ziel leichter zu erreichen.

▶ Arzneimittel, die bei der Therapie zur Anwendung kommen, dürfen dabei, von Akutfällen abgesehen, keinesfalls auf eine Unterdrückung körpereigener Reaktionsmechanismen abzielen, sondern müssen im Sinn einer Förderung der Exkretion wirken.

▬ Eine holistische, probiotische Medizin ist primär auf Restitution, aber auch auf Kompensation und Substitution ausgerichtet. Deshalb wirken neben den diesbezüglichen Arzneimitteln ineinander greifend die Motivation des Patienten, die psychische Stabilisierung, eine vollwertige Ernährung, die Erkennung und Beseitigung von Therapiehindernissen und alle Arten ganzheitlich ausgerichteter Therapiearten gleichbedeutend im Sinn einer Ordnungstherapie. Voraussetzung für eine ganzheitliche Medizin ist somit ein informierter und mündiger Patient, der eigenverantwortlich zusammen mit seinem betreuenden Arzt diesen Weg zu gehen gewillt ist.

II.
Angewandte Ganzheitliche Zahnmedizin

3. Herd – Störfeld

Die Herdlehre ist heute noch teilweise umstritten und klingt für Außenstehende eher verworren. So scheinen in der Schulmedizin die Begriffe »*Herd*«, »*Fokus*« oder »*Störfeld*« mehr eine Umschreibung für ein Problem zu sein, das wissenschaftlich nicht exakt fassbar ist. Es ist deshalb nicht weiter verwunderlich, dass die akademische Lehrmedizin diesen für sie so schwer nachvollziehbaren Phänomenen eher skeptisch gegenübersteht.

3.1 Historie

Schon zu Beginn des 20. Jahrhunderts erkannten die Mediziner LOTHAR GÜHRIG und PAESSLER auffällige Zusammenhänge zwischen Tonsillenerkrankungen und Rheumatismus. Dieses erfahrungsmedizinische Faktum konnte primär nicht so ohne weiteres erklärt werden. 1915 entschloss man sich schließlich zur These, dass Bakterien dafür verantwortlich seien. ROSENOW postulierte, dass der Bakterieninhalt eines Herdes an bestimmten menschlichen Organen auch bestimmte spezifische Erkrankungen, wie beispielsweise Rheuma, hervorrufen könnte. Das gleiche Denkmodell, das von der Wirkung eines Keimdepots ausgeht, verfolgte übrigens im anglikanischen Schrifttum auch HUNTER.

- Bereits zu dieser Zeit kamen auch schon die ersten Vermutungen über Zusammenhänge zwischen Herden und Allergien auf (RÖSSLE und KLINGE).
- So entwickelte sich bis 1930 folgende **Definition einer Herdinfektion**:
- »Aus einem abgeschlossenen, mit Bakterien besiedelten Herd, sickern Erreger in den Körper, die fernab des Herdes ihre Wirkung entfalten. Die Ausstreuung erfolgt dabei hämatogen und bevorzugt lymphogen« (PAESSLER).
- Bemerkenswert ist auch die Tatsache, dass bereits 1930 eine erste Tabelle von fokusverdächtigen Erkrankungen existierte, in der u.a. schon Erkrankungen wie Multiple Sklerose oder auch psychische Störungen als fokusverdächtig eingestuft wurden.
- Auf der Basis der oben erwähnten Herd-Definition wurde schließlich der Versuch unternommen, diese These auch wissenschaftlich zu belegen. Es konnte jedoch kein Nachweis darüber erbracht werden, dass Bakterieninhalte aus Herden im Blut oder in der Lymphe vorhanden wären. Deshalb modifizierten 1939 GUTZEIT und PARADE und später auch SLAUCK die bestehende Herd-Definition dahingehend, dass nicht die Bakterien, sondern deren Toxine die Herdreaktionen fernab des Herdes hervorrufen würden. Man sprach fortan nicht mehr von einem Herd, sondern von einer »*Fokaltoxikose*«.
- Diese mittlerweile eigentlich längst überholten Denkmodelle zum Herdgeschehen erfreuen sich in der heutigen wissenschaftlichen Medizin immer noch großer Beliebtheit. Die Erkenntnisse zum Herdgeschehen sind mittlerweile jedoch längst vervollkommnet worden.
- Wegweisend dafür war 1941 die Entdeckung des neuraltherapeutischen *Sekundenphänomens*. FERDINAND und WALTER HUNEKE stellten fest, dass bei lokaler Ausschaltung eines Herdes durch ein Anästhetikum in Sekundenbruchteilen die Symptomatik dieses Herdes fernab seiner Ursache zum Verschwinden gebracht wird. So kann beispielsweise ein hartnäckiges Schulter-Arm-Syndrom, das durch einen beherdeten unteren Molaren verursacht wird, durch linguales und bukales Anspritzen dieses Zahnes mit einem Lokalanästhetikum ohne Vasokonstriktor blitzartig und für Stunden zum Verschwinden gebracht werden. Es ist schlichtweg unmöglich und damit wissenschaftlich nicht nachvollziehbar, dass Bakterien oder Toxine derselben am Wirkort durch ein Lokalanästhetikum in Sekundenbruchteilen neutralisiert werden können. Das bis dahin vorherrschende Denkmodell zum Herdgeschehen konnte somit nicht weiter aufrecht erhalten werden und brach in sich zusammen.

- Als Erklärung für dieses Phänomen war vielmehr nahe liegend, dass es sich bei einem Herd eher um ein Irritationszentrum handeln könnte, das durch eine Lokalanästhesie vorübergehend ausgeschaltet werden kann. Man war sich jedoch längere Zeit nicht im klaren darüber, auf welchem Weg dieses Irritationszentrum seine Fernwirkung nun tatsächlich entfaltet.
- Neben den Forschungen von Hauß, Junge-Hülsing und Gerlach (Münster) war es letztendlich das Verdienst mehrerer Wiener Wissenschaftler, Licht in das Phänomen der Herderkrankungen gebracht zu haben.
- 1965 erkannte und definierte Kellner (Wien):
- »Ein Herd ist diejenige krankhafte lokale Veränderung im weichen Bindegewebe mit nicht abbaufähigem Material, mit der sich die lokalen und allgemeinen Abwehrreaktionen **in ständiger aktiver Auseinandersetzung** befinden.
- Erst mit dem **Zusammenbruch der lokalen Abwehrschranke** durch endogene und exogene Faktoren beginnt die **Fernwirkung** des Fokus im Organismus und damit die allgemeine **Herderkrankung**.«
- Mit dieser Definition wurde erstmals fixiert, dass die Reaktionen einer Herderkrankung im Bindegewebe erfolgen und zu einer Herderkrankung, die immer eine Symptomatik fern der Ursache auslöst, ein Zusammenbruch der körpereigenen Kompensationsmechanismen notwendig ist.
- Neben dieser histologischen Definition beschrieb Stacher 1968 den Herd klinisch als eine verborgene Entzündung, die in der Regel symptomlos verläuft, aber fähig ist, in mitunter weit entfernten Körpergebieten Symptome – die Fernstörungen – auszulösen.
- Es war Alfred Pischinger 1975 vorbehalten, die Matrix bei Herd- und Störfelderkrankungen im System der Grundregulation zu entdecken. Dieses *Grundsystem nach Pischinger* ist heute die wissenschaftliche Basis chronischer Irritationen jeglicher Art. Leider haben aber diese wissenschaftlich schlüssig nachvollziehbaren Phänomene bis heute, ein Vierteljahrhundert nach ihrer Entdeckung, noch keinen Eingang in die akademische Lehrmedizin gefunden.

3.2 Entwicklung des Herdgeschehens

Es ist immer wieder ein Phänomen, wie eine *verborgene Entzündung* mit relativ geringer Ausdehnung in weit entfernten Körperregionen Symptome auslösen kann. Die Entwicklung dazu ist jedoch leicht nachvollziehbar:

- Jedes Herdgeschehen beginnt primär mit einer **chronischen Belastung**, meist einer Entzündung. Chronisch heißt in diesem Fall aber auch, dass es sich um eine unauffällige Entzündung mit wenigen oder meist gar keinen lokalen Symptomen handelt.
- Ohne Symptomatik wird eine Entzündung jedoch nicht entdeckt und bleibt im Verborgenen.

Bei den **Auslösern** einer chronischen Entzündung handelt es sich um eine **krankhafte lokale Irritation mit nicht abbaufähigem Material** und damit folglich um eine **lokale Dauerirritation** im Bindegewebe. Diese langanhaltende Wirkdauer ist der Chronifizierungsfaktor schlechthin. Je länger eine chronische Entzündung einen Organismus belastet, umso wahrscheinlicher entwickelt sich ein so genanntes Adaptationssyndrom in Form von chronischen Regulationsstörungen. Jede Regulationsstörung ist jedoch eine Störung der Kompensationsmechanismen unseres Organismus und damit zwangsläufig der Vorläufer einer Erkrankung.

Das chronische Belastungssyndrom

Bei einer sich anbahnenden Symptomatik müssen wir aber auch noch berücksichtigen, dass jedes Individuum genetisch bedingte Schwachpunke aufweist. Kommt es nun durch eine jahre- bis jahrzehntelange Irritation einer chronischen Entzündung zu einer Dekompensation der lokalen Abwehrmecha-

Entwicklung des Herdgeschehens

Der Herd ist eine chronische Entzündung
↓
Wenig lokale Symptome
↓
Daher nicht entdeckt
↓
Daher lange Wirkdauer
↓
Daher chronische Regulationsstörungen
= Adaptationssyndrom
↓
Endzustand Degeneration und ihre Folgen

Abb. 21

Wirkung eines Störfeldes auf den Organismus:

chronische Irritation =
Störfeld
↓
lokale Dauer-Acidose und
Dauerdepolarisation im GS
↓
Veränderung der gesamten Abwehrlage
(schleichend progredient)
Regenerationspotenzen sinken
↓
allmähliche Absenkung der
Reizschwelle auf 1/50 bis 1/1000 =
Sensibilisierung
↓
Regulationspathologie
(verschiedene Muster)
↓
Zellularpathologie =
verschiedene **Erkrankungen**

Abb. 22

nismen, dann wird sich logischerweise dort eine Symptomatik ausbilden, wo, bedingt durch eine genetische Schwäche, eine geringere Kompensationsfähigkeit im Organismus besteht. So ist der Endzustand eines Herdgeschehens in der Regel eine Degeneration genetisch prädisponierter Schwachstellen mit ihren Folgen.

▶ Die klinische Symptomatik dieser langanhaltenden chronischen Belastungen des Organismus können wir somit als chronisches Irritationssyndrom oder besser als **chronisches Belastungssyndrom** bezeichnen.

▪ Die Ursachen dafür sind üblicherweise unspezifisch und multiform. Es kommt alles in Frage, was für den Organismus belastend ist.

▪ Die Dekompensation wird in der Regel von der Anzahl, Stärke und vor allem Dauer der Stressoren in Relation zur individuell vorgegebenen konstitutionellen Beschaffenheit der Kompensationsmechanismen bestimmt. Je besser die Konstitution, umso später (wenn überhaupt) erfolgt eine Dekompensation und damit eine Erkrankung.

▪ Die Manifestation ist geprägt durch Interaktionen zufälliger, oft banaler Sekundärstressoren (Zweitschlag nach SPERANSKI), was nichts anderes heißt, als dass der auslösende Faktor einer Symptomatik nicht zwangsläufig die Ursache einer Problematik ist. Die Gesamtbelastung ist irgendwann einmal so hoch, dass ein weiterer Stress nicht mehr kompensiert werden kann. Diese letzte Belastung, die dann zu einer Erkrankung führt, ist damit aber nicht Ursache der Erkrankung, sondern hat nur das Fass zum Überlaufen gebracht.

▪ Ich möchte diese, für einen Anfänger vielleicht nur schwer durchschaubaren Zusammenhänge durch klinische Beispiele aus der täglichen Praxis etwas anschaulicher gestalten:

Fall 1

Ein Patient mit den seit 15 Jahren devitalen und wurzelbehandelten Zähnen 13 und 43 hat keine wesentlichen Beschwerden sowohl an den Zähnen als auch in seinem Allgemeinbefinden.

▪ Ein Fahrradsturz bewirkt jedoch, dass dieser Patient monatelange schmerzhafte Bewegungseinschränkungen im rechten Hüftbereich hat. Klinisch ist dieser Zustand nicht nachvollziehbar. Die wissenschaftliche Medizin versucht über eineinhalb Jahre eine symtomatische Linderung der Beschwerden und eine »Heilung«.

▪ Nachdem all diese Bemühungen fruchtlos geblieben sind, entschließt sich der Patient zu einer Herdsanierung in Form einer Extraktion der röntgenologisch unauffälligen Zähne 13 und 43. Innerhalb von nur einer Woche ist die Hüfte wieder beschwerdefrei und voll belastbar.

Wie ist das zu interpretieren?

Die beiden wurzelbehandelten Eckzähne unterhielten für den Organismus über Mechanismen, die noch näher beschrieben werden, eine chronische Entzündung, die zwar symptomlos blieb, aber über Jahre den Organismus in seiner Regulationsfähigkeit belastete. Es kam aber zu keiner Schmerz-Symptomatik an diesen Zähnen – der Organismus war in der Lage, diese Belastung zu kompensieren.

▪ Mit einer an sich banalen traumatischen Verletzung der Hüfte durch den Fahrradsturz kam es zu einem so genannten Zweitschlag (nach SPERANSKI), den der Organismus nicht mehr ausregulieren konnte. Die Summe der nun vorhandenen Stressoren überforderte die individuellen Kompensationsfähigkeiten und bewirkte einen Zusammenbruch der Regulationsmechanismen. Es kam zur Dekompensation. Eine normalerweise banale Verletzung konnte somit nicht mehr ausheilen.

Therapie und Heilung

Nach der Entfernung dieser chronischen Dauerirritation in Form einer **Extraktion der beiden Eckzähne** war eine wesentliche Dauerbelastung eliminiert und damit die individuelle Regulationskapazität mit der Ausheilung des Hüftleidens nicht mehr überfordert. Erst jetzt konnte eine Heilung erfolgen.

Fall 2

Eine Patientin mittleren Alters litt über Jahre hinweg stressbedingt an chronisch rezidivierenden Migräneanfällen. Eine Amalgamsanierung ergab nur eine geringgradige Besserung. Erst die chirurgische Revision einer Kieferostitis in regio 38, die aufgrund eines bioenergetischen Tests diagnostiziert wurde, ergab eine deutliche Reduktion der Beschwerden. Es kam seitdem zu keinen Migräneanfällen mehr, sondern höchstens zu seltenen, eher unterschwelligen Kopfschmerzen.

Interpretation

Eine Schwermetallbelastung aus Amalgamfüllungen und eine vorhandene chronische Kieferostitis kompensierte die Patientin offensichtlich über Jahre hinweg gut. Jede zusätzliche Stresssituation überforderte die Kompensationsmechanismen aber derart, dass eine rezidivierende Symptomatik in Form von Migräneanfällen auftrat.

Therapie und Heilung

Stresssituationen belasteten die Regulationskapazität des Organismus offensichtlich dermaßen, dass eine Entlastung in Form einer Amalgam-Sanierung noch nicht ausreichend war, die Regulationsfähigkeiten wieder voll herzustellen. Erst die **Beseitigung der chronischen Kieferostitis** in regio 38 bewirkte eine ausreichende Entlastung des Immunsystems und damit auch eine Wiederherstellung der Regulationsfähigkeit.

Fall 3

Nach einer Ehescheidung litt ein männlicher Patient unter schulmedizinisch nicht nachvollziehbaren therapieresistenten Herzrhythmusstörungen. Erst die Entfernung eines verlagerten und retinierten unteren Weisheitszahnes beendete diese Symptomatik.

Interpretation

Der psychische Stress einer Ehescheidung brachte bei diesem Patienten das Fass zum überlaufen. Die vorher gut kompensierte Belastung innerhalb des Herz-Dünndarm-Funktionskreises (siehe Kapitel 1.6.2) durch einen verlagerten und retinierten Weisheitszahn dekompensierte unter dem psychischen Stress der Ehescheidung und es kam zu therapieresistenten Herzrhythmusstörungen.

Therapie und Heilung

Erst mit der **Entfernung des Weisheitszahnes** erfolgte eine Entlastung der Regulationskapazität in einem ausreichenden Maß. Die nach wie vor vorhandene psychische Belastung konnte somit wieder so weit kompensiert werden, dass es zu keiner klinischen Symptomatik mehr kam.

▪ Aus diesen wenigen klinischen Beispielen können wir erkennen, dass verschiedenste Krankheitsbilder dem Oberbegriff »chronisches Belastungssyndrom« zugeordnet werden können. Der pathogene Vorgang ist dabei eine Dekompensation der Regulationsfähigkeit des Organismus durch chronische Regulationsstörungen. Auf diese Art ist die Wiederherstellung einer inneren Ordnung nach Stress (= Reiz) gehemmt, in manchen Fällen sogar blockiert, wobei diese Störung sowohl von der materiellen (z.B. in Form eines devitalen Zahnes), als auch von der energetischen (beispielsweise durch eine Narbe) oder auch informatorischen Ebene (z.B. durch eine geopathische Belastung) ausgehen kann.

▪ Auf welcher Ebene sich wiederum eine Symptomatik entwickelt, ist konstitutionell verschieden und hängt von den individuellen Schwachstellen ab. Genauso, wie sich ein somatisches Störfeld auf psychischer Ebene manifestieren kann, z.B. in Form von Depressionen, kann sich auch ein *psychisches Störfeld* (beispielsweise eine Vater-Mutter-Problematik) auf somatischer Ebene mit entsprechenden Krankheitserscheinungen äußern.

▪ Jedes Störfeld führt zu einer grundlegenden Störung innerhalb der Ordnung des organischen Gefüges und kann letztendlich bis zu einer vollständigen Abspaltung und Verselbständigung auf dieser Ebene führen. Wir kennen eine Isolierung eines Störfeldes auf somatischer Ebene beispielsweise in Form von Krebs, auf psychischer Ebene kann sich beispielsweise eine Schizophrenie entwickeln.

> Eine Störfeldtherapie ist somit eine **Ordnungstherapie** im Sinn einer Wiederherstellung ganzheitlicher Strukturen. Bei lang andauernder Reizeinwirkung und entsprechender konstitutioneller Disposition ist aber eine Verselbständigung einer Erkrankung nach der Entfernung des ursächlichen Störfeldes durchaus möglich.

▷ Eine Störfeldtherapie sollte somit auf **körperlicher, materieller** und **energetischer Ebene** erfolgen.

3.3 Herd und Störfeldgeschehen

Bevor einzelne Störfelder im Organismus näher besprochen werden, sollte an dieser Stelle erst einmal beschrieben sein, was wir unter einem **Störfeld** verstehen.

▪ Wie wir aus der historischen Entwicklung der Herdlehre erkennen können, spielt der Begriff »**Herd**« seit über hundert Jahren in der Ganzheitlichen Medizin eine bedeutsame Rolle.

▪ Aus der durchaus noch gültigen Definition von KELLNER wissen wir, dass es sich dabei um nicht eliminierbare Veränderungen struktureller Art im Bindegewebe handelt, die eine ständige Abwehrreaktion hervorrufen. Herderkrankungen im Sinn einer *Fernwirkung* treten jedoch erst dann auf, wenn die Kompensationsfähigkeit des Organismus überschritten ist.

▪ In der kybernetischen Betrachtung systemisch vernetzter Regelkreise wird der Begriff »Herd« durch den Begriff »Störfeld« ersetzt. Wir stützen uns dabei auf eine erweiterte Definition von B. HEIM, nach der ein Störfeld dann vorliegt, wenn die **Ordnungstendenz** im Organismus blockiert ist. Diese Blockade kann jedoch nicht nur von strukturellen, sondern auch von energetischen oder informatorischen Belastungen verursacht werden.

▷ Von diesem Aspekt ausgehend ist somit ein Störfeld ein energetisch nicht integrierter Teil des Organismus, der zur Quelle funktioneller Störungen wird.

- Das Substrat, in dem sowohl strukturelle, als auch energetische oder informatorische Störfelder wirken, ist die Grundsubstanz in unserem System der Grundregulation (siehe Kapitel 1.5). Die Proteoglykane und Glykosaminoglykane haben eine negative Grundladung. Jeder Reiz ist eine Information und bewirkt eine blitzschnelle Änderung der Netzstruktur und auch der Negativladung, die in Sekundenbruchteilen in den Gesamtorganismus weitergeleitet wird.

- Aus der Atomabsorptions-Spektroskopie wissen wir wiederum, dass jede spezifische Materie auch ein spezifisches Schwingungsspektrum besitzt (Materie-Strahlung). Somit ist jede Änderung (Irritation) der Struktur gleichbedeutend mit einer Änderung des Schwingungsmusters, was mit einer Änderung der Information (siehe Kapitel 1.4.3) gleichzusetzen ist, auf die unser Grundsystem über *Resonanzphänomene* sehr sensibel reagiert.

- Fehlinformationen aufgrund struktureller, energetischer oder auch informatorischer Änderungen von Schwingungsmustern können aber auch Fehlresonanzen auslösen und damit Fehlreaktionen des Organismus im Sinne einer Fehlregulation bewirken. Diese markieren wiederum den Beginn einer Erkrankung. (Siehe Abb. 22)

- Es dürfte für uns somit gut nachvollziehbar sein, dass materielle Störfelder durch ein geändertes Schwingungsmuster Fehlresonanzen auslösen können.

- Schwieriger nachzuvollziehen ist es, dass energetisch emotionale Störfelder auf psychischer Ebene ebenso als Reize im Grundsystem wirksam werden und Oszillationen hervorrufen, die über Resonanzphänomene ebenfalls zu Fehlregulationen führen können.

- Erklärbar werden auf diese Art und Weise für uns auch die informatorischen Belastungen aufgrund geopathischer Störzonen oder im Bereich starker Sendeanlagen, die ebenso die Ausgangslage im System der Grundregulation ändern und entsprechende Fehlresonanzen und damit Fehlregulationen hervorrufen können.

- Je mehr wir akzeptieren, dass der Mensch über materielle und seelische Phänomene hinaus noch eine geistige Dimension sein eigen nennt, desto leichter wird es uns fallen, beispielsweise auch eine extrem religiöse Fixierung als Quelle harmonischer oder auch disharmonischer Oszillationen und damit auch als mögliches Störfeld zu betrachten.

▶ Ein **Störfeld** entsteht demnach dadurch, dass ein geordnetes, in sich harmonisches Feld im Sinn einer kohärenten Oszillation von einem anderen Feld überlagert und damit gestört wird. Damit ist auch der oszillatorische Informationstransfer gestört oder verfälscht.

- Die **Wirkung** dieser verfälschten Informationen ist über ein geändertes Resonanzverhalten zu beschreiben. Die Folge davon kann eine Fehlregulation sein. Je nach Konstitution, Dauer und Stärke der Fehlregulationen ist bis zu einem bestimmten Grad eine Kompensation dieser Belastungen möglich. Diese Adaptation an den Istzustand ist jedoch nur eine bestimmte Zeit aufrecht zu erhalten und führt ohne Wiederherstellung der Harmonie und Ordnung unweigerlich in eine Dekompensation – das Fass läuft früher oder später einmal über – und damit in eine Erkrankung, wobei das Symptom dieser Krankheit in der Regel nicht am Ort des Störfeldes auftritt. Die konstitutionellen Schwächen, die obligaten Wechselbeziehungen und Interaktionen zwischen den verschiedenen Ebenen bewirken somit grundsätzlich die verschiedensten Krankheitsbilder in verschiedenen Ebenen. Ein psychisch nicht bewältigtes Problem kann genauso ein körperliches Symptom auslösen, wie beispielsweise ein somatisches Problem sich auf psychischer Ebene manifestieren kann. Psychosomatische Beschwerden sind damit ebenso wie somatopsychische Beschwerden zu erklären.

- Genauso erklärlich ist für mich die Wirkung eines »geistigen Kraftaktes« in Form eines tiefen Glaubensaktes, beispielsweise durch eine Wallfahrt. Diese »mentale Ordnungstherapie« kann bei entsprechender Dominanz sicherlich ebenso wirksam sein wie andere Ordnungstherapien im Sinn einer Störfeldsanierung.

3.4 Potentiell strukturelle Störfelder

Die Testerfahrung zeigt, dass wir mit immer wiederkehrender Dominanz bestimmte Hauptstörfelder im Organismus nachweisen können. So sind im **Kopfbereich** neben den **Zahn- und Kieferherden**, die wir im Anschluss noch genauer besprechen werden, relativ oft die **Nasennebenhöhlen** in Form chronischer Sinusitiden auffällig. Die anatomisch ungünstige Form der Nebenhöhlen, insbesondere der Kieferhöhle mit dem über dem Bodenniveau gelegenen Ausgang und dem daraus folgenden »*Sackgasseneffekt*« führt häufig zu einer chronischen Infektion, die sich klinisch nicht zu manifestieren braucht und oft genug auch im Röntgenbild nicht zu sehen ist. Nicht selten kommt es vor, dass sich eine Sinusitis maxillaris durch odontogene Entzündungen, wie beispielsweise einem devitalen Zahn oder eine chronische Kieferentzündung wie sie die so genannte »Restostitis« darstellt, entwickelt.

- Weitere chronische Störfelder im Kopfbereich sind häufig die **Tonsillen**, wobei besonders aktiv die atrophischen Formen hierbei zu Buche schlagen. Die Gaumenmandeln sind mit den in ihren Krypten gebildeten Lymphozyten ein Teil der Körperabwehr. Außerdem kommen sie in Kontakt mit Atemluft und Speisebrei, wo sie eine direkte Kontrollfunktion ausüben. Ständig rezidivierende Tonsillitiden sind ein Hinweis auf eine chronische Belastung dieses lymphatisch wichtigen Organs. Nicht eine Entfernung, sondern eine Entlastung sollte jedoch die Therapie der Wahl sein.
- Ferner haben alle Arten chronischer **Entzündungen im Ohrbereich**, die relativ oft ursächlich mit einer Problematik im Dünn- oder Dickdarmbereich gekoppelt sind, Störfeldcharakter. Die energetischen Wechselbeziehungen zwischen Darm und Ohr kennen wir dabei aus der Traditionellen Chinesischen Medizin. Sie wurden zwischenzeitlich durch die Elektroakupunktur bestätigt.
- Als **Hauptstörfelder** im Bauchraum treten gehäuft Probleme mit der **Gallenblase** in Form einer chronischen Entzündung oder auch in Verbindung mit einer Gallensteinproblematik und auch eine chronische Entzündung der **Bauchspeicheldrüse** auf.
- Der **Blinddarm** ist, ähnlich wie die Tonsillen, ein lymphatisches Organ, das an einer strategisch wichtigen Stelle sitzt. Durch den Aufwärtstransport der Nahrung im Dickdarm kann es, bedingt durch die Schwerkraft, zum (vorübergehenden) Stillstand des Nahrungstransportes mit entsprechender Infektionsgefahr kommen. Gerade an dieser Stelle ist also eine verstärkte Aktivität des Immunsystems gefordert. Häufig kommt es zu einer chronischen, klinisch stummen Blinddarmentzündung.
- Desweiteren kann **der gesamte Darm** immer wieder als Schwachpunkt identifiziert werden. Gerade die Darmproblematik ist für uns mittlerweile ein leider alltägliches Problem geworden und wird noch in Kapitel 5.2 näher dargelegt.
- Eine weitere Problemzone unseres Organismus im Sinn einer Störfeldbelastung ist der **Genitalbereich.** Bei Frauen handelt es sich dabei in erster Linie um chronische Entzündungen von **Gebärmutter** und **Eierstöcke**n, während bei Männern gehäuft eine **Prostata**problematik im Vordergrund steht.
- Sodann ist prinzipiell jede **Narbe** und jeder **Fremdkörper** eine chronische Belastung unseres Grundsystems und damit stets eine Beeinträchtigung unseres Systems der Grundregulation.
- Liegen mehrere Störfelder im Organismus vor, sind diese oft nicht gleichwertig nebeneinander sondern in ihrer Priorität teilweise höchst unterschiedlich zu werten. Schon REINHOLD VOLL, der Begründer der Elektroakupunktur, war dabei von der Dominanz der Kopf-Störfelder überzeugt und postulierte das **Primat der Kopfherde**.

▶ Nicht nur Zahnärzte, sondern jeder Therapeut sollte sich deshalb für die Störfelder im Zahn-, Mund- und Kieferbereich besonders interessieren.

- Im Bezug zum Gesamtorganismus ist der Kopf zwar nur ein relativ kleiner Bereich. Beim Erwachsenen sind aber 70% – 80% der Störfelder in diesem Bereich. Die Problematik ist dabei sehr vielschichtig und aufgrund von

```
┌─────────────────────────────────────┐  ┌─────────────────────────────────────┐
│   Hauptstörfelder im Organismus     │  │    Potentielle Störfelder im        │
│                                     │  │          ZMK-Bereich                │
│  1. Kopf:                           │  │                                     │
│     a) Nasennebenhöhlen (chron. Sinusitiden) │ A) Endogene Störfelder:       │
│     b) Zahn- und Kieferherde        │  │                                     │
│     c) Mandeln (Tonsillitiden)      │  │   1. Zähne mit chronisch entzündeter Pulpa │
│        besonders aktiv: atrophische Formen │ 2. Nervtote Zähne              │
│     d) chron. Entzündungen im Ohrbereich │ 3. Verlagerte Zähne, Wurzelreste │
│                                     │  │   4. Zysten im Kieferbereich        │
│  2. Bauchraum:                      │  │   5. Fremdkörper im Kieferbereich   │
│     a) Gallenblase                  │  │   6. Chronische Kieferentzündung    │
│     b) Blinddarm (Appendix)         │  │      (»Restostitis«)                │
│     c) gesamter Darm                │  │   7. Knochentaschen (marginal. Parodontitis) │
│                                     │  │   8. Kiefergelenk und Kaumuskulatur │
│  3. Genitalbereich:                 │  │   9. Narben                         │
│     a) Gebärmutter (Uterus)         │  │                                     │
│        Eierstöcke (Ovarien)         │  │ B) Exogene Störfelder:              │
│     b) Prostata                     │  │                                     │
│                                     │  │   Alle Werkstoffe in der Zahnheilkunde │
│  4. Jede Narbe.                     │  │                          K. GRAF 1995 │
│                                     │  │                                     │
│  5. Jeder Fremdkörper im Bindegewebe│  │                                     │
└─────────────────────────────────────┘  └─────────────────────────────────────┘
```

Abb. 23   **Abb. 24**

Fernwirkungen relativ oft für medizinische Allgemeinbefunde mit verantwortlich. Deshalb sollte es für jeden ganzheitlich orientierten Allgemein- oder Facharzt genauso wie für jeden Heilpraktiker Pflicht sein, über potentielle Störfelder im Zahn-, Mund- und Kieferbereich informiert zu sein.

3.5 Potentielle Störfelder im Zahn-, Mund- und Kieferbereich

Bei den potentiellen Störfeldern im Zahn-, Mund- und Kieferbereich unterscheide ich rein willkürlich zwischen *endogenen* und *exogenen Störfeldern*.

■ Die **endogenen** Störfelder sind dabei alle Störfaktoren, die vom Zahn-, Mund- und Kieferbereich selbst ausgehen, während im Gegensatz dazu die exogenen Störfelder im wesentlichen ein Werkstoffproblem darstellen, also eine Problematik, die *von außen* zugeführt und inkorporiert wird.

3.5.1 Endogene Störfelder

3.5.1.1 Chronische Pulpitis

An jedem Zahn erkennen wir prinzipiell von außen nach innen *drei Schichten,* nämlich:

- eine **äußere Schutzschicht**, die im Kronenbereich als Zahnschmelz und im Wurzelbereich als Zahnzement ausgebildet ist. Diese Schutzschicht besteht fast ausschließlich aus anorganischem Material.

- das **Zahnbein**, die Mittelschicht des Zahnes, die sowohl aus anorganischer, als auch organischer Substanz besteht. Das Zahnbein ist mit einer Fülle kleinster Kanälchen durchzogen, in denen die Ausläufer des Zahnnervs aus dem Zahninneren verlaufen. Das ist auch die Ursache, warum eine Manipulation im Dentinbereich bereits recht schmerzhaft ist.

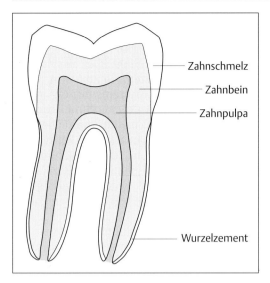

Abb. 25 Schematischer Aufbau des Zahns

- die **Zahnpulpa**, die Füllsubstanz des Cavums im Inneren eines Zahnes, die ausschließlich aus organischer Materie besteht. Histologisch erkennen wir in der Zahnpulpa papilläre Endstrombahnen der Gefäße (Kapillaren) und fein auslaufende Nervenendigungen (Axone), die jeweils direkt im Bindegewebe (Grundsubstanz mit Fibroblasten) enden. Es herrscht kein direkter Kontakt zu den dentinbildenden Zellen, den Odontoblasten. Somit hat die Zahnpulpa vom histologischen Aufbau her alle Komponenten der Grundregulation (siehe Kapitel 1.5) in Reinform.

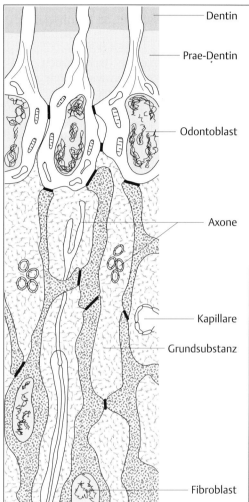

Abb. 26 Schematische Darstellung der Komponenten der Grundregulation in der gesunden Zahnpulpa

▬ Eine chronische Entzündung der Zahnpulpa ist nach zahnärztlicher Behandlung wahrscheinlich häufiger, als wir üblicherweise annehmen. Schulmedizinisch ist sie aber nicht exakt zu diagnostizieren. Sie ist in der Regel symptomlos oder mit einem eher unterschwelligen Unwohlsein im Bereich des behandelten Zahnes verknüpft; manchmal ist auch eine Empfindlichkeit auf physikalische Reize feststellbar.

▬ **Ursachen für chronische Pulpititen** (Entzündungen des Zahnnervs) sind in der Regel:

- eine **pulpennahe Karies** mit einer chronischen Infektion über die Dentinkanälchen
- **fehlende oder insuffiziente Unterfüllungen** bei der konservierenden Therapie mit damit ungenügendem Schutz

vor physikalischen und chemischen Irritationen

- **chemisch-toxische Irritationen aus Füllungsmaterialien** wie beispielsweise Quecksilberpartikelchen aus Amalgamfüllungen, Monomere, Aktivatoren, Inhibitoren, Bonder etc. aus Kunststofffüllungen, Schwermetallbelastungen aus überkronten Zähnen etc.

- **Irritationen durch den Einsatz von Turbinen.** Die immense Umdrehungszahl schnellaufender Turbinen von 150.000 und mehr Umdrehungen pro Minute bewirken im lokalen Anwendungsbereich eine erhebliche Sogwirkung. Die Folge davon ist, dass bei unachtsamem Umgang mit diesen Schnellläufern die Ausläufer der Zahnpulpa aus den Dentinkanälchen herausgesogen und damit mechanisch irritiert werden.

▷ Ferner ist **durch ungenügende Kühlung** bei der Arbeit mit diesen schnelllaufenden Turbinen durch zu geringe Wasserzufuhr oder durch unachtsame Absaugtechnik eine oberflächliche Hitzekoagulation und damit eine weitere Irritation der Pulpenfortsätze bis hin zur Pulpa möglich.

Natives Eiweiß – und somit auch die Zahnpulpa – unterliegt ab 43 °C einer thermischen Veränderung und wird damit devitalisiert. Oberflächliche Devitalisierungen der Ausläufer der Zahnpulpa im Dentin bedeuten in der Regel aber stets eine irreversible Schädigung dieses Gebildes. Die Folge ist eine chronische Dauerbelastung in Form einer chronischen Pulpitis.

▬ Die Zahnpulpa besitzt ferner kein zelluläres Abwehrsystem. Somit kann Pulpengewebe beispielsweise bakteriell infiziert oder toxisch belastet werden, ohne dass eine typisch entzündliche Reaktion mit entsprechender zellulärer Infiltration auftritt.

▬ Untersuchungen von HEINE zeigten, dass auch mit einer Unterfüllung aus einem anderen Material Quecksilber aus Amalgamfüllungen über die Dentinkanälchen in die Pulpa eindringen kann und dort eine Degeneration in Form einer Pulpafibrose auslöst.

▬ Jede Zahnpulpa verfügt über alle Komponenten des Grundsystems in Reinform. Sie ist damit Teil des Grundsystems des Gesamtorganismus. Somit bewirkt eine chronische Pulpitis eine ganzheitliche Reaktion über das System der Grundregulation in Form einer permanenten Belastung, die wiederum eine Minimierung der Vorspannung (siehe Kapitel 1.5) und damit eine Verschlechterung der Ausgangslage mit allen beschriebenen Konsequenzen zur Folge hat.

▬ Auswirkungen von chronischen Pulpitiden sind auch durch die energetischen Fernwirkungen der betroffenen Zähne über das System der Meridiane zu berücksichtigen. Wie wir im Kapitel 1.6.2 kennen gelernt haben, ist jedes Zahnareal Teil einer *Resonanzkette* eines bestimmten Funktionskreises. Eine chronische Irritation innerhalb einer bestimmten Resonanzkette bedeutet aber automatisch eine Schwächung des gesamten Funktionskreises mit erhöhter Anfälligkeit.

▬ Auch die segmentalen Funktionskreise (siehe Kapitel 1.6.1) werden in entsprechender Weise beeinträchtigt. Einen diagnostischen Hinweis darüber erhalten wir über die Palpation der *Adler'schen Druckpunkte*.

▬ Bei jeder Irritation sollten auch mögliche Beeinträchtigungen anderer Ebenen durch teilweise noch unerforschte Wechselwirkungen und Vernetzungen in Betracht gezogen werden. So kann, wie bereits mehrfach ausgeführt, jedes somatische Störfeld sowohl die emotionale als auch die geistige Ebene belasten und irritieren.

▬ Aus einer chronischen Pulpitis kann sich durchaus auch eine akute Pulpitis entwickeln. Diese wäre auch schulmedizinisch sehr gut zu diagnostizieren, da sie mit heftigsten Schmerzen verbunden ist. Die diesbezügliche Therapie der wissenschaftlichen Medizin ist in der Regel eine Devitalisierung der Pulpa mit arsen- oder (para-) formaldehydhaltigen Pasten. Damit verbunden ist jedoch wiederum eine toxische Werkstoffbelastung für den Organismus durch die Devitalisierungsmittel.

3.5.1.2 Nervtote Zähne

Die devitalen Zähne sind, wie noch näher auszuführen ist, Störfaktoren von übergeordneter Bedeutung. Strukturell stellen nervtote Zähne obligatorisch ein toxisches Störfeld in dreifacher Hinsicht, sowie ein energetisches Störfeld dar.

Daraus entstehen folgende toxische Belastungen:

A. Toxische Eiweißzerfallsprodukte

Strukturell besteht jede vitale Zahnpulpa hauptsächlich aus Eiweiß. Bei einer Devitalisierung beginnt der Zerfalls- und Zersetzungsprozess dieser Eiweißstrukturen. Es erfolgt ein Abbau über Polypeptide bis hin zu Mercaptan und Thioäther als vom Körper nicht mehr weiter abbaubare Zerfallsprodukte. Es entstehen obligat auch Karzinogene wie Indol, Scatol, Tryptophan und freie Radikale. Dadurch ist eine toxische Belastung über das Bindegewebe (Mesenchym) und eine vegetative Störung über das hormonelle System (Endokrinium) gegeben.

- Die entstehenden Zerfallsprodukte wirken als starke Fermentgifte und sind mit dem Oberbegriff »*Leichengifte*« zu beschreiben. Jedes verwesende Gewebe, die infizierenden Organismen und ihre Toxine können vom Zahn in den umgebenden Knochen entweichen und von dort in den allgemeinen Blutkreislauf gelangen. Ein retrograder axonaler Transport zurück ins Gehirn entlang der Nervenfasern findet – wie nachgewiesen – in einer Geschwindigkeit von etwa 20 cm/Tag statt.
- Ein 25-Jahre-Untersuchungsprogramm aus den USA hat aufgezeigt, dass mit der Häufigkeit der Wurzelkanalbehandlungen auch die Karzinomrate steigt (Dr. Weston Price, ausführlich beschrieben im Buch von George Meinig »Root Canal Cover up – Damage to your Health. Bion-Verlag, Ojaj, California, ISBN.Nr.: 0-945196-19-9).
- In einer anderen Untersuchung konnte aufgezeigt werden, dass in Myelin-defekten Rückenmarkspartien von M.S.-Patienten die gleichen Toxine gefunden werden konnten wie in den wurzelbehandelten Zähnen der M.S.-Patienten.
- ▷ Schulmedizinisch wird bei devitalen oder devitalisierten Zähnen in der Regel angestrebt, den Zahn zu erhalten, indem eine **Wurzelbehandlung** durchgeführt wird. Dabei wird der Versuch unternommen, durch Aufbereitung und Verbreiterung der vorhandenen Wurzelkanäle das zerfallende und teilweise jauchig stinkende Eiweiß aus dem Pulpencavum zu entfernen, den Wurzelkanal zu säubern und mit einer Paste abzufüllen.
- ▶ Aufgrund der Topographie der Wurzelkanäle in Form verschiedenster Verzweigungen ist es unmöglich, eine mechanische und damit vollständige Entfernung des Pulpeneiweißes zu erreichen. In der Regel wird der Zentralkanal bis hin zur Wurzelspitze aufbereitet und gesäubert. Die feineren Ramifikationen, nicht nur im Wurzelspitzenbereich, müssen statt dessen unberücksichtigt bleiben. Somit verbleibt dort zwangsläufig ein Rest-Eiweißdepot, das, solange der Zahn sich in der Mundhöhle befindet, munter vor sich hinfaulen kann.

Üblicherweise werden bei einer röntgenologisch exakten Wurzelfüllung nur etwa 40 – 60% des Gesamtpulpenkavums erfasst.

Das hängt damit zusammen, dass das Zahnbein eines jeden Zahnes feine Kanälchen mit Ausläufern der Zahnpulpa hat, die von dort zum Zahnschmelz und zur Wurzeloberfläche führen. Bei einem Frontzahn kann dieses Kanalsystem eine Gesamtlänge von vier bis fünf Kilometer erreichen.

- Auch diese verwesenden Eiweißstrukturen des Zahnnervs müssen bei einer Wurzelfüllung zwangsläufig unberücksichtigt bleiben. Unabhängig davon, welche Technik der Wurzelkanalaufbereitung und -füllung angewandt wird – es verbleiben immer verwesende organische Strukturen in einem devitalen Zahn.
- Somit ist sicherlich jedem verständlich, dass diese, wenn auch unterschwellige toxische Dauerbelastung, eine Dauerbelastung für unser Immunsystem darstellt. Unser Organis-

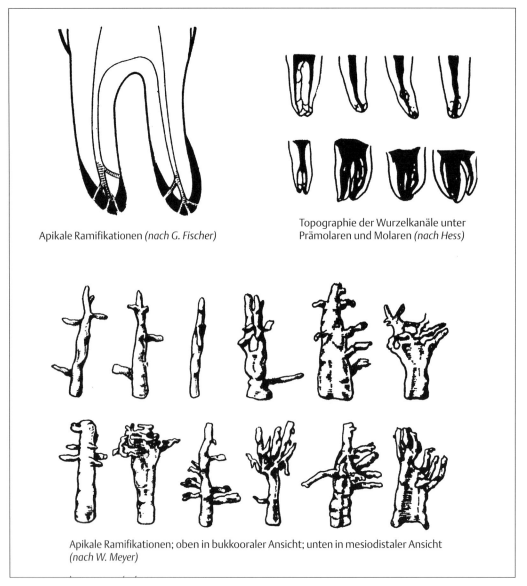

Apikale Ramifikationen *(nach G. Fischer)*

Topographie der Wurzelkanäle unter Prämolaren und Molaren *(nach Hess)*

Apikale Ramifikationen; oben in bukkooraler Ansicht; unten in mesiodistaler Ansicht *(nach W. Meyer)*

Abb. 27 Topographie des Wurzelkanals. (Aus: Pilz, Praxis der Zahnerhaltung und oralen Präventation. Ambrosius Barth Verlag, Leipzig 1985)

mus ist in ständiger Auseinandersetzung mit toxischen Eiweißzerfallsprodukten, ein Dauerstress, der eine permanente Aktivierung der Kompensationsmechanismen aufrecht erhält. Konstitutionsbedingt kann es somit früher oder später zur Erschöpfung der Regulationsmechanismen kommen.

▷ Da sich um die Wurzelspitze die meisten Verzweigungen der Wurzelkanäle nachweisen lassen, wird schulmedizinisch zur Reduktion der toxischen Eiweißkomponente häufig eine so genannte **»Wurzelspitzenresektion«** empfohlen. Aus dem bisher Beschriebenen können Sie un-

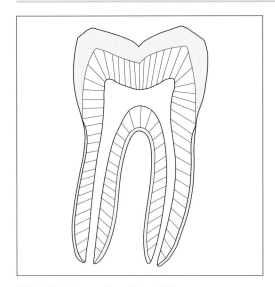

Abb. 28 Schema: Dentinkanälchen

schwer erkennen, dass diese Maßnahme nur ein Tropfen auf den heißen Stein sein kann. Hinzu kommt, dass bei diesem Eingriff zwangsläufig eine Narbe entsteht, die wiederum ein so genanntes Narbenstörfeld (siehe Kapitel 3.5.1.7) zur Folge haben kann.

B. Bakterien und deren Toxine

Es wurde bewiesen, dass wurzelbehandelte Zähne immer infiziert bleiben, egal wie gut sie röntgenologisch aussehen. 1976 hat SUNDQUIST 88 Spezies an Bakterien aus 32 Wurzelkanälen mit apikalen krankhaften Veränderungen isoliert. Von den 88 Bakterienarten waren nur 5 aerob. Es wurde nachgewiesen, dass die bakteroide Spezies die Fähigkeit besitzt, den Immun-Mechanismus des Körpers durch Blockade der chemotaktischen Rezeptoren an den polymorphkernigen Leukozyten zu umgehen. Große Mengen des Tumornekrotisierenden Faktors wurden in allen periapikalen Abszessen gefunden, was wiederum erhebliche Auswirkungen auf Entzündungsprozesse zur Folge hat.

▪ Das abgestorbene Endodontium bietet die klassischen Voraussetzungen zur Entwicklung eines chronischen Störherdes. Die Blutzirkulation und damit die Möglichkeit des Abtransports und der proteolytischen Toxinverarbeitung ist praktisch unmöglich. Toxine bleiben in diesen Bezirken somit lange erhalten. So können sich auch Bakterien in Depotform (so genannte »Slow-Bacterias«) wie z.B. die Siphanosporen vermehren. Eine Bakterienbesiedlung an allen nervtoten Zähnen mit und ohne Wurzelfüllung ist obligat und bewiesen. Während devitale Zähne zu 100% einen Bakterienbefall zeigen, konnten sie an vitalen Zähnen nur zu 3-4% nachgewiesen werden.

▪ WESTON PRICE implantierte in einer Studie gezogene wurzelbehandelte Zähne von Herz-, Leber-, Nieren-, Gelenkserkrankten oder Patienten mit Augenproblemen etc. unter die Haut von Tieren. Dabei entwickelte ein Großteil der Tiere das gleiche Krankheitsbild wie der Patient, die meisten Tiere starben nach zwei bis drei Tagen, spätestens ein bis zwei Wochen später an den Infektionen der wurzelkanalbehandelten Zähne. In einer Kontrollgruppe von 100 Tieren, denen gesunde Zähne implantiert wurden, wurde nicht ein einziges krank oder starb. Das umgebende Gewebe des implantierten Zahnes war bei der Kontrollgruppe, im Gegensatz zur anderen Gruppe, immer steril.

C. Chemische Belastungen aus Wurzelfüllmaterialien

Genau genommen gehört diese Art von Belastung in die Rubrik der exogenen Störfelder und ist ein Problem *umweltmedizinischen Charakters*.

▪ In einem kurzen Abriss möchte ich drei Systeme von Wurzelfüllmaterialien besprechen:

❶ Das Guttapercha-System

Dieses System ist am mühsamsten von den drei benannten durchzuführen. Es werden feine Guttapercha-Spitzen in die aufbereiteten und gereinigten zentralen Wurzelkanäle gesteckt und mit speziellen Instrumenten verdichtet. Resultierende Materialbelastung der Guttapercha-points ist eine **chemische Belastung aus den Inhaltsstoffen** wie beispielsweise Trans-polyisopren und eine **toxische Schwermetallbelastung** aus Metallsulfaten und Cadmium.

❷ Das Metallstift-System

Bei diesem System werden in aufbereitete und gereinigte Zentralkanäle, die mit Norminstrumenten auf eine bestimmte Größe verbreitert worden sind, Stifte aus verschiedenen Metallen wie beispielsweise aus Goldlegierungen, Silber, Titan, Kobalt etc. einzementiert. Beachten sollte man dabei, dass jeder devitale Zahn im Kiefer noch einen regen Stoffwechsel von innen nach außen und umgekehrt hat. Da alle Metalle, selbst die edelsten, im Körpermilieu einer mehr oder minder starken Korrosion ausgesetzt sind, ist mit diesem System stoffwechselbedingt eine Schwermetall-Ionen-Belastung verschiedener Intensität obligatorisch (mehr dazu im Abschnitt 3.5.2.5 B). Da das Netz der Proteoglykane und Glykosaminoglykane wiederum eine hohe Affinität zu Schwermetallen besitzt, ist damit eine **chronische Dauerbelastung des Grundsystems** gegeben.

❸ Das Sealer-System

Dieses System findet in der Praxis die häufigste Anwendung bei Wurzelfüllungen, weil Sealer am leichtesten in Wurzelkanäle zu applizieren sind. Dabei wird eine frisch angerührte Paste mit Hilfe von rotierenden, spiralförmigen Instrumenten in den Wurzelkanal eingezwirbelt.

Die Zusätze der verschiedenen Pasten sind dabei mannigfaltig. Neben den üblichen Füllstoffen wie Zinkoxid, Eugenol (= synthetisches Nelkenöl), Epoxidharzen etc. sind in den meisten Fällen Konservierungsstoffe wie Dexamethason, Tetrajodthymol, Trioxymethylen, Formaldehyd, Paraformaldehyd, Jodoform, Perubalsam etc. eingearbeitet, vielfach sogar Sulfonamide, Antibiotika- und Cortisonzusätze, um eventuelle schmerzhafte Reaktionen zu unterdrücken.

Zur besseren Darstellung bei Röntgenaufnahmen sind häufig röntgenundurchlässige Exzipien wie Schwermetalle etc. beigemischt.

In der Regel sind diese Pasten alle **zytotoxisch, gewebsreizend** und in vielen Fällen sogar **höchst allergen**. Oft genügen Bruchteile eines Gammas (= 1/1000 mg) zur Auslösung allergischer Reaktionen. Durch das Eindringen in die Dentinkanälchen sind damit diese Zähne irreversibel mit diesen Füllstoffen belastet. Vorschläge einer Revision der Wurzelfüllung mit einer anderen Substanz sind sinnlos.

Da, wie schon erwähnt, auch bei devitalen Zähnen ein relativ reger Stoffwechsel zwischen Zahninnerem und Zahnäußerem stattfindet, sind die Inhaltsstoffe der Wurzelfüllmaterialien sowie der Eiweißzerfallsprodukte aus der ehemaligen Zahnpulpa sowie Bakterien und deren Toxine obligatorisch als allergische und toxische Belastung in der Umgebung des wurzelbehandelten Zahnes, aber auch in unserem gesamten Organismus, insbesondere in unseren Entgiftungsorganen, zu finden. **Nervtote Zähne** sind deshalb auf struktureller und chemischer Ebene **immer Störfelder**.

▷ Jedes **Wurzelfüllmaterial** kann außerdem nachgewiesenermaßen (STORTEBECKER) vom Organismus am Trigeminus-Nerv entlang in das Gehirn transportiert werden. Das gilt sowohl für Gifte chemischer als auch bakterieller Art.

D. Meridian-Wirkung

▶ Es existieren zwischen jedem Zahn und dem Organismus energetische Wechselbeziehungen im Sinne einer Resonanzkette. Üblicherweise belasten dentale Störfelder den zugehörigen Meridian und damit den zugehörigen Funktionskreis (siehe Kapitel 1.6.2).

▄ Durch Forschungen auf dem Gebiet der Elektroakupunktur wissen wir aber mittlerweile, dass gerade devitale Zähne durch ihre toxischen Eiweißzerfallsprodukte, lokalen Nekrosen und subklinischen Entzündungen einerseits und durch die dentalen Werkstoffe in Wurzelfüllmaterialien andererseits, **Störfaktoren mit übergeordneter Steuerungsfunktion** darstellen. Regulationsstörungen, die von solchen Zähnen ausgehen, wirken in der Regel auf den ganzen Organismus und belasten mehrere Meridiane gleichzeitig. Die Irritation, die von nervtoten, wurzelbehandelten Zähnen ausgeht, kann sich somit in jeder Symptomatik äußern und dürfte in ihrer Lokalisation in erster Linie von den individuellen genetischen Schwachpunkten abhängig sein.

3.5.1.3 Verlagerte Zähne, Wurzelreste, Fremdkörper und Zysten im Kiefer

Die Belastung durch verlagerte Zähne, Wurzelreste und Fremdkörper beruht hauptsächlich in der chronischen Irritation bestimmter Kieferbezirke durch nicht abbaufähiges Gewebe. Bei Zysten handelt es sich dagegen um eine Reaktion des Organismus, ein Störfeld durch eine lokale Abwehrschranke örtlich zu begrenzen.

▄ Aus den Forschungsergebnissen der Wiener Schule um ALFRED PISCHINGER wissen wir, dass der Organismus stets bemüht ist, strukturelle Irritationen über eine Entzündung abzubauen und zu eliminieren.

▄ Es ist deshalb für uns gut nachvollziehbar, wenn Fremdkörper im Bindegewebe, die der Organismus nicht eliminieren kann, im Sinn einer Dauerirritation wirken.

Erstaunlich ist für uns eher, dass auch verlagerte Zähne im Kieferbereich, also gesunde Zähne, die nicht durchbrechen können und auch Zahnwurzeln abgebrochener Zähne (neben anderen Arten von Belastungen) vom Organismus als Fremdkörper empfunden werden, was durch bioenergetische Testungen leicht zu überprüfen ist. Eine Röntgenaufnahme gibt uns diesbezüglich keine Auskünfte, da auch radiologisch unauffällige Zähne teils erhebliche Störungen verursachen können.

Den hervorgerufenen Dauerstress durch Zahnwurzeln, verlagerte Zähne oder auch Fremdkörper, versucht der Organismus möglichst lokal zu begrenzen und zu kompensieren. Ausdruck dieser Abwehrreaktionen sind in der Regel röntgenologisch nachweisbare Veränderungen im Kiefer bis hin zu einer Zyste. Zystoide und zystische Veränderungen im Kieferknochen sind somit der Versuch des Körpers, ein Störfeld »einzukapseln« und damit das Problem lokal begrenzt zu halten.

▄ Auch im schulmedizinischen Sinn müssen verlagerte Zähne, Wurzelreste, Fremdkörper und auch Zysten im Kieferbereich chirurgisch entfernt werden. Lediglich bei kleineren radikulären Zysten im Wurzelspitzenbereich nervtoter Zähne versucht die Schulmedizin eine Zahnerhaltung durch eine Wurzelspitzenresektion, d.h. durch einen kleinen operativen Eingriff mit einer Kürzung der Wurzelspitze in Kombination mit einer Ausräumung der zystischen Veränderungen in diesem Bezirk.

▄ Was passiert aber bei diesem Eingriff unter ganzheitlichem Aspekt?

▄ Die Ursache des Dauerstresses im Grundsystem, nämlich der devitale Zahn, ist nach wie vor vorhanden. Damit sind aber nach wie vor die zugehörigen Regelkreise belastet und auch die energetischen Störungen im Meridiansystem über die Resonanzketten sind nach wie vor von Bedeutung. Durch die Wurzelspitzenresektion in Verbindung mit der Operation der Zyste wird aber der Versuch des Körpers, diesen krankhaften Zustand einzukapseln und lokal zu begrenzen, durchbrochen. Damit kann es zum Zusammenbruch der lokalen Abwehrschranke kommen. Jetzt kann das Störfeld streuen und eine Fernwirkung auf den Organismus im Sinn einer allgemeinen Herdbelastung entfalten. Ein Focus ist geschaffen, wobei ein Zusammenhang zwischen dem Herd und der Herdfernwirkung nicht unbedingt nachvollziehbar ist. In der Regel wird deshalb nur die lokal auftretende Symptomatik fern der Ursache behandelt.

▪ Herdbedingte Regulationsstörungen wirken zudem sehr oft als »*Therapie-Bremse*«.

▪ Wird bei chronisch kranken Patienten eine Therapie beispielsweise in Form von homöopathischer Konstitutionstherapie, Bioresonanztherapie, Neuraltherapie etc. durchgeführt, so ist immer wieder festzustellen, dass eine Besserung des Krankheitsbildes zwar eintritt, aber nach kurzer Zeit wieder zusammenbricht. Die Therapie hätte also gefruchtet, irgendetwas hat aber die Wirkung wieder zusammenbrechen lassen.

▪ Bei Phänomenen dieser Art sollte immer an herdbedingte »Therapie-Bremsen« gedacht werden. Die angewandte Therapie ist zwar die richtige, durch die störfeldbedingte Dauerbelastung werden jedoch Regelkreise immer wieder instabil. Ich konnte die Feststellung machen, dass bei »Therapiebremsen« der Erfolg der richtigen Therapie von mal zu mal weniger lange anhält. Unter diesen Voraussetzungen ist es unumgänglich, die ursächlichen Störfeldbelastungen bioenergetisch auszutesten und letztendlich auch therapeutisch sinnvoll zu eliminieren. Erst auf diese Art und Weise werden die Kapazitäten der Regelkreise erhöht und das Regulationsverhalten damit deutlich stabilisiert. Jede angewandte Therapie ist dann erfolgreicher.

▪ Gerade die Zahnmedizin ist eine Fachsparte, in der teils unbeabsichtigt, teilweise aber sehr wohl therapeutisch indiziert, Fremdkörper in den Organismus eingebracht werden. Das Spektrum unbeabsichtigter Inkorporationen reicht dabei von Abdruckmaterialien oder frakturierten Instrumenten über Drainagestreifen bis hin zu Füllungsmaterialien, die nach chirurgischen Eingriffen im Wundbereich verbleiben und somit einwachsen. Nicht selten sind auch überstopfte Wurzelfüllungsmaterialien im periapikalen Bereich von Zähnen oder sogar am Kieferhöhlenboden feststellbar.

Die Zahnimplantate

Eine zahnärztlich indizierte Form der Inkorporation von Fremdkörpern stellt die transdentale Fixation und auch die Versorgung mit Zahnimplantaten dar:

▪ Eine transdentale Fixation kommt in der Regel dann zur Anwendung, wenn nervtote lockere Zähne im Kiefer besser stabilisiert werden sollen. Dabei werden in Verlängerung des Wurzelkanals durch die Wurzelspitze hindurch Stifte oder Schrauben in den Kieferknochen getrieben, die den gelockerten Zahn einen besseren Halt geben sollen.

▪ Mit Zahnimplantaten werden statt dessen zahnlose Kieferbezirke versorgt. In einem chirurgischen Eingriff bringt der Zahnarzt das oder die Implantate in den Kiefer, welche üblicherweise dort auch fest einwachsen, ein. Nachfolgend wird auf diesen Implantatkörpern der eigentliche Zahnersatz befestigt.

▪ Leider handelt es sich bei beiden Behandlungsarten um eine Mehrfachbelastung von Regelkreisen im Grundsystem:

- Bei der transdentalen Fixation wird ebenso, wie bei einem Implantat, ein körperfremdes Material, in der Regel aus Metall oder Keramik, im Kieferknochen verankert. Jedes Material kann aber prinzipiell eine Werkstoffbelastung hervorrufen.
- Ferner reagiert unser System der Grundregulation auf diesen Dauerreiz des Fremdkörpers, auch wenn eine Beschwerdefreiheit und Funktionstüchtigkeit vorliegt, durch eine Änderung der Ladung im gesamten Organismus und damit einer dauernden Änderung der Ausgangslage im Sinn einer Verschlechterung.
- Durch den chirurgischen Eingriff bei Zahnimplantaten kann außerdem auch noch ein Narbenstörfeld provoziert werden.

▪ Nicht zu vergessen sind bei diesem Thema auch Materialien, die zur Ergänzung oder Auffüllung von Knochendefekten benutzt werden. Es gibt zwei verschiedene Arten von Knochenersatz, die in ihrer Wirkung auf den Organismus aber sehr unterschiedlich zu beurteilen sind, nämlich
- homologe
- und heterologe Knochentransplantate.

▪ Bei homologen Ergänzungen wird körpereigener, vitaler Knochen beispielsweise aus dem Hüftkamm entnommen und verpflanzt.

▪ Bei heterologen Transplantaten wird dagegen körperfremdes, devitales Ergänzungsmaterial zur Auffüllung von Knochendefekten benutzt. Problematischer ist sicherlich das körperfremde Material. Ein Fremdkörper wird in den Kieferknochen implantiert und wächst dort ein.

▷ Damit ist eine entsprechende Belastung des Grundsystems und der Regelkreise obligatorisch.

▪ Für biologische Reaktionen ist neben der *Summe* und der *Stärke* von *Stressoren* stets die Dauer einer Belastung, also der *Zeitfaktor*, von erheblicher Bedeutung. Bei einer Dekompensation wird eine Symptomatik aber immer in Abhängigkeit von den dispositionellen Schwachpunkten auftreten und kann somit individuell höchst verschiedenartig sein.

> Diese Ausführungen sollen jetzt jedoch nicht heißen, dass beispielsweise Zahnimplantate prinzipiell abzulehnen seien!

▪ Ich möchte damit vielmehr zum Ausdruck bringen, dass vor Eingriffen dieser Art eine sehr ausgiebige Diagnostik erfolgen muss, die auf jeden Fall auch das Regulationsverhalten des Organismus mit berücksichtigt.

▪ Je besser sich dabei die Ausgangslage darstellt, um so eher kann dem Organismus eine Dauerirritation dieser Art zugemutet werden – je auffälliger das Regulationsverhalten des Patienten ist, umso strenger sollte eine Indikation dafür überprüft werden.

3.5.1.4 Chronische Kieferostitis

Für eine chronische Kieferostitis wird heute immer noch der nicht sehr korrekte Ausdruck »*Restostitis*« benutzt. Es handelt sich bei diesem Krankheitsbild jedoch nicht um den Rest einer Entzündung, sondern um eine **chronisch-rarifizierende Ostitis** oder eine **primär chronisch lokale Osteomyelitis**, die teilweise auch mit fettiger Degeneration einher geht.

▪ Diagnostisch haben wir bei der chronischen Kieferostitis das Problem, dass wir trotz Vorliegens einer Entzündung keine typischen Entzündungszeichen wie Calor, Rubor, Dolor oder Functio laesa erkennen können. Das Geschehen läuft also meist reaktionslos ab.

▪ Auch eine Röntgenaufnahme ergibt üblicherweise keinen Anhaltspunkt dafür, dass entzündliche Veränderungen im Kieferknochen vorliegen, denn Strukturveränderungen des Kieferknochens im Röntgenbild werden erst sichtbar, wenn mindestens 40% des Kieferknochens dekalzifiziert sind. Darüberhinaus erlaubt uns das Röntgenbild auch keine Aussage zur aktuellen Krankheitsdynamik.

▪ Schulmedizinisch haben wir somit in der Regel kaum eine praxisrelevante Möglichkeit der Diagnostik einer chronischen Kieferostitis. Die Diagnostik dafür ist vielmehr eine Domäne von bioenergetischen Testmethoden verschiedenster Art.

▪ Das klinische Bild *intra operationem* stellt sich in der Regel folgendermaßen dar:

▪ Nach dem Abklappen der Schleimhaut sehen wir üblicherweise eine feste, harte und intakte Kortikalis. Mit einem sterilen Rosenbohrer wird aus dieser Kortikalis ein ovaler Deckel ausgefräst. Dabei kann man spüren, dass die Knochenfräse unterhalb der Kortikalis teilweise normal greift, teilweise aber auch richtiggehend »einsackt«.

▪ Der »Kortikalis-Deckel« wird dann abgehoben. Auf der Unterseite des Kortikalisdeckels erkennen wir in der Regel spongiöse Knochenbälkchen, die teils gummiartig biegbar sind und sich in einiger Entfernung der Kortikalis mehr oder minder »auflösen«.

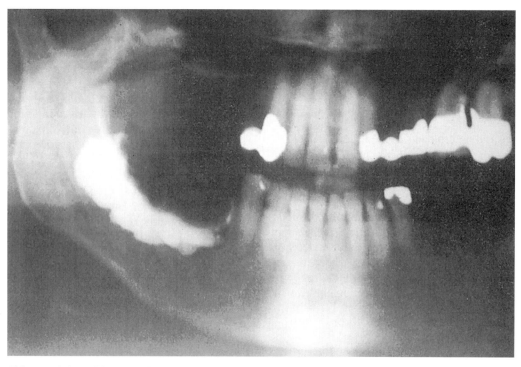

Abb. 29 Kieferostitis. OPT mit intraoperativem Kontrastmittel regio 44–48.
(Abb. 29 u. 30a aus: Lechner: Herd, Regulation, Information. Hüthig, Heidelberg 1993)

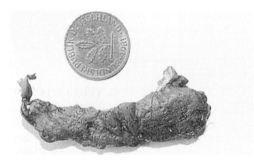

Abb. 30a Größenvergleich des eingebrachten Kontrastmittels

▬ Im freigelegten Kieferknochen erkennen wir je nach Umfang der Kieferostitis einen mehr oder minder großen Hohlraum, der meist mit einer gallertigen Masse ausgefüllt ist. Des öfteren schwimmen auch kleine »Fettaugen« in diesem Hohlraum.

▬ Das klinische Bild der **chronischen Kieferostitis** ist somit gekennzeichnet von einer Erweichung der Spongiosa und teilweise sogar auch der Kortikalis. Es besteht eine ausgeprägte Vaskularisation in diesem Bereich mit einer bindegewebigen bzw. fettigen Degeneration der Spongiosa. Das chronische Störfeldgeschehen ist durch einen Mangel an lokalen Abgrenzungen und zellulären Reaktionen gekennzeichnet. Wäre nämlich eine massive leukozytäre Reaktion vorhanden, wäre dies ein Zeichen, dass der Organismus über eine Akutreaktion die Entzündung zu eliminieren sucht.

▬ Die histologische Diagnose der Gewebsproben lautet in der Regel *»fettig-degenerative Kieferostitis«*, *»chronische Kieferostitis«* oder auch *»chronische Osteomyelitis«*. Manche Pathologen haben allerdings auch Probleme, das ihnen vorliegende Präparat richtig einzuschätzen.

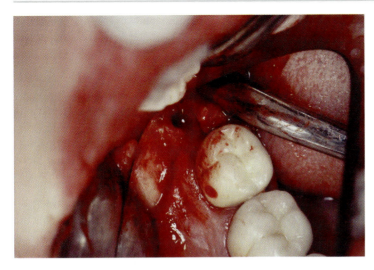

Abb. 30b Eröffnung eines kieferostitischen Herdes.

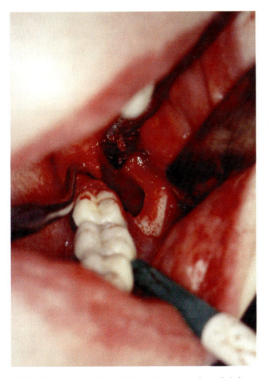

Abb. 30c Zustand nach Ausräumung des gleichen kieferostitischen Herdes.

- Einige Therapeuten versuchen bisweilen, eine »Restostitis« ausschließlich mit einer **homöopathischen Nosodentherapie**, der *Potenzreihe Kieferostitis* früher»KUF-Reihe Kieferostitis« (Staufen-Pharma) genannt, zu behandeln. Durch praktische Erfahrungen mit auf diese Art vorbehandelten Patienten bin ich mittlerweile zur Überzeugung gelangt, dass diese Therapie zwar das Befinden des Patienten verbessern kann, nach Absetzen der Nosoden jedoch vielfach der Ursprungszustand wieder eintritt. Eine Heilung des kieferostitischen Bezirks ausschließlich über Nosoden erscheint mir in der Regel eher unmöglich und zwar aus folgenden Gründen:
- Es liegt im Bereich einer chronischen Kieferostitis ein sehr saures Entzündungsmilieu vor. Damit unterliegen die Histiozyten, die im Mesenchym das Milieu korrigieren und auch für die Heilung zuständig sind, einer entsprechenden »Säure-Starre«. Eine selbständige Mileukorrektur ist so nicht mehr möglich.
- Damit eine Regeneration vom Bindegewebe aus erfolgen kann, sind aktive Histiozyten notwendig. Da die Selbsregulations- und -restitutionskräfte des Bindegewebes aufgrund der Säurestarre aber inaktiv sind, ist auch bei Zuführung der richtigen Information eine Reaktion durch die Histiozyten nicht möglich. Eine Restitution im Kieferknochen kann so-

mit nicht erfolgen. Aus diesem Grund kann eine Sanierung einer chronischen Kieferostitis in der Regel nur operativ, über eine **chirurgische Milieuänderung**, durchgeführt werden.

▪ Neuerdings empfehlen einige Therapeuten zur Behandlung chronischer Kieferostitiden die so genannte »**Stabident-Methode**«. Dabei wird mit Bohrerspitzen der *Fa. Stabident* die Kortikalis des Kieferknochens perforiert und anschließend in die Spongiosa und in den kieferostitischen Bezirk ein Anästhetikum als Neuraltherapeutikum oder Homöopathika, Nosoden, Sanum-Mittel etc. zur Anregung der Selbstheilung gespritzt. Dieser Vorgang sollte im Fünfwochenturnus bis zu fünfmal wiederholt werden. Der Autor selbst hat nur eine geringgradige praktische Erfahrung mit dieser Methode. Da durch das Einbringen der Arzneimittel aber sicherlich auch eine Milieuänderung in diesem Kieferbezirk erfolgt, könnte auch diese Methode bei guter Regulationslage erfolgreich sein. Genauere Untersuchungsergebnisse liegen dem Autor jedoch noch nicht vor.

▷ Eine chronische Kieferostitis kann in der Regel röntgenologisch nicht oder nur selten dargestellt werden. Sie ist aber ein **Störfeld erster Ordnung** mit massiven Einflüssen auf das Regulationsverhalten des Organismus.

▪ Nach Untersuchungen von LECHNER können in diesen Bezirken laboranalytisch erhebliche Veränderungen im Mineralstoffgehalt festgestellt werden.

▪ Im erweichten ostitischen Bereich liegt üblicherweise eine
- Verminderung von Kalzium und Phosphat und eine
- Erhöhung von Kupfer, Eisen und Zink

vor.

▪ Diese Verschiebungen sind logisch nachvollziehbar, denn eine Verminderung von Kalzium und Phosphat bedeutet gleichzeitig eine Aufweichung des Knochens, und eine Erhöhung von Kupfer, Eisen und Zink ist gleichbedeutend mit einer Erhöhung von Co-Fermenten der Entzündungsprozesse.

▪ Im Blut können wir zwei verschiedene Adaptationsmechanismen nachweisen.

▪ Als primäre Adaptation erkennen wir eine
- Erniedrigung von Kalzium und Kupfer und eine
- Erhöhung von Phosphat, Eisen und Zink.

▪ Besteht die primäre Adaptation schon längere Zeit, mobilisiert der Organismus aus seinen Depots Kalzium und Kupfer, so dass es damit zu einer Erhöhung derselben im Blutbild kommt. Als allmähliche Erschöpfungsreaktion erkennen wir im Gegenzug eine mehr oder minder deutliche Erniedrigung von Phosphat, Eisen und Zink.

▪ Es handelt sich somit bei der chronischen Kieferostitis um eine primär chronisch lokalisierte oder diffuse Osteomyelitis bei völliger lokaler Beschwerdefreiheit. Sie ist, wie bereits erwähnt, radiologisch nur selten darstellbar.

▪ Schulmedizinisch ist eine »Restostitis« selten existent. Somit sollte bei einer Operation derselben schon aus forensischen Gründen immer auch eine **histologische Untersuchung** und damit eine Bestätigung der Diagnose durchgeführt werden.

▪ Die Pathogenese einer chronischen Kieferostitis ist in der Regel eng gekoppelt mit dem schlechten Funktionszustand des körpereigenen Immunsystems. Zum besseren Verständnis möchte ich vier verschiedene Entstehungsmechanismen kurz beschreiben:

❶ Entstehung durch Unterdrückung körpereigener Abwehrfunktionen mit Arzneimitteln:

▪ **Arzneimittel mit Inhaltsstoffen** wie beispielsweise Cortison, Jodoform, Perubalsam oder auch Chlumsky (Chlorphenolkampher) beeinflussen bis blockieren in der Regel ebenso wie Antirheumatika, Antiphlogistika oder auch eine Strahlentherapie körpereigene Regulationsmechanismen. Die Folge davon ist, dass Selbstheilungsvorgänge nicht richtig in Gang gesetzt werden können.

▪ **Arzneimittel, die eine Regulationspathologie auslösen** bewirken, dass unser Organismus nicht mehr in der Lage ist, knöcherne Defekte beispielsweise nach einer Zahnentfernung vollständig zu substituieren.

Die Folge davon ist, dass chronisch entzündete Bezirke im Kieferknochen verbleiben und dort eingekapselt werden, während die Umgebung scheinbar bestens ausheilt. Eine chronische Kieferostitis ist damit entstanden.

> ❷ **Verbliebene ostitische Prozesse im Kiefer** bei verminderter bioenergetischer Abwehrkraft des Organismus:

▬ Ein anderer Entstehungsweg für eine chronische Kieferostitis wäre darin zu suchen, dass ein ostitischer Prozess im Bereich eines kranken Zahnes, wie beispielsweise Reste einer Zyste, apikale Ostitiden, aber auch toxische Restdepots im Bereich devitaler Zähne nach einer Extraktion des betroffenen Zahnes von Zahnarzt nicht entfernt werden und somit im Kieferknochen verbleiben. Ein gesunder Organismus mit intakten Regulationsfähigkeiten hätte durchaus die Möglichkeit, diese Relikte über eine Entzündung zu eliminieren und dann diesen Bereich wieder knöchern zu substituieren.

▬ Anders sind die Voraussetzungen jedoch, wenn diese belasteten Kieferbezirke bei regulationsgestörten Personen vorliegen. Insbesondere bei Patienten mit einer Regulationsstarre oder mit hypergem Regulationsverhalten sind die Regelkreiskapazitäten schnell überfordert und damit nicht in der Lage, die verbliebenen Prozesse in Eigenregie zu beseitigen. Es kommt höchstens zu einer unterschwelligen Entzündung und damit zu keiner Exkretion sondern zur Deponierung.

> ❸ **Lokale energetische Schwäche** durch Überlastung einer Resonanzkette:

▬ Bei Überlastung einer Resonanzkette ist der Bereich des zugehörigen Odontons stets im Sinn einer energetischen Schwächung mitbetroffen. Normale Heilungsvorgänge können damit gestört werden.

▬ Es ist deshalb nicht weiter verwunderlich, dass gerade im Unterkiefer die Bereiche des 6. und des 8. Odontons beidseits häufiger als sonst chronische Kieferostitiden aufweisen. Ursache dafür sind zivilisationbedingte Irritationen im Darmbereich, die über eine Belastung der entsprechenden Resonanzketten eine Abwehrschwäche im Bereich dieser Odontone hervorrufen.

▸ Die **Zähne 46** und **36** sind dem **Dickdarmmeridian** und die **Zähne 48** und **38** dem **Dünndarmfunktionskreis** zugehörig.

Aus der täglichen Praxis wissen wir, dass gerade der Darmbereich heute mehr denn je Funktionsstörungen aufweist.

▬ Nachdem 70 – 80% unseres Immunsystems darmassoziert sind, bedeutet jede Änderung des Darmmilieus und der Darmfunktionsfähigkeit automatisch auch eine Minimierung der körpereigenen Abwehrkräfte. So ist es an sich nicht weiter verwunderlich, dass einerseits durch die Reduzierung des darmassozierten Immunsystems und andererseits durch die damit verbundene energetische Schwächung des Dick- oder auch Dünndarmmeridians eine Belastung genau dieser beiden Resonanzketten resultiert. Der Organismus ist mit der Heilung banaler Knochendefekte in diesem Bereich überfordert. Es resultieren gehäuft »Restostitiden« in den zugehörigen Kieferbezirken.

> ❹ **Dauerirritation des Periosts:**

▬ Sind die immunologischen und energetischen Voraussetzungen nach einem chirurgischen Eingriff im Kieferbereich in Ordnung, so könnte auch eine Dauerirritation am Periost der Wunde Auslöser einer chronischen Kieferostitis werden. Voraussetzung dafür ist jedoch ein rigides und alles andere als schonendes Vorgehen während des chirurgischen Eingriffes. Wird eine Trümmerwunde hinterlassen, könnte über eine Dauerreizung des darüber liegenden Periosts die Voraussetzung für das Entstehen einer chronischen Kieferostitis geschaffen werden. Dieser beschriebene Fall dürfte meines Erachtens aber eher selten zu beobachten sein.

▬ Jeder der beschriebenen Entstehungswege bewirkt im Endeffekt die Einkapselung einer Entzündung in einem Kieferabschnitt. Da der Organismus diesen Prozess nicht selbstständig eliminieren kann, handelt es sich bei diesen Bezirken stets um in der Regel beschwerdefreie, chronische Entzündungsherde. Die Folge ist aber eine Dauerbelastung unseres Grundsystems und unserer Regelkreise. Je nach Konstitution bewirkt diese chronische Irritation im Laufe der Zeit eine Dekompensation der Regelkreisfunktionen, so dass es über Fehlsteuerungen zu Symptomen fern der Ursache kommt. Wir dürfen deshalb bei chronisch rezdivierenden Beschwerden, die länger als ein halbes Jahr vorliegen, nie am Ort des Schmerzes nach der Ursache suchen. **»Der chronische Schmerz lügt!!«**

▬ Wie schon bereits aufgeführt, kann die Therapie einer chronischen Kieferostitis nur in einer chirurgischen Entfernung bestehen. Bei chronisch kranken Patienten bedarf es dabei jedoch bestimmter **Vorsichtsmaßregeln:**

▬ So sollte vor invasiven Eingriffen aller Art stets eine Hebung der Regulationskapazitäten vorangehen. Zu diesem Ziel führen eine ganze Reihe von Wegen, nämlich beispielsweise eine Ernährungstherapie, eine Darmsanierung, eine homöopathische Konstitutionstherapie, Akupunktur, Bioresonanztherapie, Reiki, oder beispielsweise auch eine Therapie der einzelnen Chakren, um nur einige zu nennen.

▶ Je belasteter ein Patient ist, je geringer die Regulationskapazitäten sind, umso mehr besteht die Wahrscheinlichkeit, dass der Organismus mit einem operativen Eingriff überfordert ist, so dass sich nach einer operierten Kieferostitis wieder eine neue Kieferostitis entwickelt. Deshalb ist eine Vorbehandlung wie oben skizziert immer sinnvoll.

▬ Neben der solitären chronischen Kieferostitis, die im Fachjargon als »Restostitis« bezeichnet wird, gilt es auch noch die **periapikale Ostitis** zu beachten. Diese Form der Knochenentzündung ist stets mit einem nervtoten Zahn vergesellschaftet. Es handelt sich dabei um eine Entzündung des Kieferknochens im Wurzelspitzenbereich, verursacht durch eine chronisch-toxische Belastung aus einem devitalen Zahn.

▬ Die Wertigkeit des Störfeldgeschehens ist sowohl bei einer chronischen Kieferostitis als auch bei einer periapikalen Ostitis ähnlich einzustufen.

3.5.1.5 Knochentaschen (Marginale Parodontitis)

A. Erscheinungsformen

Bei der marginalen Parodontitis handelt es sich um eine Zahnbetterkrankung mit chronisch entzündlichem Charakter.

▬ Von den klinischen Erscheinungsformen sind, losgelöst von der schulmedizinischen Einteilung, zu beobachten:

> ❶ Die **streng lokalisierte Entzündung** an einzelnen Zähnen:

▬ Eine streng lokalisierte Erscheinung ist Ausdruck für ein lokales Problem. In der Regel handelt es sich dabei um lokale Irritationen
- mechanischer Art wie z.B. abstehende Füllungsränder oder Kronen, Zahnstein und Konkremente in der Zahnfleischtasche etc., aber auch durch funktionelle Überbelastung meist nach zahnärztlichen Restaurationen,
- galvanischer Art durch lokale Korrosionserscheinungen an Kronen, Metallgerüsten, Lötstellen etc. (siehe Kapitel 3.5.2.5.B und 3.5.2.5.C)

> ❷ **Entzündungen an korrelierenden Zähnen** innerhalb einer Resonanzkette (»Meridianparodontose«):

▬ Diese Erscheinungsform kann einseitig, aber auch beidseitig auftreten und ist in der Regel ein Störfeldproblem innerhalb des zugehörigen Meridians (siehe Kapitel 1.6.2). Es handelt sich dabei selten um ein rein zahnärztliches Problem. Das Symptom gibt uns aber einen Hinweis darauf, in welcher Resonanzkette wir die Störung zu suchen haben.

❸ Die generalisierte Parodontitis marginalis:

▬ Damit es zum Ausbruch einer generalisierten Parodontitis marginalis kommt, müssen vier Faktoren gegeben sein:
- es besteht eine konstitutionelle Schwäche zu dieser Erkrankung
- auslösende Erreger in ausreichender Anzahl sind anwesend
- das Milieu muss die Virulenzfaktoren begünstigen
- ein geschwächtes Immunsystem liegt vor

Konstitutionelle Schwäche

▷ Von einer konstitutionellen Schwäche sprechen wir, wenn eine **systemische Anfälligkeit** zu einem Krankheitsbild vorliegt. Es handelt sich hierbei offensichtlich um genetische Schwachpunkte individueller Art, die weitervererbt werden.

▬ So ist zu erklären, warum familiär gehäuft Schwächen am Zahnhalteapparat auftreten, während in anderen Familien beispielsweise gehäuft Anfälligkeiten in Richtung rheumatischer Formenkreise und in anderen Familien wiederum eine bestimmte Stoffwechselproblematik im Vordergrund steht.

▬ Neuere Untersuchungen bestätigen, dass bei ca. 30% der Bevölkerung eine genetische Disposition zur Progredienz einer *Parodontitis marginalis* vorhanden ist. Ursächlich handelt es sich dabei um einen Polymorphismus, eine Basenpaarvertauschung in zwei von drei Genen, die im wesentlichen für die Produktion von Interleukin-1-alpha und -beta verantwortlich sind. Der Körper wird dadurch veranlasst, mehr Zytokine zu produzieren, wenn er durch Entzündung provoziert wird, was zu einer stärkeren Form oder Generalisierung der Parodontitis marginalis führen kann. Das Wahrscheinlichkeitsverhältnis *(Odds Ratio)* eines nicht rauchenden Erwachsenen mit positivem Genotypus zum Ausbruch einer Parodontitis marginalis im Vergleich zu einem negativen Genotypus ist dabei ca. sechsmal höher.

▷ Konstitutionelle Schwächen sind nicht erworben sondern **vorgegeben.** Liegt eine entsprechende Schwäche im Bereich des Zahnhalteapparates vor, kommt den weiteren Faktoren, die zum Ausbruch einer Erkrankung führen, eine gesteigerte Bedeutung zu.

Anwesenheit von auslösenden Erregern

Aufgrund systemischer Untersuchungen zeigt uns die Schulmedizin immer wieder auf, dass zum Ausbruch der Parodontitis marginalis die Anwesenheit spezifischer Erreger in ausreichender Anzahl gegeben sein muss. Es handelt sich hierbei vorwiegend um gramnegative Stäbchen wie: Actinobacillus actinomycetemcomitans, Porphyromonas gingivalis, Bacteroides forsythus etc. Interessant ist dabei allerdings die Tatsache, dass all diese Bakterien auch Bestandteil der physiologischen Mundflora sind. Warum aber sind diese Erreger beim einen Individuum normaler Bestandteil der Mundflora, während beim andern Individuum das bestehende Gleichgewicht der Bakterien zahlenmäßig dermaßen ins Pathologische abgedriftet ist, dass eine Störung des komplexen Ökosystems in der Mundhöhle vorliegt?

▬ Erklärbar ist das mit einer individuellen Milieuveränderung, in deren Folge sich die Bakterienflora den neuen Gegebenheiten angepasst hat. Die Bakterien, die sich im vorliegenden Milieu besonders wohl fühlen, nehmen überhand – die Bakterien, denen das vorhandene Milieu weniger behagt, werden weniger. Subsummierend beschreibe ich deshalb:

Das Milieu muss die Virulenzfaktoren begünstigen

Als *Virulenz* bezeichnen wir dabei den Grad der Pathogenität von Mikroorganismen. Nur in einem bestimmten Milieu ändern sich die Virulenzfaktoren in Richtung Pathogenität mit folgenden Auswirkungen:

- Das Milieu ändert die Adhäsion der Bakterien am Wirkungsort. Spezielle Glycoproteine des Speichels lagern sich an der Zahnoberfläche an und vermitteln eine selektive Adhäsion von Bakterien – zuerst

supragingival und in Folge davon im Gingivasulcus.
- Der Organismus reagiert mit einer Mobilisierung der humoralen Abwehr, in deren Folge bakterielle Enzyme diese Abwehrreaktionen umgehen, abschwächen oder ausschalten. Bakterielle Proteasen beispielsweise zerstören Immunglobuline und Komplementfaktoren. Die Produktion und Freisetzung von bakteriellen Enzymen wie z.B. Kollagenasen, Aminopeptidasen, Phospholipase A, Phosphatasen etc. greifen dabei das Gewebe an und erleichtern das Vordringen der Bakterien und deren Produkte.
- Eine weitere Gewebsschädigung erfolgt durch von Bakterien erzeugte und in den extrazellulären Raum abgegebene Exotoxine (z.B. Leukotoxin wirkt in Form einer Hemmung der Leuko- und Monozyten), so dass mittels Hydrolyse bindegewebige Bestandteile durch freiwerdende Sauerstoffmetabolite zerstört werden können. Exotoxine mit Hemmung der humoralen Abwehrmechanismen liegen aber auch verstärkt durch die rasant steigende Umweltbelastung vor.
- Durch Lipopolysaccharide (LPS) aus der Zellwand gramnegativer Bakterien erfolgt Desweiteren
❶ eine **toxische Gewebszerstörung** (Endotoxine) des Sulcusepithels durch Stimulation der Freisetzung von Prostaglandinen, Leukotrienen und Zytokinen. Somit erfolgt eine Aktivierung des Komplementsystems und durch Bildung von Substanzen mit entzündungsauslösenden Aktivitäten eine Knochenresorption.
❷ eine gleichzeitige Beeinträchtigung der Wirtsabwehr durch eine Verminderung der Phagozytose und Chemotaxis.
- **weitere Gewebsschädigungen** sind beschrieben durch Stoffwechselmetabolite wie *Indol, Kresol, Skatol, Ammoniak, Schwefelwasserstoff, Sulfide* etc. aus Bakterien oder aus dem körpereigenen Stoffwechsel (bevorzugt aus dem Zu viel an bes. tierischem Eiweiß). Die Wirkung ist zytotoxisch und inhibierend auf die Kollagen- und Proteinsynthese und damit

gleichbedeutend mit Gewebsverlust. Sie fördern außerdem die Schädigungen durch Enzyme, Exo- und Endotoxine sowie die Beeinträchtigung der Wirtsabwehr.

■ Erst in einem für die Virulenzfaktoren günstigen Milieu kommt die für die Parodontitis marginalis so typische zerstörerische Wirkung am Zahnhalteapparat zur Entfaltung.

Geschwächtes Immunsystem

Die Wirkung der Virulenzfaktoren ist umso heftiger, je geringer die so genannte »Wirtsabwehr« des Organismus ausgeprägt ist. Geringe »Wirtsabwehr« ist aber auch gleichbedeutend mit geschwächtem Immunsystem.

■ Wir können auch je nach Stärke der »Wirtsabwehr« verschieden heftige Formen der Parodontitis marginalis unterscheiden. Jede Parodontitis marginalis, jede Knochentasche ist ein entzündliches Geschehen, das durch den Zeitfaktor ein chronisches Geschehen ist und somit als Herdbelastung mit allen beschriebenen Komponenten über das Grundsystem einen Zusammenbruch der Regelkreise bewirken kann.

3.5.1.6 Kiefergelenk und Kaumuskulatur

Das Kiefergelenk darf bei einer Symptomatik nie isoliert gesehen werden, sondern stets in Funktionseinheit mit seiner Muskulatur. Die Muskulatur wiederum ist zwischen Schädel und Schultergürtel eine Funktionseinheit. Störungen können dabei Auswirkungen bis in den Beckenbereich haben.

■ *Aufgabe der Muskulatur* ist es, den Kopf in gerader und funktionell intakter Stellung auf der Halswirbelsäule zu balancieren und den Kau- und Schluckakt durchzuführen. Dazu sind verschiedene Muskelzüge notwendig:
- im rückwärtigen Bereich die Subokzipitalmuskulatur
- im seitlichen Bereich der M. sternocleidomastoideus mit der seitlichen Halsmuskulatur
- im vorderen Bereich die Kaumuskulatur in Verbindung mit der Infra- und Suprahyoidalmuskulatur.

werden und diverse Bücher existieren, nur insoweit ansprechen, dass *unphysiologische Kieferrelationen* sowohl über entsprechende Sensoren im Gelenk selbst, als auch über den Muskel- und vor allem Fascienapparat Veränderungen bewirken und damit Fehlimpulse auslösen.

▬ Lang andauernde Fehlimpulse vom Kiefergelenk können somit aber auch die innere Ordnung stören und sich zum Störfeld selbst entwickeln.

▬ Die **Ursachen für Kiefergelenksirritationen** sind mannigfaltig. Die häufigsten:

❶ Zahnfehlstellungen

Beim Aufbiss auf die Zahnreihen sollte das Kiefergelenk normalerweise eine bestimmte physiologische Position innehaben, nämlich die »retrudierte Kontaktposition«. In dieser Position ist eine weitere Rückwärtsbewegung des Unterkiefers nach dorsal nicht mehr möglich. Nach der Gelenks- und Muskelphysiologie ist ein Aufbiss in dieser Position am ökonomischsten. Zahnfehlstellungen, aber auch eine falsche Bisslage beim Zahnersatz können verhindern, dass diese Position eingenommen werden kann, so dass die Muskulatur bei jedem Schlussbiss unökonomisch arbeiten muss um die Zahnreihen zu treffen. Dadurch werden langfristig in der Regel muskuläre Beschwerden hervorgerufen.

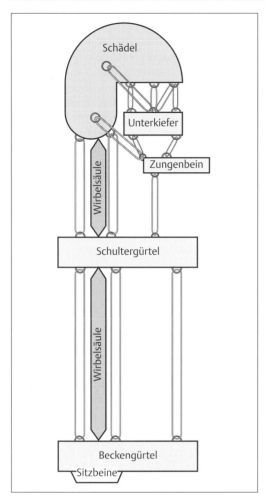

Abb. 31 Zusammenspiel der Muskeln im Kiefergelenk mit den Muskeln des Schulter- und Beckengürtels

Störungen des Kiefergelenkes können somit aufgrund muskulärer Fehlfunktionen vorliegen, sie können aber auch isoliert vom Gelenk ausgehen. Diagnostisch ist ein dumpfer, flächiger Schmerz meist muskulär bedingt, während ein streng lokalisierter, stechender Schmerz ursächlich mehr auf eine Alteration im Gelenk schließen lässt.

▬ Ich möchte dieses Thema, über das alleine die verschiedensten Kurse abgehalten

❷ Kieferorthopädische Behandlungen

Auch kieferorthopädische Behandlungen sind nicht unbedingt ein Garant dafür, dass das stomatognathe System in Harmonie funktioniert. Durch die Außerachtlassung von funktionellen Zusammenhängen zwischen Gebiss und Kiefergelenk, wie sie beispielsweise dann vorkommen, wenn kieferorthopädische Behandlungen unter rein kosmetischen Aspekten durchgeführt werden, kann es ebenfalls zu entsprechenden Fehlimpulsen kommen.

❸ Fehlfunktionen des Gebisses

Es kommt häufiger vor, dass beispielsweise der Oberkiefer im Bezug zum Schädel eine ungünstige Beziehung aufweist. Über die verschiedensten Kompensationsmechanismen versucht der Organismus einen Ausgleich dieser Störung zu bewerkstelligen, was aber nur durch einen Mehraufwand an Energie möglich und durch mehr oder weniger große Abstriche in der Ökonomie gekennzeichnet ist.

Gleiches kann beispielsweise auch dadurch geschehen, wenn ein angefertigter Zahnersatz nicht den physiologischen Erfordernissen in ihrem komplizierten Zusammenspiel entspricht.

❹ Gewalteinwirkungen

Jedes Trauma, insbesondere im Kopfbereich hinterlässt seine Spuren. Insbesondere Traumen auf den *Unterkiefer* haben durch ihren unmittelbaren Bezug zum Kiefergelenk erhebliche Auswirkungen. Aber auch ein traumatischer Beckenschiefstand kann durch verschiedenste Kompensationsmechanismen über den Halte- und Wirbelsäulenapparat bis hin zum Kiefergelenk entsprechende Veränderungen verursachen.

❺ Bauchlage im Schlaf

Eine langdauernde Bauchlage kann durch den stetigen Druck über den Unterkiefer auf das Kiefergelenk Kiefergelenksbeschwerden hervorrufen.

❻ Probleme in der emotionalen Ebene

Psychische Probleme werden in der Regel nachts in der Form verarbeitet, dass man sich »durch ein Problem hindurchbeißt«. Ein nächtliches Knirschen und Pressen ist meist eine Problembewältigung dieser Art.

Erstes Zeichen für eine Überbelastung unserer Zähne und unseres Zahnhalteapparates aufgrund dieser *nächtlichen »Aktivitäten«* ist vielfach ein empfindlicher Zahnhals an mehreren Zähnen.

Auch keilförmige Zahnhalsdefekte können bei lang andauerndem Knirschen und Pressen dadurch entstehen, dass durch die Mikroverbiegungen der Zahnschmelz dort am ehesten Risse bekommt und sich auflockert, wo er am schlechtesten mineralisiert ist. Das ist in der Regel der Zahnhalsbereich, der, unterstützt durch eine falsche Putztechnik, dann entsprechende Defekte aufweist.

▬ Auch **nicht ausgelebte Aggressionen** können über die Körpersprache meist muskuläre Kiefergelenksprobleme auslösen. Die Aggressionshaltung nach außen ist:
▬ Hochgezogene Schulter, Kopf im Nacken, Zähne zeigen oder mit den Zähnen knirschen, geballte Faust.
▷ Je länger dieser muskuläre Tonus anhält, um so mehr Auswirkungen hat er auf das Kiefergelenkssystem.
▬ Die **Symptomatik bei Kiefergelenksproblemen** ist höchst verschiedenartig und äußert sich vielfach in:
- S-förmigen Öffnungs- und Schließungsbewegungen des Unterkiefers
- Gelenksknacken
- Kopfschmerzen
- Muskelspasmen, Bruxismus
- Ohrgeräusche (Tinnitus)
- Mundöffnungseinschränkungen
- schiefe Kopf-/Körperhaltung
- bestimmte Frequenzen können nicht mehr gehört werden
- Schulterschmerz (zu 50% Ursache Hypertonie des M. omohyoideus)
- Patient beißt sich immer auf eigene Zunge
- Schluckbeschwerden
- »Trigeminus-Neuralgie«

▬ Eine Störfeldfunktion ist über verschiedene Mechanismen erklärlich. Zum einen werden gerade bei Fehlfunktionen im Kiefergelenksbereich egal welcher Herkunft eine Reihe von Regelkreisen belastet, die über Vernetzungen eine allgemeine Reduktion der Kompensationsfähigkeiten innerhalb dieses Systems bewirken. Kiefergelenksdysfunktionen sind oft relativ wenig erkannte Störfaktoren in unserem Regulationssystem.

Sie sollten aber auch unbedingt die **energetischen Zusammenhänge** zwischen Kiefergelenk und Meridiansystem, das wir aus der Akupunktur kennen, beachten. So haben beispielsweise vier Meridiane unmittelbaren Bezug zu unserem Kiefergelenk, nämlich

- der **Dünndarmmeridian,** der in dieser Region endet,
- der **Dreifach-Erwärmer,** der um das Kiefergelenk zieht,
- der **Gallenblasenmeridian**
- und auch der **Magenmeridian.**

Somit können Fehlfunktionen und Störimpulse aus der Kiefergelenksregion im entsprechenden Meridiansystem ihre Auswirkungen haben, genauso wie beispielsweise eine Problematik innerhalb dieser Resonanzketten mit einer Kiefergelenkssymptomatik beantwortet werden kann. Ich denke hierbei beispielsweise an die des öfteren anzutreffende Kiefergelenkssymptomatik bei langjähriger Einnahme von Kontrazeptiva. Durch diesen Eingriff in das Hormonsystem ist der Dreifach-Erwärmer irritiert, was sich in einer Kiefergelenkssymptomatik äußern kann. Mit einer rein funktionellen Therapie ist diese Problematik mit Sicherheit nicht zu beheben.

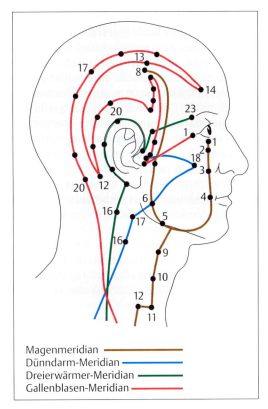

Abb. 32 Kopfmeridiane (nach Mastalier)

3.5.1.7 Narben

Ein **Narbenstörfeld** stellt immer ein *Grenzflächenproblem* dar. Bei intakten Oberflächenverhältnissen wird eine Regulation üblicherweise durch Ladungsänderungen bewirkt. Der Ionenstoffwechsel inklusive pH-Wertänderung wird dabei selbstregulierend von den Fibrozyten vorgenommen.

Narben bewirken eine Blockierung oder zumindest Hemmung des Ionenaustausches, so dass ein physiologisches Grenzflächenpotential auf Dauer nicht aufrechtzuerhalten ist. Während der **Normwert** an der Haut etwa **40 – 90 mV** beträgt, baut sich in Narbenzonen der Wert in Richtung »Null« ab. Damit kommt es zu einer Hemmung bis Blockierung der elektroenergetischen Informationsübertragung. Eine Reizverarbeitung und auch -weiterleitung wird insuffizient bis unmöglich. Es kommt schließlich zu einem Zusammenbruch.

> Jede Narbe, also auch eine innere Narbe aus tiefen Verletzungen, kann ein Störfeld sein. Oft sind nur Teile einer Narbe betroffen. Besonders häufig entwickeln sich solche Narben zum Störfeld, die sekundär verheilt sind, künstlich offengehalten wurden *(Drainagestellen)* oder Granulome gebildet haben.

Hemmungen der Reizleitung und damit der Informationsübertragung wirken sich in-

▶ Ein **gut abgestimmtes Katalysatorsystem** sollte einen möglichst hohen Polymerisationsgrad bewirken. Unvollständige Polymerisation führt zu schlechten mechanischen Eigenschaften und dabei verbleibende Restmonomere können toxikologisch bedenklich sein.

▶ Zusätzlich werden noch **chemische Stabilisatoren** und **Inhibitoren** zugesetzt, um die Verarbeitungszeit und die Lagerstabilität des Komposits zu erhöhen.

▬ Selbst bei optimalen Voraussetzungen und mit Lichtgeräten, die eine ausreichende Leistung haben, erfasst eine Polymerisationsreaktion fabrikatsabhängig nur ca. 35 – 77% der Doppelbindungen. Die biologische Verträglichkeit von Füllungskunststoffen wird aber im wesentlichen auch vom Grad der Monomer-Polymer-Konversion bestimmt. Somit verbleiben Residualmonomere, nicht polymerisierte Zusätze wie z.B. Benzoylperoxid, sowie bei der Härtung entstehende neue Stoffe wie beispielsweise Camphersäureanhydrit von unterschiedlichen Mengen in der Füllung. Diese gelangen über die Mundhöhle und die Mundschleimhaut oder über das Dentin und die Zahnpulpa in den Organismus und können so neben allergischen auch systemische Wirkung haben.

▬ In einer Untersuchung der *Medizinischen Hochschule Hannover* in Zusammenarbeit mit dem *Institut für Organische Chemie* der Universität Köln konnte festgestellt werden, dass bei fünf von sechs wichtigen Bestandteilen der Komposits eine teils erhebliche Zytotoxizität besteht. Dabei wies Bis-GMA, der Hauptbestandteil der organischen Matrix der meisten heute gebräuchlichen Kunststoffe, die geringste zelluläre Verträglichkeit auf.

▬ Ähnliche Untersuchungsergebnisse kennen wir auch aus den USA. Auch dort wurden zytotoxische Effekte der Komposits an Zellkulturen des menschlichen Zahnfleisches bestätigt.

▬ Insbesondere bei der **Lichtpolymerisation** ist die Diskussion über die **richtige Lichtintensität** und die weiteren Mindestanforderungen an Lichtpolymerisationsgeräte noch voll im Gang. Allgemein anerkannt und vielfach publiziert (Lutz, Krejci, Koran u.v.a.m) ist inzwischen die Tatsache, dass eine zu niedrige Lichtintensität zu Problemen durch nicht ausreichend gehärtete Füllungen oder Bondings führen kann, insbesondere in Verbindung mit einer zu kurzen Belichtungsdauer. Eine bestimmte *Mindestintensität* kann jedoch nicht definiert werden, da die nötige Intensität stark von der jeweiligen Situation abhängt. Zu berücksichtigen sind hierbei u.a. folgende Faktoren:

- Materialart
- Farbe
- Schichtdicke
- Reflektionen
- abgeschaltete oder überdeckte Bereiche z.B. bei Zementierungen
- Abstand der Austrittsöffnung zur belichteten Oberfläche
- unterschiedliche Initiatorsysteme für die Polymerisation

▬ Eine Versuchsreihe in den Laboren von Gordon Christensen in den USA zeigte jedoch, dass in den Zahnarztpraxen mehr als 25% der verwendeten Geräte eine Lichtintensität von weniger als 200 mW/cm^2 aufweisen. Dies ist selbst im günstigsten Anwendungsfall zu wenig.

▬ Ein **Abfall der Lichtintensität** kann auch durch Verschmutzung des Lichtleitstabes oder durch eine Lampenalterung, im wesentlichen durch Glühwendelabbrand, entstehen.

▬ **Negative Folgen** der Lichtpolymerisation können aber auch durch *zu hohe* Lichtintensität von weit über 1000 mW/cm^2 beobachtet werden. In Betracht können dabei die so genannten »Plasma-Lights«, die mittels Lasertechnik oder Xenon-Hochdrucklampen eine schnellere Härtung der Kunststoffe ermöglichen, kommen. Beschrieben werden Schmerzreaktionen an belichteten Zahnfleischbereichen und Irritationen der Zahnpulpa.

▬ Eine zu schnelle Polymerisation führt aber auch zu erhöhten Stresszuständen im Material und zu Randablösungserscheinungen.

▬ Nachteilige Folgen sind
▷ eine nicht ausreichende Vernetzung der Kunstoffe und

▷ ein stark erhöhter Restmonomergehalt.

■ Der nicht ausreichende Polymerisationsgrad erklärt den scheinbar reduzierten Schrumpfungsfaktor und die reduzierte Oberflächenhärte. Erst nach vielfacher Belichtung mit einer Gesamtbelichtungszeit von >25 Sekunden konnte ein adäquater Polymerisationsgrad erreicht werden. Durch die lange Belichtungszeit geht jedoch der propagierte Zeitgewinn verloren.

■ Als **systemische Nebenwirkungen von dentalen Kunststoffen** sind aus der Literatur bekannt:

❶ **Allergien** und Kreuzallergien auf Inhaltsstoffe, Verunreinigungen oder Konservierungsmittel.

❷ **Toxizität** der Kunststoffe und Reaktionsprodukte (z.B. Formaldehyd, Restmonomere, freie Radikale etc.). Nahezu alle Ausgangsbestandteile von Komposits sind deutlich zellschädigend.

❸ **Mutagenität** und **Kanzerogenität** von einzelnen Komponenten und Reaktionsprodukten wurde in vitro nachgewiesen.

❹ **Östrogenartige Wirkung** von Materialien, die Bisphenol-A-Dimethacrylat enthalten.

■ Leider unterliegen alle Kunststoffe einer mehr oder minder großen Volumenschrumpfung beim Abbindevorgang, so dass das Risiko einer Sekundärkaries deutlich erhöht ist. In dieser Kenntnis sind viele Hersteller dazu übergegangen, Fluoride als »Kariesprophylaxe« zuzusetzen, die von der Füllung langsam an den Zahn abgegeben werden sollen.

■ Abgesehen von der ungünstigen Abgabekinetik führen diese Fluoride aber in einer lange bekannten Reaktion mit dem *Apatit* des Zahnschmelzes zur Bildung von relativ grobem, praktisch unwirksamem Calciumfluorid, das in lockeren Kristallhäufchen auf der Oberfläche des Zahnes liegt.

■ Nach Prof. KNAPPWOST hätten die »Erfinder« der Fluoridabgabe durch das Füllungsmaterial wissen müssen, dass die kariesprophylaktische Wirkung von Fluoridlösungen kleiner Konzentration allein auf der Verstärkung der Remineralisierung durch den Speichel beruht und nicht auf der Bildung des vermeintlichen schwerlöslichen Fluorapatits, das übrigens im neutralen und schwach sauren Milieu wie im Mund instabil ist, sich also nicht bilden kann. Eine zur Remineralisierung nötige Menge an Speichel aber fehlt in der Kavität.

■ Im Gegensatz zu den Glasionomerzementen ist der Verbund der Komposits mit der Zahnhartsubstanz nicht selbstadhäsiv. Deshalb muss zum besseren Halt die Haftung am Zahnschmelz durch mikrokinetische Verankerung über eine Säure-Ätz-Technik erreicht werden. Durch Auftragen und dreißig- bis sechzigsekündigem Verbleib von zwanzig- bis fünfzigprozentiger Phosphorsäure auf dem Schmelz erzielt man eine oberflächliche Entkalkung und damit eine erhöhte Porosität. Durch Auftragen eines Haftvermittlers (**Bonder**), der in die entstandenen Poren eindringt und der wiederum eine chemische Verbindung mit dem Komposit eingeht, erreicht man eine Mikroverzahnung und damit eine bessere Haftung am Zahn. Bei manchen Materialien wird auch eine zusätzliche Dentinätzung propagiert. Damit kommt man aber nicht umhin, eine Schädigung der organischen Strukturen im Zahnbein bis hin zur Irritation der zahnbeinbildenden Zellen, der Odontoblasten, oder sogar der Zahnpulpa in kauf zu nehmen. Dauerirritationen heißen aber auch Dauerbelastungen für unsere Regelkreise.

■ Die **allergene Beeinflussung** der Haftvermittler beruht auf den Inhaltsstoffen wie Kunststoffmonomeren (meist Cyano-Akrylate), Initiatoren, Stabilisatoren und Lösungsmitteln (oft Aceton), seltener auf den Konditionierungsmitteln EDTA, Maleinsäure, Phosphorsäure, Salpetersäure oder Zitronensäure. Es ist bekannt, dass davon allergische Reaktionen, sei es lokaler Art in Form von Lichen ruber planus oder Kontaktdermatitiden, aber auch systemischer Art in al-

▶ Laut Empfehlungen für die Nährstoffzufuhr der amerikanischen Bevölkerung (RDA) ist die wünschenswerte Fluoridaufnahme 1,5 – 4mg pro Tag.

▪ Fluorid wird vermutlich hauptsächlich im menschlichen Körper über die Darmschleimhaut aufgenommen. Etwa die Hälfte des aufgenommenen Fluorids wird noch am gleichen Tag durch den Urin wieder ausgeschieden, ein großer Teil aber im Skelett, in den Organen und im Bindegewebe gespeichert.

▪ Bei Niereninsuffizienz erhöht sich die Retention von Fluoriden im Organismus.

B. Kariesprophylaxe mit Fluoriden

Aus dem vorher Geschriebenen geht unzweideutig hervor, dass wir jeden Tag natürlicherweise individuell verschieden große Mengen an Fluoriden aufnehmen. Mir ist bis heute jedoch keine exakte Angabe darüber bekannt, wie viel Fluorid mit welchen individuellen Schwankungsbreiten der Organismus tatsächlich benötigt.

▪ Eine Obergrenze, ab der es zu akuten toxischen Erscheinungen kommt, ist definiert.

▪ Nach Untersuchungen von DEAN in den 1930er Jahren soll eine Trinkwasserfluoridkonzentration von 1 ppm (pars per million) einen kariesreduzierenden Effekt bei nur geringem Auftreten von fleckigen Zähnen haben. Je höher die Fluoridkonzentration des Trinkwassers ist, umso gehäufter bilden sich fleckige Zähne (mottled teeth).

▪ Nach heutigem Wissensstand ist die Konzentration des zugeführten Fluorids für den Wirkungsmechanismus maßgeblich. So scheint die regelmäßige Zufuhr von niedrigen Konzentrationen (Trinkwasserfluoridierung, Zahnpasten, Speisesalz, Tabletten) andere Wirkmechanismen zu begünstigen als die periodische Zufuhr höherer Dosen (Fluoridgelees). Genaueres ist der Wissenschaft aber bis heute nicht bekannt.

▪ So existieren nebeneinander drei Thesen zur Fluoridwirkung:

These 1

Die teilweise Umwandlung von Hydroxylapatit (= Zahnschmelz) in Fluorapatit, der eine geringere Löslichkeit in Säure aufweist, bewirkt eine Kariesresistenz.

▪ Nachdem das Säurelöslichkeitsprodukt von Hydroxylapatit mit einem pK von 117,2 und von Fluorapatit mit einem pK von 121,2 sehr nahe beieinander liegen ist diese These wohl eher unwahrscheinlich.

These 2

Unter Anwesenheit von Fluorid scheint die Schmelzdemineralisation im sauren Milieu langsamer abzulaufen und die -remineralisation wird gefördert. Durch den Einfluss auf das De- und Remineralisationsgleichgewicht kann somit möglicherweise eine Verzögerung der Karies eintreten.

These 3

Bei Konzentrationen von 10 bis 100 ppm in einem Nährmedium treten Hemmungen des Stoffwechsels und des Wachstums von Bakterien durch eine Blockierung von Enzymen auf. Da die mittlere Fluoridkonzentration im Speichel um 0,1 ppm liegt und nach neueren Erkenntnissen auch durch kumulative Effekte in Zahnbelägen, der Plaque, 5 ppm nicht überschreiten dürfte, scheint dieser karieshemmende Effekt höchstens nach Zufuhr von hochdosierten Präparaten und auch nur sehr kurzfristig zu bestehen.

▪ Ein echter karieshemmender Effekt besteht unter natürlichen Bedingungen wohl nicht.

▷ Somit scheint auch schulmedizinisch nach dem heutigen Kenntnisstand die Fluoridierung mehr ein Kariestherapeutikum von Anfangsdefekten als ein Kariesvorsorgemittel zu sein.

▪ Trotzdem wird die wissenschaftliche Medizin nicht müde zu behaupten, dass üblicherweise, von Gegenden mit hohem Fluoridspiegeln im Trinkwasser abgesehen, die tägliche Fluoridaufnahme zu gering sei, um kariesprotektiv zu wirken.

▪ Um diese Behauptung belegen zu können müsste zum einen ein exakter Wert über die täglich notwendige Aufnahme an Fluoriden existieren.

▪ Desweiteren müsste dann durch Tagesprofile die tatsächliche Aufnahme an Fluoriden, die, wie bereits dargestellt, einer erheblichen täglichen Schwankung unterliegen kann, bestimmt werden.

▪ Aus diesen beiden Werten könnte dann ein eventuelles Defizit, das täglich unterschiedlich ausfallen kann, errechnet werden.

▪ Hinsichtlich der kariesprotektiven Wirkung von Fluoriden ist demgegenüber auch wichtig zu wissen, dass »nicht die Menge des eingenommenen Fluorids (innerliche oder systemische Wirkung), sondern die Häufigkeit und Dauer des Kontakts von Fluorid mit den durchgebrochenen Zähnen am wichtigsten ist« (MARTHALER 1989).

▪ Aus diesem Zitat eines Befürworters der Fluoridierung, der damit frühere Forschungsergebnisse (HENSCHLER und PATZ 1977) bestätigte, leitet sich aber logischerweise ab, dass eine endogene Fluoridierung über Tabletten, Speisesalz etc. zur Kariesprävention absolut unsinnig ist.

▪ Ferner geht daraus schlüssig hervor, dass auch nicht die Menge des zugeführten Fluorids, die ja den entsprechenden Behauptungen zufolge täglich zu gering ausfallen würde, für eine Kariesreduktion entscheidend ist, sondern nur die Häufigkeit und der Kontakt mit den Zähnen.

▪ Andererseits erfolgt eine lokale Fluoridierung wiederum über eine Anätzung, Entkalkung und destruktiver Erweichung des Zahnschmelzes sowie einer flächenhaften Schädigung von dentalen Keramikarbeiten.

▪ Zweck der Fluoridapplikation sollte ursprünglich sein, dass die Karies nebenwirkungsfrei gesenkt wird und damit die Zahngesundheitskosten dauerhaft zurückgehen.

▪ Beobachtungen dazu lassen mich jedoch nachdenklich werden:

- So sind in den USA und in Basel trotz Fluoridierung des Trinkwassers die Zahngesundheitskosten nicht gesunken, sondern proportional gestiegen.
- So wurde in Graz (Österreich) 1973 die Fluorid-Tablettenaktion wegen Erfolglosigkeit wieder abgesetzt.
- So wurde in Kassel (Hessen) eine neunzehnjährige Trinkwasserfluoridierung (1952 – 1971) wegen Erfolglosigkeit wieder eingestellt.
- So ist im Verlauf von 20 Jahren sowohl in fluoridierten, als auch in nichtfluoridierten Gebieten ein Rückgang der Karies um 50% feststellbar (GLASS 1981).
- So schrieb 1978 GUNZERT, Professor für statistische Methoden der empirischen Sozialforschung: »Sachlich möchte ich ausdrücklich betonen, dass mir auch heute noch keine wissenschaftliche Arbeit bekannt ist, die in wissenschaftlich einwandfreier Form die Fluor- Hypothese beweist. Alle mir bekannten Veröffentlichungen sind mit schweren statistischen Mängeln behaftet und erfüllen daher nicht die Voraussetzungen für eine Verifikation.«
- So haben in trinkwasserfluoridierten Gemeinden mit einem Fluoridzusatz von 1mg/l (»optimale Dosis«) 28% der 11 – 13jährigen Kinder fleckige Zähne (SCIENCE 1982).
- So gibt es Beobachtungen einer generellen Verkleinerung der Zähne und eine Änderung der Zahnform bei Basler Kindern im Vergleich zu solchen aus Freiburg/Br. (JONAS, SCHIENLE 1984).
- So ist der Gebrauch einer fluoridierten Zahnpaste in den ersten zwei Lebensjahren mit einem 11mal höheren Risiko auf gefleckte Zähne verbunden (MILSOM, MITROPOULOS 1990).
- So wissen wir heute noch immer nicht mit Sicherheit zu sagen, welcher Fluorid-Plasmaspiegel als prophylaktisch wirksam zu bezeichnen ist.
- So ist die Behauptung, dass mit dem zunehmenden Gebrauch von fluoridhaltigen Zahnpasten in den Industrienationen die Kariesreduktion zu erklären sei, nicht exakt zu beweisen (HELLWEG 1997).

- So ist in Japan und Schweden der Kariesrückgang nicht auf die Verwendung von Fluoriden zurückzuführen (HELLWEG 1997).

> Damit scheint nicht unbedingt auf der Hand zu liegen, dass mit der Fluoridierung ein Durchbruch bei der Zahnerhaltung erzielt wurde. Stattdessen ging die Wissenschaft aber ein immer schwerer zu kalkulierendes Risiko einer chronischen Fluorid-Intoxikation ein.

C. Chronische Fluorid-Intoxikationen

Wie wir aus der Werkstoffproblematik bereits wissen, ist entsprechend der *Haber'schen Regel* bei kleinen Dosen die Einwirkungsdauer eines Toxins entscheidend. Je größer der Chronizitätsfaktor »Zeit« ist, umso wahrscheinlicher kommt es zu einer Symptomatik.

- Die Fluoridsubstitution ist eine Dauermedikation mit einem entsprechend hohen Chronifizierungsfaktor bei geringen Konzentrationen.
- Die bekannteste Wirkung der Fluoride ist neben der Einwirkung auf den Zahnschmelz die **Retension im Skelett.** Eine langdauernde Einwirkung auch kleiner Dosen führt dabei zur **Osteosklerose.** Die Symptome dieser Krankheit zeigen sich erst nach 10 – 30 Jahren. Im Anfangsstadium treten nur leichte rheumatische Beschwerden auf, die sich über die Steifheit der Wirbelsäule bis hin zum Starrwerden des Brustkorbes und zu Gelenkversteifungen entwickeln.
- Ursache der **Skelettfluorose** ist der antagonistische Charakter des Fluors gegenüber dem Calcium. Dabei wird Knochen in Hydroxylapatit umgebaut. Um seine Funktion im menschlichen Organismus zu erfüllen muss Calcium in ionisierter Form vorliegen. Fluor bildet jedoch mit Calcium Komplexsalze. Die Resorption von Calcium im menschlichen Skelett wird dadurch je nach Quantität des Fluors herabgesetzt oder gar verhindert.
- Diesen Effekt macht sich die Medizin zunutze, indem sie die Behandlung der Osteoporose standardisiert mit deutlich höheren Fluoriddosen als bei der Kariesprophylaxe durchführt.
- Der Haupteffekt des Fluorids am Knochen ist dabei die direkte Stimulation der Osteoblasten. Allerdings kommt dieser knochenanabole Effekt nur in einem relativ engen Konzentrationsbereich zustande. Dieses »*therapeutische Fenster*« scheint zudem individuell verschieden zu sein. So schwanken in der Literatur die Angaben über »*Nonresponder*« zwischen 20% und 50%.
- Nebenwirkungen der Skelettfluorose sind epigastrische Beschwerden, periartikuläre Schmerzen insbesondere der unteren Extremitäten, intraossäre Mikro- und Pseudofrakturen, Ermüdungsbrüche und sekundärer Hyperparathyreoidismus.
- Der Effekt der Osteofluorose ist eine Erhöhung der Kompressionsfestigkeit des Knochengewebes; andererseits kommt es bei Extremitätenknochen zu einem Elastizitätsverlust.
- Durch eine Erleichterung der Calciumphosphat-Kristallbildung bilden sich Ablagerungen an Ligamenten der Gelenke, Sehnen und Muskeln, was erhebliche schmerzhafte Bewegungseinschränkungen zur Folge hat. Weitere pathologische Ablagerungen sind in Niere, Schilddrüse, Herz, Leber, Zentralnervensystem und Gefäßen möglich.
- Ferner ist der Knochen ab einer bestimmten Menge von Fluorapatit nicht mehr in der Lage, schnell und in genügender Menge Kalziumionen für die Homöostase bereitzustellen.

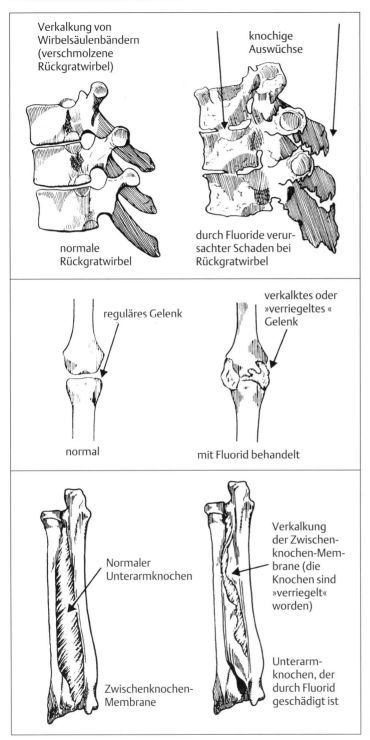

Abb. 34a–c Gelenksverkalkungen
(aus Yiamouyiannis, J.: Früher alt durch Fluoride, Waldthausen, Ritterhude 1988)

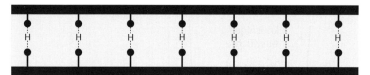

DNA-Stränge, die durch Wasserstoffbrücken verbunden sind

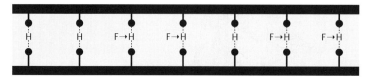

Fluorid greift Wasserstoffbrücken an

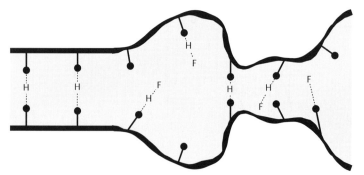

Unterbrechung der Wasserstoffbindungen durch Fluorid

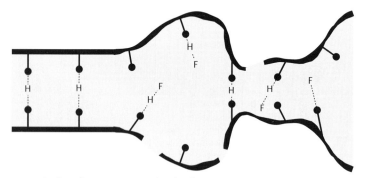

DNA- (oder Chromosomen-) Schaden

Abb. 35a–c (aus Yiamouyiannis, J.: Früher alt durch Fluoride, Waldthausen, Ritterhude 1988)

Fluor kann außerdem als Antagonist des Jods die physiologische Funktion der **Schilddrüse** stören und zu krankhaften Entwicklungen dieses Organs, wie z.B. der Bildung von Knoten oder eines Kropfes, führen. Tierversuche haben gezeigt, dass schon die chronische Aufnahme von ganz geringen Fluoriddosen genügt, um Veränderungen des Schilddrüsengewebes zu erzeugen.

Fluoride sind desweiteren **Breitbandenzymgifte**. Enzyme sind für unseren Organismus zwingend notwendig, um biochemische Reaktionen bei Körpertemperatur zu ermöglichen. Ihre Inhibition erfolgt

❶ **durch chemische Bindung der Co-Enzyme:** Co-Enzyme sind ein wichtiger Bestandteil in der Funktion eines Enzyms. Wird dieser Bestandteil durch Fluoride gebunden und damit »weggefangen«, ist das Enzym inaktiv und kann somit den Stoffwechsel nicht bewerkstelligen.

❷ **durch Zerstörung der Wasserstoffbrücken an Enzymproteinen:** In der organischen Chemie ist die H-F-Bindung mit Amiden eine der stärksten Bindungen, die es gibt.

Fluoride greifen somit bevorzugt die Wasserstoffbrückenbindungen an Protein-Enzymen an und unterbrechen sie. Je nachdem wo die Unterbrechung stattfindet, wird entweder

a) die aktive Stelle des Enzyms zerstört, was mit einer Unterbrechung der Enzym-Aktivität einhergeht, oder

b) durch massiven Einfluss der Fluoride auf das Enzym-Protein die Struktur der Eiweißkette geändert. Damit wird zumindest die Enzym-Aktivität unterbrochen. Bei starker Formveränderung des Proteins erkennt der Organismus sein eigenes Eiweiß nicht mehr, wodurch ein Angriff auf körpereigene Strukturen im Sinn einer Autoimmunerkrankung erfolgt.

Die nachfolgenden Tabellen zeigt eine Gegenüberstellung der Fluoridkonzentrationen in Organen von Menschen *vor und nach* der Trinkwasserfluoridierung in den USA, sowie der Prozentsatz der Inhibition von einigen Enzymen bei bestimmten Fluoridkonzentrationen.

Ansammlung von Fluorid, entstanden durch Einwirkung von Fluorid Fluorid-Konzentrationen in Organen von Menschen		
Organ	1939 ehe die Fluoridierung in USA begonnen hatte	1960–1965 nachdem die Fluoridierung in USA begonnen hatte
Gehirn	0,53 ppm	1,5 ppm
Herz	0,51 ppm	1,8 ppm
Nieren	0,68 ppm	2,3 ppm
Leber	0,54 ppm	1,4 ppm
Lunge	0,27 ppm	2,1 ppm
Milz	0,28 ppm	1,8 ppm
Bauchspeicheldrüse	nicht berichtet	1,7 ppm
Schilddrüse	nicht berichtet	4,0 ppm

Tab. 3 Fluoride. (National Academy of Sciences, 1971)

Betroffen sind die meisten Enzyme in mehr oder minder starker Form. Damit erfolgt zwangsläufig eine negative Beeinflussung des Stoffwechsels, der Atemkette und der Energiegewinnung.

Durch die Hemmung der Enzyme ist auch die Proteinsynthese und das Zellwachstum betroffen. Als Folge einer Einwirkung während der Schwangerschaft kann es zu erniedrigtem Geburtsgewicht, Mängel in der skelettalen Entwicklung und verzögerter Entwicklung kommen.

In Tierversuchen wurde eine herabgesetzte Fertilität bis hin zu Unfruchtbarkeiten durch eine Verminderung oder Ausfall bestimmter Hormone festgestellt. Die Anzahl der Aborte nahm zu. Auch die Beweglichkeit von Spermien war deutlich herabgesetzt.

Fluoride bewirken desweiteren in mehrfacher Hinsicht eine **Schwächung des Immunsystems** durch:

Enzyme, die durch Fluorid bei einer Konzentration von 1 ppm oder geringer gehemmt werden

Enzyme	Fluorid-Konzentration (in ppm)	Prozentsatz der Hemmung
Acetylcholinesterase	1 ppm	61 %
Glutaminsynthese	1 ppm	100 %
DNA-Reparatur-Enzymsysteme	1 ppm	50 %
Lactoperoxidase	1 ppm	50 %
Pterin Deaminase	0,6 ppm	50 %
alkalische Phosphate	0,4 ppm	52 %
dCMP Deaminase	0,3 ppm	% nicht berichtet
Butyrylcholinesterase	0,3 ppm	% nicht berichtet
ATPase	0,2 ppm	% nicht berichtet
Phosphomonoesterase	0,2 ppm	% nicht berichtet
Glycerinsäurephosphatase	0,1 ppm	% nicht berichtet

Tab. 4 (Aus: Wisemann: »Handbook of Experimental Pharmacology«, 1970)

❶ **Veränderungen der Bauformen körpereigener Proteine:**

Diesen Mechanismus haben wir gerade schon bei der Inaktivierung von Enzymen kennen gelernt. Durch Zerstörung der Wasserstoffbrücken kommt es zu Änderungen in der räumlichen Struktur der Proteine, die dann vom Organismus nicht mehr als körpereigen erkannt werden. Er greift sie an und versucht sie zu eliminieren. Es kommt zu Autoimmunerkrankungen.

❷ **Verlangsamung der Wanderungsgeschwindigkeit der weißen Blutkörperchen durch Bildung von zyklischem AMP:**

An der Universität Glasgow wurden 1981 und 1982 Untersuchungen durchgeführt die zu dem Ergebnis kamen, dass bei gleicher Einwirkzeit mit steigenden Fluoridkonzentrationen die relative Bewegungsgeschwindigkeit drastisch abnimmt. Bei einer sechsstündigen Exposition weißer Blutkörperchen mit nur 0,1 ppm, also einem zehntel der empfohlenen Dosis zur Kariesverhütung, reduziert sich deren Beweglichkeit um 21%; bei 0,5 ppm, der Hälfte der so genannten »optimalen Dosis« wird sie um 74% gehemmt. Die weißen Blutkörperchen, die »Polizei in unserem Körper«, können sich nicht mehr so schnell zu Erregern etc. hinbewegen und sind damit in ihrer Funktion beeinträchtigt.

❸ **Einwirkung der Phagozytose im Sinn einer Abschwächung bis hin zur Umkehr der Abwehrmechanismen:**

Normalerweise erkennen bestimmte »Fresszellen« im Blut, die Makrophagen, Krankheitserreger. Sie bewegen sich aktiv zu diesen hin, fangen sie ein, umschließen sie und lösen sie enzymatisch auf. Dabei wird die Enzymbildung stimuliert, was mit einem erhöhten Sauerstoffverbrauch einhergeht.

Fluorid Konzentration	Zeiteinwirkung	Relative Bewegungsgeschwindigkeit
0,0 ppm	6 Stunden	100 %
0,1 ppm	6 Stunden	79 %
0,5 ppm	6 Stunden	26 %
1,0 ppm	6 Stunden	15 %
2,0 ppm	6 Stunden	0 %

1981: Dr. Sheila Gibson, Universität Glasgow

Fluorid Konzentration	Zeiteinwirkung	Relative Bewegungsgeschwindigkeit
0,0 ppm	30 Min.	100 %
0,2 ppm	30 Min.	92 %
2,0 ppm	30 Min.	85 %
20,0 ppm	30 Min.	65 %
200,0 ppm	30 Min.	0 %

1982: Dr. P. Wilkinson, Universität Glasgow

Tab. 5

Die Wirkung von Fluorid auf die Phagozytose

- Stimulierung der Körnchenbildung und des O_2-Verbrauchs im nicht-aktiven Zustand und Hemmung dieser Prozesse im aktiven Zustand.
- Verzögerung der Reaktionsfähigkeit bis hin zur Aufhebung der Phagozytose
- Beschleunigung der Altersprozesse durch erhöhte Freisetzung von Superoxiden

Unter dem Einfluss von Fluoriden wird dieser Vorgang gehemmt und teilweise sogar physiologisch umgekehrt, indem das Fluorid wie ein Erreger wirkt und somit im nichtaktiven Zustand eine Stimulierung der Körnchenbildung und des Sauerstoffverbrauchs hervorruft. Im aktiven Zustand jedoch, wenn es gilt, einen echten Erreger zu bekämpfen, ist dieser Prozess verzögert, gehemmt und in schlimmeren Fällen sogar ganz aufgehoben. Durch vermehrte Bildung freier Radikale beschleunigen sich dabei die Alterungsprozesse im Körper.

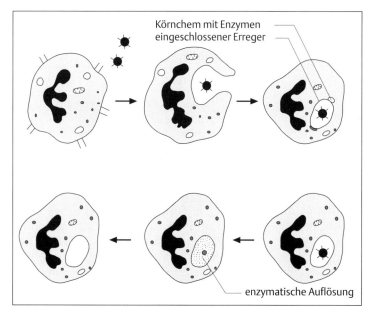

Abb. 36 Erregerabwehr durch Phagozytose (Aus: Yiamouyiannis, J., Früher alt durch Fluoride. Waldthausen, Ritterhude 1988)

> **❹ 15% – 20% verstärktes Tumorwachstum bei bereits 0,5 – 1,0 ppm Fluoriden:**
>
> Forschungen an Mäusen haben weiterhin ergeben, dass bereits bei geringen Fluoriddosen das Tumorwachstum erhöht ist. BURK hat aufgrund einer Studie belegt, dass die **Krebsrate** in den trinkwasserfluoridierten Städten der USA im Vergleich zu nichtfluoridierten Städten **signifikant gestiegen** ist. Von Fluoridbefürwortern wird diese Untersuchung jedoch wegen methodischer Fehler angezweifelt. Eine weitere Studie von BURK, die diesen beanstandeten Fehler ausklammert und trotzdem zum gleichen Ergebnis kam, wird negiert. Aufgrund verschiedenster Untersuchungen weltweit wird außerdem diskutiert, wie signifikant Fluoride **Chromosomenschäden** verursachen. Der Angriff erfolgt dabei ähnlich wie bei der Proteinschädigung durch Unterbrechung der Wasserstoffbrückenbindung in der DNS.

> Eine weitere toxische Wirkung der Fluoride ist die **Störung der Kollagensynthese**:

Eine Produktion von Kollagen und kollagenähnlichen Eiweißstoffen bewirken die:
- **Fibroblasten** in der Haut, den Sehnen, Bändern, Muskeln, Arterien und auch in den Organen wie z.B. Niere, Lunge etc.
- **Chondroblasten** im Knorpel
- **Osteoblasten** im Knochen
- **Adamantoblasten** im Zahnschmelz
- **Odontoblasten** im Zahnbein (Dentin)

▬ Als Besonderheit ist zu vermerken, dass nur im Kollagen die Aminosäuren Hydroxyprolin und Hydroxylysin vorkommen. Eine Lyse oder ein Bruch der Kollagenkette kann somit durch eine erhöhte Konzentration dieser Aminosäuren im Blut und Urin nachgewiesen werden.

▬ Bereits bei **1 ppm**, der so genannten »optimalen Dosis« bei der Kariesprävention finden sich erhöhte Hydroxyprolin- und Hydroxylysinwerte im Blut und im Urin.

▬ Unter Fluorideinwirkung kommt es ferner zur Unterbrechung der regulären Kollagensynthese zugunsten einer übermäßigen Produktion unvollkommenen Kollagens und nichtkollagener Proteine. Vermutlich durch Enzymhemmung findet eine Mineralisation von Kollagen in Muskeln, Sehnenansätzen, Bändern und Membranen zwischen den Knochen statt.

▬ Es kommt zu **Störungen in den kollagensynthetisierenden Zellen** mit folgender Symptomatik:

Fibroblasten:
Mineralisierung von Sehnenansätzen, Muskeln und Bändern; Arteriosklerose, faltige Haut, Hauterkrankungen (Ekzeme, Neurodermitis etc.), Organsklerose mit Funktionseinschränkungen.
Chondro- und Osteoblasten:
Bereits bei 0,7 ppm erfolgt eine Skelettfluorose. Knochige Wucherungen (Exostosen) und Verkalkung verschiedener Wirbelsäulenbänder; »Verriegelung« der Gelenke; Arthrose / -itis.
Adamantoblasten:
Sie sondern bereits bei 1 ppm eine unnatürliche Kollagenmatrize ab. Bei der Mineralisation der Zähne kommt es zu Störungen und damit zum Verlust der Transparenz (gefleckte Zähne).
Odontoblasten:
Durch Mineralisationsstörungen im Zahnbein werden die Zähne brüchig.

▷ Interessant ist auch noch die Tatsache, dass die Empfindlichkeit gegenüber Fluoridintoxikationen offensichtlich vom Ernährungszustand abhängig ist.

So wurde in Curicó, einer chilenischen Stadt, in der seit 1953 das Trinkwasser fluoridiert wird, eine um 104% erhöhte Sterblichkeit unterernährter Kinder gegenüber Vergleichsstädten festgestellt. Nach Schätzungen sollen in den sieben lateinamerikanischen Ländern, die ihr Trinkwasser teilweise mit Fluoriden anreichern, jährlich 36 100 Menschen an Fluoridintoxikation sterben (*Naturwissenschaftliche Rundschau,* 1977).

3.5.2.5 Aldehyde

Aldehyde finden im medizinischen Bereich nach wie vor ihre Verwendung. Sie werden in erster Linie in Form von Formaldehyden, Paraformaldehyden und seltener als Glutaraldehyde benutzt. Aufgrund ihrer toxischen Eigenschalten wirken sie keimtötend.

▪ In der Zahnheilkunde sind die häufigsten Vorkommen in folgenden Anwendungsbereichen festzustellen:

❶ Abtötung der lebenden Zahnpulpa:

▪ Neben arsenhaltigen Pasten wurden zur Abtötung von entzündeten Zahnnerven lange Zeit auch formaldehydhaltige Mittel benutzt. Diese wurden sowohl bei bleibenden, als auch bei Milchzähnen für einige Tage unter einer Füllung im Bereich der Wurzelkanaleingänge aufgebracht. Dadurch kam es zur Abtötung des Pulpengewebes im Wurzelkanal.

▪ Leider kann diese mumifizierende Wirkung nicht immer zuverlässig auf die Pulpa begrenzt werden, so dass die Gefahr von Gewebszerstörung auch angrenzender Gewebe sehr hoch ist. Diese unerwünschten Wirkungen treten besonders bei ungünstigen Begleitumständen wie z.B. bei nicht vollständig entfernter Karies oder undichten Füllungen auf.

▪ Da gerade bei Devitalisierungsmitteln sehr hohe (Para-)-Formaldehydkonzentrationen gebraucht werden (bis zu 500 000 ppm), kann eine Dosierung nicht vorgenommen werden, was die Kontrolle über die eingesetzte Menge praktisch unmöglich macht. Es kommt deshalb immer wieder vor, dass ausgedehnte Schädigungen der den Zahn unmittelbar umgebenden Areale sowohl im Knochen- als auch im Zahnfleischbereich beobachtet werden.

▪ Aufgrund seine großen Reaktionsfähigkelt wird Formaldehyd schnell abgebaut, so dass bei unerwünschten Gefäßschäden eine fallbezogene Nachweisführung über Resorption, Verteilung, Biotransformation und Ausscheidung im Gegensatz zu Schwermetallen nur schwer möglich ist.

❷ Wurzelfüllpasten:

▪ Die Verwendung von Präparaten, denen zum Zweck einer desinfizierenden Dauerwirkung Aldehyde zugesetzt wurden, wird heute schulmedizinisch nicht mehr empfohlen.

▪ Wurzelfüllpasten, die nur während der Aushärtungsreaktion eine deutliche Formaldehydfreisetzung aufweisen, wie das insbesondere bei Pasten auf Epoxidbasis der Fall ist, sind heute allerdings noch sehr gebräuchlich.

❸ Komposite, Kompomere und Kunststoffe:

▪ Die Anwesenheit von Formaldehyd in vom Zahnarzt verwendeten Kunststoffen hat mehrere Ursachen:

▪ Zum einen wird teilweise Formaldehyd aus technischen Gründen beigemischt, um beispielsweise Erhärtungsreaktionen zu ermöglichen. Ferner ist Formaldehyd als herstellungsbedingte Verunreinigung vorhanden oder entsteht aufgrund einer chemischen Reaktion als Nebenprodukt beispielsweise bei der Weiterreaktion von Doppelbindungen, die nach einer unvollständig verlaufenen Polymerisation von Kunststoffen verblieben sind, in Anwesenheit von Sauerstoff. Die zu messende Konzentration ist dabei sehr verschieden.

❹ Dentinadhäsive:

▪ Manche Dentinadhäsive enthalten Glutar-Aldehyd. Eine schnelle Verteilung und systemische Reaktion ist anzunehmen. Eine Beeinträchtigung des Organismus über das System der Grundregulation kann mit bioenergetischen Testmethoden belegt werden.

❺ Präparate zur Wundbehandlung und für überempfindliche Zahnhälse:

▪ Bei der Behandlung von oberflächlichen Zahnfleischblutungen, von schmerzhaften Aphten oder auch empfindlichen Zahnhälsen mit hochkonzentrierten Formaldehydlösungen ist obsolet. Angestrebt wird dabei die oberflächliche Eiweißausfällung der behandelten Schleimhautbezirke bzw. die oberflächliche Nekrotisierung der Ausläufer der Zahnpulpa im Zahnbein.

▶ **Akut toxische Wirkungen** sind nur bei Anwendungen mit hochkonzentrierten

Formaldehydlösungen vorstellbar und auch sichtbar wie z.B. bereits die akute Schädigung der umgebenden Areale bei der Anwendung von Devitalisierungspasten beschrieben wurde.
▶ **Systemische Effekte** sind eher bei niedrigdosierter, dauerhafter Aussetzung einer Formaldehydbelastung zu erwarten.

Dabei kommt es zu chronisch-toxischen Wirkungen mit meist unspezifischen Symptomen wie Unwohlsein, Gedächtnisstörungen, Antriebslosigkeit etc. Eine chronische Formaldehyd-Belastung ist somit ein weiterer Faktor, der unser »Fass-Kompensationsvermögen« voller macht (siehe einführende Beschreibung zu Kapitel 3.5.2) und damit den Organismus näher in Richtung einer chronischen Erkrankung bringen kann.

- Mit tierexperimentellen Testmethoden konnten neben zell- bzw. nervschädigenden auch **krebserregende Effekte** nachgewiesen werden.
- Von klinischer Relevanz sind auch **allergische Reaktionen**, wobei allerdings Formaldehyd kein eigenständiges Allergen, sondern ähnlich wie Quecksilber, ein sehr reaktives Hapten ist, das mit sehr verschiedenartigen anderen Substanzen wie beispielsweise Eiweiß zu einem Allergen werden kann.

3.5.2.6 Metalle

Unverträglichkeiten von Dentalmetallen sind oft mit einer riesigen Vielfalt von Beschwerdebildern verbunden. Die Symptomatik reicht dabei von allgemeinem Unwohlsein und Müdigkeit über Kopfschmerzen, häufig wiederkehrenden Infektionen und Allergien bis hin zu Autoimmun- und psychischen Erkrankungen. Eine sichtbare lokale Unverträglichkeitsreaktion in der Mundhöhle bleibt allerdings in den meisten Fällen aus.

▪ Dementsprechend wurde in der Vergangenheit die Möglichkeit einer Unverträglichkeit von Dentalmetallen wenig Beachtung geschenkt.
▪ Aufgeschreckt durch immer mehr sensibilisierte Patienten haben jedoch in den letzten Jahren derartige Belastungen zunehmend wissenschaftliche Beachtung gefunden. Was bisher einer großen Gruppe von verschiedenen, meist immunologisch bedingten, vegetativen, teilweise aber auch psychisch und psychosomatisch vermuteten Erkrankungen zugeordnet wurde, lässt sich teilweise mit der Dental-Metall-Sensibilisierung erklären. Eine diesbezügliche Diagnostik ist aufwendig und muss verschiedene Arten von Störungen berücksichtigen.

A. Allergische Störungen

▷ Alle in der Zahnheilkunde verwendeten Metalle sind **potentiell allergisierend**. Da sie allerdings sehr niedermolekular sind, können sie alleine in der Regel keine Immunantwort auslösen, sondern erst **durch die Bindung an ein körpereigenes Protein**.

▪ Dieser Modus der Hapten-induzierten Reaktion ist aufgrund ihrer hohen Affinität zu OH-, SH- oder NH-Gruppen von Proteinen sehr relevant. Es handelt sich dabei um spezifische Immunreaktionen, die aufgrund von meist nur geringen Metallionenkonzentrationen am Einwirkungsort fast immer Allergien vom zellulären Typ mit Bildung metallspezifischer T-Lymphozyten *(Typ IV-Allergien)* zur Folge haben. In der Regel kommt es deshalb nicht zu den klassischen Kontaktallergien, sondern eher zu systemischen Störungen. Genetisch fixierte Mechanismen der Metallinteraktion scheinen dabei von größerer Bedeutung zu sein und wurden im Tierversuch bereits für Sensibilisierungen gegen verschiedene Metalle identifiziert.

▷ Nur bei **hohen Antigenkonzentrationen**, wie z.B. bei Einatmung von Metalldämpfen oder -stäuben in der Metall verarbeitenden Industrie, können allergische Sofortreaktionen vom Typ I induziert werden. Diese sind heute aber eher die **Ausnahme**.

▶ **Typ IV-Allergien** sind **gegen alle** in der Zahnheilkunde verwendeten **Metalle möglich**. Die häufigsten Allergene in absteigender Reihenfolge sind dabei

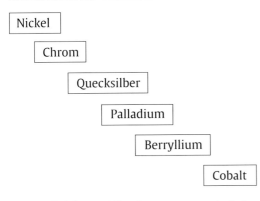

- Beschriebene Allergiesymptome sind dabei:
- Asthma
- Gastroenteritis
- Gingivitis
- Glossodynie
- Ödeme
- Pharyngitis
- Übelkeit

- Bei Amalgam und Gold wurden auch lichenoide Reaktionen, also Schleimhautveränderungen, beobachtet.

Der Epikutantest

Das in der Praxis am häufigsten angewendete Testverfahren zum Nachweis von Typ IV-Allergien ist der Epikutantest (Patchtest).
- Standardisiert werden dabei Metallsalze auf die Hautoberfläche aufgebracht und nach 48 und 72 Stunden Hautreaktionen im Bereich der Kontaktfläche abgelesen.
- Diese Testung wird nach Aussagen von Dr. MOLITOR und Dr. LEONHARDT (Klin. Institut für Allergien und Atemwegserkrankungen, Hannover) der eigentlichen Problemstellung jedoch nicht gerecht, da auch Anionen von Metallsalzen allergisierend wirken können.
- Sensiblere Reaktionen erhält man bei der Testung mit frisch präpariertem **Nativmaterial in Vaseline,** das auf eine oberflächlich »gescratchte« (eingeritzte) Haut aufgebracht wird. Entscheidend ist dabei die fachgerechte und werkstofforientierte Verarbeitung in vitro.
- Um dem natürlichen Vorgang der Spätallergisierung gerecht zu werden, erstreckt sich in ihrem Institut die Testung über einem Zeitraum von 7 bis 14 Tagen. Auffallend ist dabei, dass sich viele Metallsensibilisierungen im Epicutantest erst nach 5 bis 10 Tagen zeigen.
- Von Interesse ist auch, dass in ihrem Institut keine Amalgamallergie diagnostiziert werden konnte, ohne dass auch eine Sensibilisierung auf Kobalt, Nickel und Kupfersulfat vorhanden war. Es wurde auch keine einzige Sensibilisierung auf Palladium ohne gleichzeitige Sensibilisierung auf Nickel beobachtet.

> Der **standardisierte Epicutantest** mit der 72-Stunden-Ablesung wird im Versicherungswesen und von den gesetzlichen Krankenkassen nach meiner Erfahrung aber als einziger Bestätigungstest für Metall-Allergien benannt. Obwohl gravierende Einschränkungen bekannt sind, wurden bisher andere Testverfahren kaum geprüft oder routinemäßig eingesetzt.

- Einige der bekanntesten **Nachteile** des Epicutantests sind:
- Unspezifisch positive Reaktionen als Folge toxischer Hautirritationen (KLAS et al, 1996);
- Falsch negative Ergebnisse bei unterschwelliger Sensibilisierung oder Nichtbeteiligung des Hautimmunorgans im Rahmen der systemischen Immunreaktion (BIEGER 1997);
- Starke Abhängigkeit der Testergebnisse von Erfahrung und Erwartungshaltung des Untersuchers (BUNDESGESUNDHBL., 1996);
- Mäßige Reproduzierbarkeit der Testergebnisse, besonders bei schwächer ausgeprägten Hautreaktionen mit bis zu 50% Diskordanz (RIETSCHEL, 1996)
- Abhängigkeit des Testergebnisses vom Auftragungsmodus und -ort (SEIDENARI et al., 1996)
- Unterschiedliche Sensitivität für verschiedene Metalle
- Für verschiedene Metalle werden daher zum Teil stark divergierende Zahlen zur Häufigkeit allergischer Reaktionen genannt. Angaben über Reaktionen bei Quecksilber reichen von 1% bis 16%, gehen für Gold bis zu 11% und für Palladium bis ca. 8%. Reaktionen auf Palla-

dium werden häufig in Kombination mit Nickel gefunden. Bei Beryllium versagt der Epicutantest.

Der Patchtest ist ein hocheffizientes Nachweisverfahren für über Hautkontakt mit Metallen induzierte **Kontaktdermatitis.** Dort entstehen an eng umschriebener Stelle relativ hohe Metallkonzentrationen (z.B. lokale Hautrötung bei Ohrringen oder Jeansknöpfen). Es sind jedoch Zweifel angebracht, ob dies bei Metallkontakt mit der Schleimhaut gleichermaßen der Fall ist, da der jahrelange Prozess der Metallfreisetzung aus Zahnwerkstoffen mit nur geringer lokaler Konzentrationsentwicklung verbunden ist. Bei langfristigem Kontakt mit dem Parodontium oder der Mundschleimhaut können jedoch auch dort Lokalreaktionen wie Entzündungen, Erosionen, entzündliche Zahnfleischerkrankungen, Parodontitis marginalis, oraler Lichen ruber planus etc. entstehen.

Der Lymphozytentransformationstest

Eine genauere, wenn auch deutlich aufwändigere Testmethode einer spezifischen zellulären Immunantwort gegenüber Fremdstoffen ist der Lymphozytentransformationstest, der Ende der 60er Jahre entwickelt wurde. Er basiert auf dem **Immunologischen Prinzip**, nach dem das zelluläre Immunsystem nach Erstkontakt mit Fremdantigenen so genannte *Gedächtniszellen* entwickelt, die jahrzehntelang persistieren und das betreffende Antigen bei erneutem Kontakt hochspezifisch identifizieren und attackieren können.

Der MELISA-Test

Eine genaue Identifizierung von Schwermetallsensibilisierungen ist mit einer methodischen Variante des LTT, dem so genannten MELISA-Test (STEJSKAL, 1994) oder dem LTTS = (**L**ymphozyten-**T**ransformations-**T**est für **S**chwermetalle) möglich.
▶ Zur Diagnostik wird dazu dem Patienten **Venenblut** abgenommen, daraus Lymphozyten isoliert, 4 – 6 Tage mit dem Metall (= Antigen) in unterschiedlicher Konzentration in Kontakt gebracht und schließlich die Entstehung der antigenspezifischen Lymphozyten quantitativ ermittelt. Aus dem Verhältnis zur Anzahl der Lymphozyten ohne Antigenzufuhr lässt sich die spezifische Empfindlichkeit feststellen.

$$\frac{\text{Anzahl der Lymphozyten mit Antigenzufuhr}}{\text{Anzahl der Lymphozyten ohne Antigenzufuhr}} = SI$$

- Ist SI > 3 so ist eine Sensibilisierung gegeben.
- Werte zwischen 2 und 3 gelten als fraglich positiv.
- Bei hochgradiger, frischer Antigensensibilisierung können SI-Werte bis zum 200- und 300-fachen des Ausgangswertes vorkommen.

▪ Entsprechend der Spezifität und Sensitivität dieser Nachweisreaktion fällt die Häufigkeitsverteilung auf Dentalmetalle anders als beim Epicutantest aus. So überwiegt zwar auch hier Nickel, unmittelbar gefolgt von anorganischem Quecksilber. Weitere stark reagierende Problemmetalle sind Cadmium, Gold und Palladium, gefolgt von organischem Quecksilber, Titan und Vanadium. Sensibilisierungen gegen Chrom, Zinn, Cobalt, Kupfer, Silber, Platin etc. sind dagegen von vergleichsweise geringer Bedeutung.
▷ Die Geschlechtsverteilung der Metallreaktionen im LTTS ist meist ungleich. Bei Nickel ist der Anteil reagierender Frauen besonders hoch, bei Quecksilber dagegen eher ausgeglichen.
▪ Die hohe Metallspezifität der Reaktionen im LTTS-Test weist darauf hin, dass eine **generelle »Metallallergie«** selten existiert. Überlappungsreaktionen mit anderen Metallen wie z.B. Palladium bei *Nickelallergie* (Epicutantest und LTTS) kommen ebenso wie *Kombinationsreaktionen* bei Kobalt, Chrom und Nickel, sowie Platin und Palladium (Epicutantest) begrenzt vor.

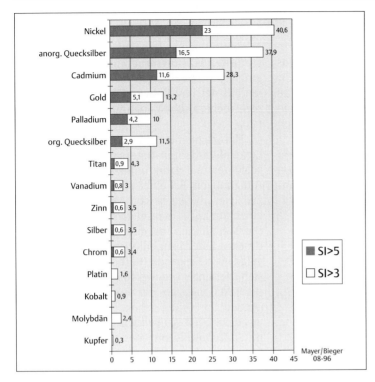

Tab. 6 Metalle-Häufigkeitsverteilung beim LTTS (nach Mayer/Bieger).

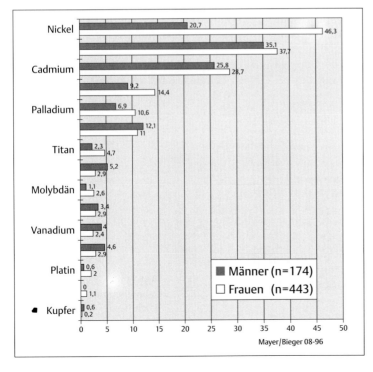

Tab. 7 Geschlechterverteilung beim LTTS (nach Mayer/Bieger).

▷ Hervorzuheben ist, dass auch gegenüber Titan in einigen Fällen Sensibilisierungen nachweisbar sind. Die häufig geäußerte Ansicht, dass Titan absolut problemlos vertragen wird, kann somit nicht aufrecht erhalten werden, auch wenn zelluläre Überempfindlichkeiten gegenüber Titan in der Epicutantestung bisher nicht gefunden wurden.

▪ Häufig waren Reaktionen nur gegen ein einziges Metall gerichtet (24%), gefolgt von Zweifach- (18%) und Dreifachsensibilisierungen (10%). Nur 2% reagierten relativ unspezifisch gegenüber maximal 6 Metallen.

> Trotz Metallbelastung mit klinischer Symptomatik waren ca. 32% der getesteten Patienten frei von metallabhängigen zellulären Sensibilisierungen, ein Beweis dafür, dass bei metallsensibilisierten Patienten außer einer Allergie auch noch andere Belastungen existent sein müssen.

B. Galvanische Störungen

Taucht man ein Metall in einen Elektrolyten, können positiv geladene Metallionen das Metallgitter verlassen. Die im Gitter verbleibenden Elektronen laden das Metall negativ auf. Es bildet sich eine elektrische Doppelschicht, die den Auflösungsvorgang bei einem für das Metall spezifischen Gleichgewichtswert beendet. Somit hat jedes Metall in ein und demselben Elektrolyten einen bestimmten »Lösungsdruck« der in Relation zu einer Normalelektrode messbar und uns allen aus der Physik bzw. Chemie in Form der elektrochemischen Spannungsreihe bekannt ist.

▪ Unterschiedliche Metalle zeigen im selben Elektrolyten somit unterschiedliche Doppelschichten und damit unterschiedlich negative Aufladungen. Bei einer leitenden Verbindung zwischen diesen beiden Metallen kommt es zu einem Ladungsausgleich durch Stromfluss. Die Metallionen mit dem größeren Lösungsdruck wandern zur edleren, jetzt negativ aufgeladenen Elektrode (Kathode) und scheiden sich dort unter Ladungsausgleich ab, während weitere Ionen an der unedleren Elektrode (Anode) in Lösung gehen. Der Stromfluss eines derartigen »galvanischen Elements« ist somit unter Auflösung des unedleren Metalls mit einem Materialtransport durch Abscheidung am edleren Metall verbunden. Den Vorgang der Auflösung des unedleren Teils nennt man **Korrosion**.

▷ Der Stromfluss ist umso größer, je weiter die beiden Metalle in der elektrochemischen Spannungsreihe voneinander entfernt sind.

Da der Lösungsdruck von der Art des Elektrolyten abhängt, kann es auch zu Korrosions-

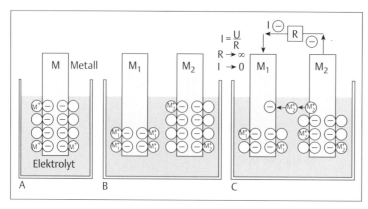

Abb. 37 Elektromechanische Elemente. (Abb. 37–39 nach Heine 1995)

A: Halbelemente mit Doppelschicht.
B: Elemente mit unterschiedlich edlen Metallen M_1, M_2.
C: Elemente mit leitender Verbindung und korrosiver Anfressung von M_2.

erscheinungen bei zwei gleichen Metallen in jeweils unterschiedlichen Elektrolyten kommen. Somit ist im Elektrolyten »Speichel« eine andere Reihenfolge im Rahmen der elektrochemischen Spannungsreihe relevant als wir sie aus der Chemievorlesung kennen.

▪ Offenbar spielen sich im biologisch aktiven Milieu der Mundhöhle recht wirksame Korrosionsprozesse ab. Zum einen können diese zwischen zwei verschiedenen Metallen wie z.B. einer Goldkrone und einer Amalgamfüllung (im Elektrolyten Speichel) in beschriebener Weise stattfinden. Die größten Stromwerte wurden dabei zwischen Amalgam und Gold gemessen, wenn sie in unmittelbarem Kontakt zueinander waren. Aber auch weiter voneinander entfernte Werkstücke aus diesen beiden Materialien zeigten noch hohe Stromwerte. Die physiologisch günstigsten Ergebnisse waren zwischen nicht gelöteten Goldarbeiten aus gleicher Legierung feststellbar.

▪ Gerade bei **Amalgam** kann es aber in einem Elektrolyten (z.B. Speichel) dadurch zu Korrosionserscheinungen kommen, dass in diesem Metallgemisch die verschieden edlen metallischen Inhaltsstoffe ohne festem chemischen Verbund nebeneinander vorliegen und damit durch die Ausbildung metallabhängiger unterschiedlicher Doppelschichten, wie bereits vorher beschrieben, es zu Potentialgefällen innerhalb der Amalgam-Füllung kommt.

▪ Zum andern können aber auch an ein und demselben metallischen Werkstück Potentialdifferenzen dadurch messbar sein, dass es von zwei verschiedenen Elektrolyten umgeben ist. Die Anwesenheit des Speichels an der Außenseite und des Dentinliquors an der Innenseite bewirken seitenabhängig einen unterschiedlichen Lösungsdruck und damit eine Potentialdifferenz innerhalb des gleichen Metalls.

▪ Korrosionen in ein und demselben Werkstück finden beispielsweise auch in Spalten, Hohlräumen oder unter Ablagerungen statt. Dort bilden sich so genannte »*Belüftungselemente*«. Die Sauerstoffkonzentration im Speichel ist an diesen Stellen geringer ist als im

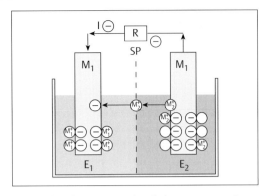

E_1, E_2 Elektrolyten unterschiedlicher Konzentration.
SP: Semipermeable Auflösung der Elektrode in E_1.

Abb. 38 Galvanische Konzentrationskette.

übrigen Mundraum, so dass sich zwei verschiedene Konzentrationen eines Elektrolyten mit dadurch unterschiedlichem Lösungsdruck auf das Metall bilden. In der Tiefe von schlecht polierten, aber auch fehlerhaften Werkstücken (Lunker) oder unter Zahnstein und Plaque wird so das Metall anodisch angegriffen. Bevorzugt gehen dabei unedle Legierungskomponenten wie Kupfer, Zink etc. in Lösung. Diese Ionen lagern sich als farbiger Belag an der als Kathode wirkenden Oberfläche ab. Da ein direkter Kurzschluss besteht ist insbesondere bei Spalten und Hohlräumen die Korrosionsgeschwindigkeit hoch. Diesen Vorgang bezeichnet man als so genannten **»Lochfraß«.**

▪ Aus einer weiteren Untersuchung wissen wir, dass auch bei angegossenen Aufbauten auf konfektionierten Metallstiften in Wurzelkanälen durch Korrosion metalltoxische Wirkungen relevant sind. So sind Palladium/Iridium-Stifte für den Anguss von Cobalt- und Nickel-Basislegierungen abzulehnen, da besonders Cobalt-Legierungen und auch in verringertem Maße Nickel-Legierungen durch ihr starkes Lösungsvermögen eine hohe Aggressivität gegenüber kleiner dimensionierten Teilen wie Wurzelstiften aufweisen.

▪ Dieser Vorgang ist anfänglich unwesentlich, verstärkte sich aber mit zunehmender

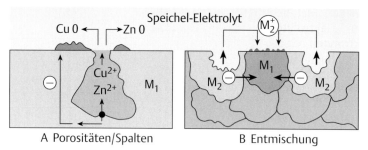

Abb. 39 Lokalelemente. Lokalelementbildung.
A: Konzentrationskette durch Belüftungselementbildung in Spalten und Poren mit korrosiver Anfressung in der Tiefe
B: Entmischung bzw. Inhomogenitäten mit Anfressung der unedleren Kristallareale.

Einwirkungszeit und ist nach dem 42. Tag sehr stark zu beobachten. Kurzzeitkorrosionsuntersuchungen mit einer nur siebentägigen Einlagerungsdauer, wie sie der derzeit geltenden Norm DIN EN ISO 1562 entsprechen, sind somit nicht aussagekräftig, da sie den Anforderungen an die Beurteilung solcher gegossenen Stiftstumpfaufbausysteme offensichtlich nicht gerecht werden.

■ Eisen/Chrom/Nickel-Stifte kamen lange Zeit in Kombination mit Nichtedelmetall-Legierungen zum klinischen Einsatz. Dabei traten vor allem bei Eisen hohe Elementauslösungsraten auf.

▷ Trotz starken Absinkens dieser Werte durch die im weiteren zeitlichen Verlauf eintretende Passivierung wurde der Grenzwert von 0,1 mg/cm2 x 7 d überschritten. Bei einer Nickel-Basislegierung wird nach dem 84. Einlagerungstag der geforderte Grenzwert von 100 ug/cm2 noch um das doppelte überschritten.

Diese vorliegenden Ergebnisse für gegossenen Stiftstumpfaufbauten in Kombination mit konfektionierten Wurzelstiften unterstreichen die Notwendigkeit zur Präzisierung der Korrosionsprüfvorschriften für Metallkombinationen, da sich diese Systeme häufig nicht wie ihre Einzelkomponenten verhalten.

■ **Lokalelemente** bilden sich ferner prinzipiell zwischen jeder Lotnaht und dem dazugehörigen Metallgerüst aus, wobei die Potentialdifferenz umso größer ist, je unedler im Vergleich zum Gerüst das Lot ist. Diese Beobachtung ist nicht nur für prothetische Werkstücke, sondern besonders auch für alle gelöteten kieferorthopädischen Apparaturen von gesundheitlicher Bedeutung.

■ Eine Korrosion ist somit immer mit einer Freisetzung und Wanderung von *Metallionen* vergesellschaftet. Dieser Prozess wird von externen und internen Faktoren beeinflusst:

Externe Korrosionsfaktoren:

- Zusammensetzung der Metalllegierung
- Oberflächenstruktur des Werkstückes
- Einfluss benachbarter Metalle
- Beanspruchung und Alterung

Interne Korrosionsfaktoren:

- pH-Wert im Mundmilieu
- Viskosität und Zusammensetzung des Speichels
- Temperaturänderungen durch Nahrungszufuhr
- Art der Ernährung
- Medikamente und Genussmittel
- mikrobielle Besiedelung

▶ Je nach Art des Elektrolyten ändert sich auch die **Rangfolge der Metalle** in ihrer **Korrosionsresistenz.** Somit ist unter Mundbedingungen das Auflösungsverhalten verschiedener Metalle teilweise ganz anders zu beurteilen als im »normalen«

physikalischen Verhalten entsprechend der elektrochemischen Spannungsreihe.

- **Titan** ist beispielsweise ein relativ korrosives Metall, das sich aber im Mundmilieu und durch Ausbildung einer Passivschicht aus Titanoxid als sehr resistent erweist. **Kupfer** ist dagegen laut Spannungsreihe wesentlich edler und damit als korrosionsunempfindlicher eingestuft als unter Mundbedingungen.
- Je nachdem, ob eine Messung zwischen zwei Werkstücken oder zwischen dem inkorporierten Werkstück und der Schleimhaut erfolgt, können sich verschiedene Werte ergeben.

Bei der Messung Werkstück / Schleimhaut sollten physiologischerweise die folgenden **Normwerte** nicht überschritten werden:
Spannung: 100 mV
Stromstärke: 3 µA
elektrische Leistung pro Zeiteinheit:
60 nWsec

▶ Wichtig ist in diesem Zusammenhang noch der Hinweis, dass die Höhe der Stromwerte nicht direkt proportional der toxischen Belastung eines Werkstoffes ist.
- So wissen wir aus Untersuchungen von Lechner, dass bei Patienten mit hoher toxischer Amalgambelastung genauso wie bei Patienten mit geringer Amalgambelastung sowohl hohe als auch niedrige Stromwerte messbar waren. Die Höhe der Stromwerte gibt somit keine Auskunft über die Höhe der toxischen Belastung. Sie ist aber sehr wohl ein Hinweis über die Größe einer elektrischen Irritation, die in der Nähe der Schädelbasis, der Durchtrittsstelle unserer Gehirnnerven und damit in der Nähe zu unserem zentralen Nervensystem stattfindet. **Elektrische Dauerirritationen** sind **Fehlinformationen,** die je nach Einwirkungsdauer **Regulationsstörungen** mit entsprechenden Wirkungen zur Folge haben können.
- Galvanische Ströme können ferner lokal die Reizschwelle für Nervendepolarisationen vermindern, so dass als Folge davon

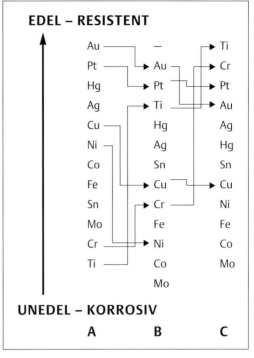

A: Normal-Spannungsreihe
B: Spannungsreihe bei anderer Elektrolytwahl
C: Spannungsreihe unter Mundbedingungen

Abb. 40: Rangfolge der Metalle nach ihrer Korrosionsresistenz.
(Aus: Ludwig, K.: Legierungen in der zahnärztlichen Therapie. „Dental-Spiegel" 1/99)

Schleimhautreizungen mit lokal parodontischem Charakter bis hin zu neuralgiformen Beschwerden auftreten können.

C. Toxische Wirkungen

Wie bereits erwähnt, werden zur Einschätzung der »Biokompatibilität« von Einzelmetallen und Legierungen Zytotoxizitätstests in vitro durchgeführt. Dabei werden Zellkulturen, meist Mäusefibroblasten, humane Fibroblasten oder humane Lungenepithelzellen, nach einer Inkubationszeit von 3 bis 5 Tagen mit Schwermetallen anhand der Überlebensrate ausgewertet. Eine ausgeprägte Toxizität konnte dabei bei Einzelmetallen wie Quecksilber, Kupfer, Zink, Nickel, Cadmium und Kobalt festgestellt werden.

Sehr reduzierte Überlebensraten gab es auch bei Amalgam, Multiphasen-Nichtedelmetall-Legierungen und Palladium-Kupfer-Legierungen.

▬ Eine In-vivo-Variante dieser Testung sieht die Implantation kleinerer Legierungsstücke in die Dorsalmuskulatur von Ratten und die Messung der zellulären Reaktion anhand der Gesamtzahl der Leukozyten und Makrophagen nach 1, 3 oder 8 Monaten im umliegenden Gewebe vor. Neben dem Nachteil von sehr langen Prüfzeiten konnten hier bereits immer wieder unterschiedlich individuelle Reaktionen gegenüber der gleichen Legierung beobachtet werden, was eine konstitutionell bedingte Sensibilität vermuten lässt.

> Toxische Wirkungen von Dental-Metallen erfolgen durch Mobilisation, Absorption und Speicherung derselben im Organismus, wobei durch Interaktionen und Wechselwirkungen mit anderen Metallen und Toxinen Potenzierungseffekte entstehen können.

▷ Eine **Speicherung von Schwermetallen** erfolgt im Organismus überwiegend in Niere, Leber, Nerven-, Fett- und Bindegewebe, Drüsen und – nicht nur aus dentalem Ursprung – in Zähnen, Gingiva und Kieferknochen.
▬ **Toxische Effekte** entstehen dabei durch:
- Funktionseinschränkungen entgiftender Organe wie z.B. Niere, Leber etc.
- Funktionseinschränkungen hormonaler Systeme wie z.B. Hypophyse, Nebenniere, Schilddrüse, Pankreas, Prostata etc.
- Funktionseinschränkungen im zentralen und peripheren Nervensystem

▬ Ihre biologische Wirkung ist wiederum abhängig von der
- genetischen Veranlagung des Individuums (konstitutionelle Schwäche).

▬ Es wird vermutet, dass Autoantikörper die Ursache für bisher nicht verstandene komplexe somatische Beschwerden im Zusammenhang mit Unverträglichkeitsreaktionen auf Zahnersatzmaterialien sein könnten.

▬ Entsprechend ihrer Konstitution können aber Menschen auch auf die **feinstoffliche Information von Metallen** reagieren (siehe dazu Kapitel D).
- Zeitdauer einer Metallexposition entsprechend der *Haber'schen Regel*:
  Lange Einwirkungszeiten von gering konzentrierten Dosen haben den gleichen Effekt wie kurze Einwirkungszeiten hoher Dosen.
- Lokalisation der Metalleinwirkung entsprechend der Organaffinität:
  Absorptionen im ZNS bewirken nachhaltigere Störungen als an Organen.
  Wie später noch näher ausgeführt wird, haben Metalle bestimmte Organpräferenzen, die insbesondere bei konstitutionellen Schwächen manifest werden.
- Summation entsprechend der Menge eines oder mehrerer Metalle bzw. deren Wechselwirkungen untereinander oder mit anderen Schadstoffen im Sinne einer Potenzierung.

> Eine **Toxizität auf Werkstoffe** ist immer ein **multifaktorielles Geschehen**. Eine Reduktion der toxischen Problematik auf existierende Grenzwerte von Einzelstoffen wie z.B. dem MAK-Wert (Maximale Arbeitsplatzkonzentration), ADI-Wert (Allowed Daily Intake) oder den WHO-Grenzwerten wird der individuellen Problematik eines belasteten Patienten aufgrund der Summations- und Potenzierungseffekte verschiedenster Schadstoffe einerseits und der konstitutionellen Schwächen des Einzelnen andererseits somit niemals gerecht!

Absorptionswege

Eine Mobilisation und Absorption von Dental-Metallen erfolgt auf drei verschiedenen Wegen:

❶ **Ionenverschleppung in den Organismus:**
▬ Voraussetzung von Ionenverschleppungen ist immer eine Freisetzung von elektrisch geladenen Metallteilchen aus Werkstücken durch korrosive Veränderungen, wie sie be-

reits im vorhergehenden Kapitel etwas näher beschrieben wurden. Durch eine Penetration der Mundschleimhaut oder durch eine Wanderung durch das Dentin zur Zahnpulpa hin kommen Dentalmetallionen in den Molekularsieb im System der Grundregulation (Bindegewebe, Zahnpulpa) – der Organismus reagiert so auf Metallbelastungen stets ganzheitlich über eine Änderung der negativen Vorspannung mit entsprechenden Regulationen – und in die Blutbahn. So gelangen sie in den gesamten Körper.

▪ In Lösung befindliche Ionen können auch mit Proteinen im Speichel oder im Organismus toxische Metallo-Protein-Komplexe bilden und auf diese Art toxische Reaktionen hervorrufen. Dabei kommt der Art und der Menge der freigesetzten Ionen eine zentrale Bedeutung zu.

▪ Verschiedene Metalle und Legierungen haben im Speichel unterschiedliche »*Auflösungstendenz*«. Bei den Edelmetallen zeigen unter Mundbedingungen nur Gold und die Platinmetalle eine gute Korrosionsresistenz. Silber ist nur bedingt mundbeständig.

▪ Bei Edelmetall-Legierungen »erbt« die Legierung die Korrosionsresistenz des überwiegend vorhandenen Metallanteils – der Legierungsbasis – wenn dessen Anteil bei homogener Verteilung mindestens 50 Atomprozent beträgt. Bei stark unterschiedlich spezifischen Gewichten zwischen Basismetall und den Komponenten kann der Gewichtsanteil erheblich höher sein. Bei einer Legierung aus Gold und Kupfer etc. muss der Goldanteil mehr als 75% des Gesamtgewichtes betragen, um die Korrosionsresistenz des Goldes annähernd zu erreichen (Homogenität und Vermeidung von Lokalelementbildung vorausgesetzt). Legierungsentmischungen und damit die Bildung oberflächlicher Zonen mit unterschiedlicher Zusammensetzung, wie sie durch Verarbeitungsfehler (Lunker), mehrphasige Erstarrung bei zahntechnischen Arbeitsgängen wie z.B. dem Keramikbrand, oder durch legierungsbedingte Entmischungen entstehen, bilden ferner lokale Kurzschlusselemente mit Zonen von hoher bis höchster Korrosion und damit Metallionenfreisetzung aus.

▪ Für **edelmetallfreie Legierungen** (Nichtedelmetalllegierungen – NEM) sind Eisen, Nickel und Kobalt als Basismetalle in Kombination mit passivierenden Chromanteilen zwischen 10% und 30% sehr stabil. Aufgrund des erhöhten Allergisierungspotentials ist jedoch insbesondere bei Nickel Vorsicht geboten. Die größte Gruppe der NEM-Legierungen stellen die Kobaltbasislegierungen als Metalle für Modellgußgerüste.

▪ Entsprechend der Korrosionsresistenz im Mundmilieu werden in der Regel **Legierungsbestandteile** meist unedlerer Art freigesetzt. In geringem Maß korrodiert im Mund – und nicht nur dort – sogar Gold und ist somit auch Teil einer Schwermetallbelastung.

▪ Bei **Arbeiten aus Metallkeramik** sind für den Verbund zwischen dem Metall und der aufgebrannten Keramik bestimmte Elemente wie *Gallium, Indium, Zinn, Eisen, Cer* und andere verantwortlich, die durch Bildung von Oxiden in Wechselwirkung mit der Keramik treten können. Diese den Legierungen zugesetzten Metalle werden als Haftoxidbildner bezeichnet. Bei den Nichtmetalllegierungen übernimmt in der Regel Chrom diese Funktion.

▪ Beim **Keramikbrand** werden sogenannte *Mischoxide* gebildet. Darunter versteht man die gemeinsamen Bindungen von Legierungs- und Keramikbestandteilen über Sauerstoffbrücken. Diese Oxidschicht der Legierung sitzt jedoch auf der eigentlichen Legierung und ist streng genommen nicht ihr Bestandteil.

▪ **Oxide** sind wiederum prinzipiell besser löslich als eine Legierung, was bedeutet, dass übermäßig oxidierte Legierungen höhere Ionenabgaben zeigen als sachgerecht verarbeitete. Dies gilt besonders für Edelmetall-Legierungen und hier besonders für Palladium-Kupfer-Legierungen. In diesem Zusammhang wird auch von der Wissenschaft eine mögliche Schädigung durch in Lösung gegangene Haftoxidbildner, besonders auch bei Indium und Gallium, eingeräumt.

▪ Auch **Titan** scheint beim Korrosionsverhalten im Organismus nicht das Mittel der Wahl, wie öfter propagiert, zu sein. Änderungen des Milieus in Richtung einer Erniedrigung des pH-Wertes erhöhen je nach Wahl des Komplexbildners die Titankorrosion. So wurden im Kunstspeichel aus Natriumchlorid und Oxalsäure die höchsten Titankonzentrationen gemessen. In fluoridhaltigen Kunstspeicheln lag die Titanabgabe sogar um den Faktor 1.000 über dem in chloridhaltigen. Generell ist eine starke Abhängigkeit der Titankorrosion vom Fluoridgehalt zu beobachten. Für Patienten mit Zahnersatz und Werkstoffen aus Titan sind somit fluoridhaltige Zahnpasten, Speisesalz mit Fluoridzusätzen etc. **kontraindiziert**.

▪ Wie schon von einigen Autoren bei den Amalgamen und Nickel-Chrom-Legierungen gezeigt wurde, ist die Korrosion von Dentallegierungen und Reintitan – und damit die toxische Metallionenbelastung – vom pH-Wert und den verwendeten Komplexbildnern abhängig. Untersuchungen an Tierversuchen zeigten auch Titanbelastungen parenchymatöser Organe nach Schraubenimplantaten. Die höchste Anreicherung fand sich in Lunge und Milz, eine geringere in Leber und Niere. Aufgrund dieser Untersuchungen muss man davon ausgehen, dass Titan im Säugetier- und damit auch im menschlichen Körper nicht absolut korrosionsbeständig und damit biokompatibel ist.

▪ Injizierte Suspensionen von Titanpulver führte bei Ratten zu bösartigen Bindegewebsgeschwülsten und Lymphosarkomen.

▪ Insbesondere **Lotlegierungen** sind höchst **anfällig auf Korrosion**. So bildet sich prinzipiell zwischen jeder Lotnaht und dem Metallgerüst ein Lokalelement aus. Die Korrosionsgeschwindigkeit ist dabei umso größer, je unedler im Vergleich zum Gerüst das Lotmaterial ist. Hinzu kommen noch unvermeidbare Lunker und Porositäten in der Lotnaht, die durch den so genannten »Lochfraß« korrosive Prozesse beschleunigen. Nach dem Stand der heutigen Technik sollte deshalb eine Lötung in zahnärztlichen Werkstücken nicht mehr vorkommen. Ein »Laser-Schweißen« aus dem gleichen Werkstoff wie das Gerüst wäre stattdessen das Mittel der Wahl.

▪ Das sollte aber auch bei kieferorthopädischen Apparaturen Grundsatz sein. Nachdem bei Zahnregulierungen keine Edelmetalle zur Anwendung kommen, erhöht sich mit der Länge der Tragezeiten dieser Geräte durch Korrosion im Mundmilieu die Schwermetallbelastung im Grundsystem und vermindert damit so nach und nach die Reagibilität der Regulationssysteme. Verstärkt wird dieser Einfluss durch Verlötungen. Neben einer erhöhten Korrosionsanfälligkeit gerade in diesem Bereich ist eine Schwermetallbelastung durch Cadmium aus der Lötlegierung meist obligatorisch.

▪ Nicht außer acht gelassen werden darf auch eine unspezifische Aufnahme von Metallen über die Körperoberfläche durch **Körperkontakt** wie beispielsweise mit Schmuck oder Metallteilen an Kleidungsstücken, Knöpfen, Verschlüssen etc. So wurde bei jungen Mädchen, die ausschließlich durch das Tragen von hochgoldhaltigem Schmuck mit diesem Edelmetall in Kontakt gekommen sind, eine Goldkorrosion und -aufnahme durch eine Haaranalyse festgestellt.

▪ Auch durch das heute immer mehr in Mode gekommene »**Piercing**« steigt die Metallbelastung und damit die Gesamtbelastung des Organismus im Sinn eines Summationseffektes genauso wie durch unsere Umweltbelastung. Luft, Lebensmittel, Bekleidung, Kosmetika, Genussgifte, Wohn- und Arbeitsstätten, Desinfektionsmittel, Farben etc. sind voll von Schwermetallen und Chemikalien – ein Dauerstress für unser Immunsystem. Eventuelle Wechselwirkungen zwischen Metallen untereinander bzw. Metallen und anderen Toxinen sind größtenteils noch nicht untersucht. Wir wissen beispielsweise, dass die toxische Wirkung chlororganischer Verbindungen (z.B. Insektizide, Pestizide etc. in der Nahrung) unter Einwirkung von Alkohol, Blei, Quecksilber und Kupfer erhöht ist, im Sinn einer Potenzierung. Ich bin mir sicher, dass noch eine Fülle bis heute unbekannter Wechselwirkungen auf ihre Entdeckung warten.

▪ **Durch Metallionen belastet** sind hauptsächlich Bindegewebe, Fettgewebe, Lymphe, Darm, Pankreas, Schilddrüse, Gonaden, Leber, Nebenniere und Niere, sowie das zentrale und periphere Nervensystem.

■ Ablagerungen finden sich im besonderen Maß aber auch an Membranen wie z.B. an den Basalmembranen, in den Wänden der Blutgefäße und an retikulären Fasern. Sie bewirken damit u.a. Veränderungen der lokalen Durchblutungsverhältnisse mit Folgewirkungen wie z.B. Schmerzen, vermehrtes Bakterien-, Pilz- oder Chlamydienwachstum durch Stoffwechselentgleisungen eventuell bis hin zu Tumorbildungen.

❷ **Aufnahme über den Respirationstrakt:**

■ Eine Aufnahme von Metallen über den Respirationstrakt kann ausschließlich im dampfförmigen Zustand geschehen. Den größten Dampfdruck unter den Dentalmetallen besitzt dabei das Quecksilber aus Amalgam. Es gilt als wissenschaftlich gesichert, dass ca. 80% des eingeatmeten Quecksilberdampfes absorbiert werden. Ein Teil davon gelangt in das Blut, wo es etwa zur Hälfte in den Erythrozyten enzymatisch ionisiert und in diesem Zustand für die Lebensdauer eines roten Blutkörperchens fest an diese gebunden wird. Dann erfolgt eine Ausscheidung oder neue Bindung an Erythrozyten. Ein Übergang in Organe ist schwierig.

■ Die andere Hälfte des in das Blut gelangten Quecksilbers ist nur physiologisch im Serum gebunden und jederzeit zur Organmanifestation mobilisierbar. Die Halbwertszeit des Serumquecksilbers beträgt nur drei Tage.

■ Die leider immer wieder durchgeführten Blut- und Serum-Untersuchungen zum Nachweis einer Quecksilberbelastung sind somit wenig aussagekräftig, weil durch die geringe Halbwertszeit zum Untersuchungszeitpunkt bereits aus dem Blut eine Organmanifestation entstanden ist.

■ Ein Teil des Quecksilberdampfes gelangt jedoch direkt, ohne Umweg über das Blut, über die Riechnerven und die Lymphgefäße in der Nase in das Gehirn, wo es durch den lipophilen Charakter »gefangen wie in der Mausefalle« sitzt (SCHIELE, 1984). Die Halbwertszeit im Gehirn beträgt 18 – 20 Jahre.

■ Inwieweit andere Dentalmetalle mit niedrigerem physikalischen Dampfdruck einen ähnlichen Metabolismus über den Respirationstrakt vorweisen können, ist bisher meines Wissens nach unbekannt.

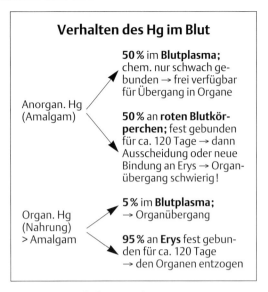

Abb. 41: Metabolismus: Blut.

❸ **Aufnahme über den Darm:**

■ Metalle können in verschiedenen physikalischen bzw. chemischen Formen in den Darm gelangen, nämlich als
- Dampfförmiges Metall
- Metallpartikelchen aus mechanischem Abrieb
- Korrodiertes Metall in Ionenform
- von Bakterien in organisch gebundenes Metall umgewandeltes anorganisches Metall aus Dentalmetallen
- Organisch gebundenes Metall aus der Nahrung

■ Je nach Zustandsform des vorliegenden Metalls ist die **Resorption** in den Organismus verschieden:

■ Dampfförmiges Metall und Metallpartikelchen verbleiben in der Regel im Darm und werden mit dem Stuhl ausgeschieden (Absorption von Hg-Dampf etwa 0,01%). Eine intestinale Intoxikation durch Rückresorption aus unteren Darmabschnitten ist somit gering. Bei einem geschädigten Darm kann die Rückresorptionsrate allerdings stärker ins Gewicht fallen. Durch die hohe Affinität von Phytotherapeutika wie z.B. *Chlorella* oder *Spirulina,* durch Sulfur etc. mit Quecksilber werden im Darm höhermolekulare Quecksilberver-

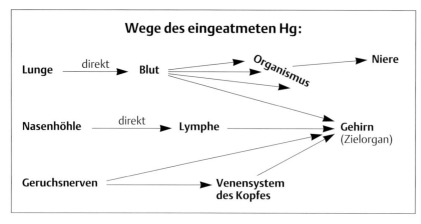

Abb. 42: Metabolismus – eingeatmet.

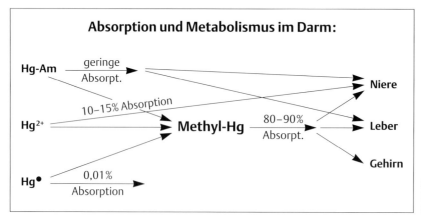

Abb. 43: Metabolismus: Darm.

bindungen gebildet, deren Passage durch die Defekte des krankhaften »leaky gut« (löchriger Darm) erschwert und damit vermindert werden.

■ So wurden auch die höchsten Hg-Ausscheidungswerte mit 300 bis 1900 µg/Tag nach Implantation neuer Amalgamfüllungen im Stuhl ermittelt (MALMSTRÖM, 1992). Amalgamträger haben durchschnittlich dreizehnmal höhere Quecksilbersalzwerte im Stuhl als Nichtamalgamträger.

■ Auch ionisierte Metalle haben eine erschwerte Passage aus dem Darm in den Organismus. Nur etwa 10 – 15% werden absorbiert.

■ Die Darmbakterien haben aber offensichtlich die Möglichkeit, anorganische Metalle zu methylieren. Inwieweit das für alle Metalle zutrifft, muss noch weiter erforscht werden. Gut untersucht ist jedoch der intestinale Metabolismus von Quecksilber, von dem bekannt ist, dass eine Transformation in das hochtoxische Methylquecksilber möglich ist. Hier spielen Streptokokken, Clostridien sowie Hefepilze (Candida albicans) eine entscheidende Rolle. So lassen sich die unterschiedlichen Symptome von verschiedenen Amalgamträgern gut erklären. Es wurden sogar schon Methyl-Hg-Verbindungen im Mund von Amalgamträgern nachgewiesen. Die Resorption dieser organischen Metallverbindungen ist gut und damit toxisch relevant.

■ Auch anderweitige organische Metallquellen beispielsweise aus Fisch, Innereien, Gehirn- und Nervengewebe, Zusatzstoffen in verschiedenen Medikamenten (Salben, Desinfektionsmittel, Tropfen, Impfungen etc.), Saatbeizmitteln oder Fungiziden sind anamnestisch zu berücksichtigen, wobei der Metabolismus organischer Metallverbindungen sich nach ihrer Resorption im Blut deutlich von dem anorganischer Metallverbindungen unterscheidet. So werden etwa 95% davon fest an Erythrozyten gebunden und nur etwa 5% sind im Plasma und damit einer Organmanifestation zugänglich.

▷ Generell ist zu bemerken, dass Blut-, Serum-, Harn oder Stuhl-Untersuchungen zum Nachweis einer Quecksilberbelastung keine relevanten Aussagen für eine toxische Belastung ermöglichen.

Angriffsmechanismen im Organismus

Die Angriffsmechanismen für toxische Metallmanifestationen könnten folgendermaßen sein:

❶ Metalle binden sich an Serum- und Zellproteine (Albumin, Coenzym-A, SH-Proteine etc.) mit Interaktionen im intermediären Stoffwechsel.
Es erfolgt eine
- Blockade von Rezeptoren und Enzymen
- Störung zellulärer Membranfunktionen durch Blockade von Ionenkanälen
- Schädigung intrazellulärer Energieproduktion
- Hemmung intrazellulärer Proteinsynthese

❷ Es kommt zur Steigerung der zellulären Mitoserate von Lymphozyten-Populationen

❸ Induktion der Ig E-Synthese mit Steigerung der allergenspezifischen Ig E-Antworten in Raten

❹ Abfall der T-Lymphozyten, der T-Helferzellen und der NK-Zellen

❺ Förderung inflammatorischer Reaktionen durch Aktivierung entsprechender Enzymsysteme (z.B. Kollagenasen)

❻ Umwandlung von Metallen durch Mund- und Darmbakterien (Streptokokken, Clostridien etc.) sowie Hefepilzen (Candida albicans) in eine vielfach toxischere, lipidlösliche organische Verbindung

❼ Entkopplung der oxydativen Phosphorylierung mit starker Einschränkung der ATP- und Proteinsynthese

Immuntoxikologie

Das Immunsystem wird oft als der »sechste Sinn« des Körpers bezeichnet. Es vermag Fremdstoffe, die in den Organismus eindringen, allein aufgrund struktureller Charakteristika zu identifizieren. Das Leistungsvermögen ist dabei individuell sehr unterschiedlich, wobei ererbte und erworbene Faktoren bestimmend sind.

▪ Einige Metalle wie Zink, Kupfer oder Eisen sind in relativ hoher Konzentration essentielle Mineralstoffe. Andere wie Kobalt, Nickel, Chrom, Aluminium oder Vanadium sind in geringer Konzentration für den Stoffwechsel essentiell, in höheren Konzentrationen wirken sie jedoch, wie viele nichtessenzielle Schwermetalle toxisch.

▪ **Alle Metalle** können konzentrationsunabhängig – weit unterhalb toxischer Konzentrationen – **immuntoxisch wirken**. Einmal in Gang gesetzt, kann auch durch aus toxikologischer Sicht eher unbedeutende Dosen eine immunologische Reaktion aufrechterhalten oder weiter gesteigert werden.

▪ Die Immunabwehr kann Fremdstoffe bereits in niedrigsten Konzentrationen, teils weit unterhalb ihres toxischen Potentials erkennen und ihre individuelle Verträglichkeit abschätzen. Liegen unverträgliche Fremdstoffe vor, kann es diese attackieren und systemische Reaktionen auslösen, die der Beseitigung dieses Fremdstoffes dienen. Die Auseinandersetzung des Immunsystems mit Metallen kann auf verschiedenen Ebenen ablaufen:

❶ Metalle können aufgrund ihrer hohen Affinität gegenüber reaktiven Gruppen (Hydroxyl-, Sulfhydryl-, Halogen- oder Aminogruppen) einzelne Komponenten oder Zellen des Immunsystems funktionell verändern, hemmen oder stimulieren. Sie wirken in diesem Sinn als unspezifische **Immunmodulatoren**, wobei hemmende oder stimulierende Effekte stark konzentrationsabhängig ausgelöst werden. Hohe Konzentrationen wirken meist toxisch, während geringe Konzentrationen entsprechend der *Arndt-Schultz'schen Regel* aktivierend wirken können.

> *Arndt-Schultz'sche Regel:*
> Biologische Systeme werden durch
> — schwache Reize angefacht
> — mittelstarke Reize gefördert
> — starke Reize gehemmt
> — stärkste Reize gelähmt

▬ Unabhängig von ihrem Sensibilisierungspotential beeinflussen Metalle zahlreiche Funktionen der spezifischen und immunspezifischen Immunabwehr. Zu den eingehender untersuchten Wirkungen zählen u.a.
- Hemmung der Phagozytoseaktivität
- Hemmung der T-Zellaktivierung und -proliferation
- Modulation der B-Zellfunktionen bis zu polyklonaler B-Zellaktivierung in hoher Konzentration.

❷ Metalle können bei einzelnen Individuen spezifische Immunreaktionen im Sinne von **Allergien** auslösen. Dabei handelt es sich nahezu immer um Allergien vom zellulären Typ mit Bildung metallspezifischer T-Lymphozyten (siehe Kapitel 3.5.2.5.A)

❸ Metalle können **Autoimmunreaktionen** auslösen.
Tierexperimente haben Belege dafür geliefert, dass Metalle bei genetisch prädisponierten Individuen Autoimmunreaktionen hervorrufen. Bei bestimmten Nagerstämmen können Metalle wie Gold, Nickel, Quecksilber, Beryllium, Cadmium, Kobalt, Chrom und Silber hochselektiv Autoantikörper und Autoimmunerkrankungen wie Immunkomplex-Nephritis oder kollagenoseartige Krankheitsbilder auslösen, während andere Stämme der gleichen Art mit abweichendem Genotyp nicht reagieren. Erstaunlicherweise existieren bei Menschen im Gegensatz zu den umfangreichen Untersuchungen in Tierexperimenten bis heute nur vereinzelte Berichte über Autoimmunreaktionen nach akuter Metallexposition. Auswirkungen chronischer Metallbelastungen sind praktisch noch nicht untersucht. Eine genetische Disposition für Immunreaktionen auf Schwermetalle scheint aber Voraussetzung dafür zu sein.

▬ Der **Mechanismus der Autoimmunität** kann verschieden sein:
- Durch die Bindung von Metallen an körpereigene Proteine wird die Bildung von so genannten »*Neoantigenen*«, das sind Peptide, die normalerweise nicht gebildet werden, veranlasst. Diese »cryptic peptides« induzieren eine spezifische Immunantwort gegen das bisher unbekannte Peptid, die auch das Gesamtprotein umfasst.
- Gegen Fremdantigene gerichtete T-Zellen können auch gegenüber Eigenproteinen mit partieller Strukturhomologie aktiv werden und einen autodestruktiven Prozess in Gang setzen. Dazu bedarf es aber noch eines zweiten Signals vor Ort, nämlich lokaler Entzündungsprozesse durch die Metalleinwirkung.

▬ Über Vorkommen und Häufigkeit von Autoimmunreaktionen durch Dentalmetalle liegen bisher kaum Berichte vor. Untersuchungen von BIEGER zeigen aber, dass Patienten mit dentalmetallassoziierten klinischen Problemen massiv eine erhöhte Konzentration zirkulierender Immunkomplexe und antinukleärer Antikörper im Vergleich zu gesunden Kontrollpersonen aufweisen. Die Reaktion war bei Patienten mit positivem LTTS in allen Fällen stärker als bei Patienten mit Metallproblematik, aber ohne zelluläre metallspezifische Immunität. Die ausgeprägte Neigung zur Bildung von Nervenantikörpern bei Patienten mit dentalmetallassoziierter Symptomatik weist auf die Möglichkeit der Neurotoxizität von Metallen hin, die besonders für Methylquecksilber, Cadmium und Blei durch Tierexperimente belegt ist.

> Somit liegt bei Personen mit individuell gesteigerter Metall-Sensibilität eine erhöhte Bereitschaft zu Autoimmunerkrankungen vor, wobei der Nachweis von Autoantikörpern aber nicht gleichbedeutend mit dem Nachweis einer klinisch manifesten Autoimmunerkrankung ist. Die gesteigerte Anwesenheit von Autoantikörpern bei metallempfindlichen Patienten ist jedoch ein deutlicher Hinweis auf destruktive Prozesse in den entsprechenden Organen, möglicherweise als Folge metallinduzierter degenerativer Prozesse oder Entzündungsreaktionen mit Freisetzung zellulärer Abbauprodukte.

▪ Die Palette der diskutierten und möglicherweise dadurch entstehenden Erkrankungen reicht von Multisymptomenkomplexen wie dem **CFS** (chronisches Müdigkeitssyndrom) über **MCS** (Multiple Chemikalienunverträglichkeit) bis zu **»klassischen Autoimmunerkrankungen«** wie Sklerodermie und Multipler Sklerose. Beeinflusst wird dieses Problem mit Sicherheit durch diverse Umweltbelastungen und psychischen Stress jeglicher Art.

Konstitutionelle Unverträglichkeiten

Um Metalle hinsichtlich ihrer **individuellen** biologischen Verträglichkeit einschätzen zu können, muss auch die Schwingung, also das Informationsverhalten und damit die Möglichkeit einer Regelkreisstörung im Sinn der Kybernetik in Betracht gezogen werden. Dabei kann die Zur-Verfügung-Stellung einer überschaubaren Zahl bioverträglicher Dental-Legierungen – wie die *Patienteninitiative der Zahnmetallgeschädigten* fordert – biokybernetischen Gesichtspunkten nicht genügen, da das unterschiedliche Informationsverhalten der Patienten mit in die Untersuchung einbezogen werden muss. Neben den bisher besprochenen Problemen kann somit eine Unverträglichkeit ein völlig individuelles, materialbezogenes Problem darstellen, das sich schulmedizinisch nicht verifizieren lässt.

▪ In nahezu allen mir bekannten wissenschaftlichen Untersuchungen, wird die Möglichkeit einer **individualspezifischen Reaktion auf Metalle** außer acht gelassen. Neben den allergischen und toxischen Gesichtspunkten wird eine Verträglichkeit aber auch sowohl durch die Konstitution, als auch durch die augenblickliche Reaktionslage bestimmt. Letzteres, die augenblickliche Reaktionslage, ist sicherlich gut nachzuvollziehen – aber wieso spielt eine konstitutionelle Gegebenheit bei der Materialverträglichkeit eine Rolle?

▪ Wie wir im Kapitel 1.4. mit Unterkapiteln bereits erfahren haben, sind lebende Organismen offene Systeme, die in ständiger immaterieller Wechselwirkung mit ihrer Umgebung stehen. Diese Wechselwirkung findet über elektromagnetische Felder in ultrastrukturellen Bereichen statt. Nach FRÖHLICH errechnet sich für die ruhende Zelle bei einer Potentialdifferenz von innen nach außen von 100 mV und einer Membrandicke von 10 nm eine Feldstärke von ca. 100 kV/cm. Infolge fortwährender Schwankungen werden Dipolelemente der Zellmembran in Schwingung versetzt, woraus sich nach Schätzungen FRÖHLICHS elektromagnetische Resonanzfrequenzen im Giga-Hertz-Bereich und höher ergeben. Wir können davon ausgehen, dass eine ständige Kommunikation der Zellen über oszillierende elektromagnetische Felder erfolgt und auch jeder Organismus die Fähigkeit hat, mit bestimmten Schwingungsmustern in Wechselwirkung zu treten.

> Für die Bildung von **Resonanzphänomenen** haben wir somit:
> — den Werkstoff als Schwingungs-Donator
> — das elektrische Feld um die Zelle oder den Organismus als Übertragungsmedium
> — die Schwingungscharakteristik eines jeden Individuums

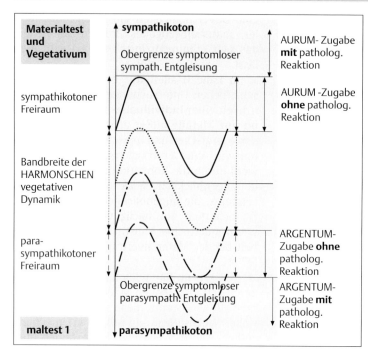

Abb. 44 Material und Vegetativum.
(aus Lechner, J.: Störfelddiagnostik, Medikamenten- und Materialtest, Verlag f. ganzheitl. Medizin, Kötzting 1997)

■ Resonanzfrequenzen sind somit immer von der individuellen Schwingungscharakteristik des Einzelnen abhängig und bedeuten für den Organismus Informationen, die ihn interessieren, auf die er reagiert. Da jedes Metall ein individuelles Schwingungsmuster hat, kann es auch Resonanzen in lebenden Strukturen hervorrufen.

■ Die Schwingungscharakteristik bei der Bildung einer Resonanzfrequenz ist individuell sehr verschieden und hängt von Gegebenheiten der Glycokalix im Grundsystem ab. So kann diese »Antwort« gegebenenfalls so heftig ausfallen, dass sie außerhalb der harmonischen vegetativen Dynamik ist und Obergrenzen von sympathikotonen oder parasympathikotonen Kompensationsfähigkeiten damit überschritten werden. Genetische Dispositionen sind dafür immer ausschlaggebend.

■ Hinterfragt werden muss aber auch die Ausgangslage des Patienten. So kann das »Fass« des Einzelnen bereits dermaßen gefüllt sein, dass es auch ein relativ geringer Stress, der beispielsweise durch die Inkorporation eines Werkstücks mit einem verträglichen Dental-Metall ausgelöst wird, zum Überlaufen bringt.

Somit kann eine pathologische Reaktion auf dentale Werkstücke auf zwei verschiedenen Ursachen beruhen:

❶ Das Metall ruft einen geringen Stress hervor, trifft aber auf ein Grundsystem, das bereits kurz vor der Dekompensation steht. Der geringe Stress reicht zur Entgleisung aus.

❷ Das Grundsystem ist weit von einer Dekompensation entfernt. Das Metall ruft jedoch so heftigen Stress hervor, dass es zur Entgleisung kommt.
Nur hierbei sprechen wir von einer **konstitutionellen Unverträglichkeit.**

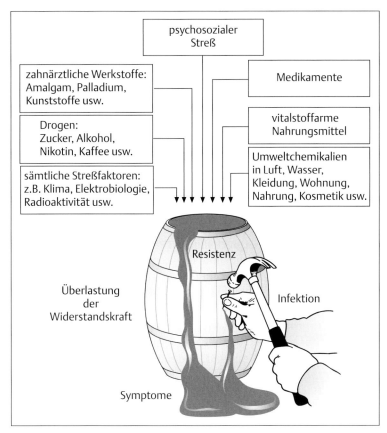

Abb. 45 Fass

■ Die individuellen Reaktionsmuster bei konstitutionellen Unverträglichkeiten spielen besonders bei der langfristigen Wirkung exogener Belastungen eine entscheidende Rolle und sind immer im Zusammenhang von Disposition und Exposition zu verstehen.

■ Angeborene Schwächen liegen »wie ein Schatten« über der biologischen Eigendynamik des individuellen Regelsystems. Für individuell problematische Belastungen sind somit Regulationsabläufe geschwächt bis blockiert. Beim Überschreiten der individuellen Belastungsgrenze kann damit eine Gegenregulation nicht optimal stattfinden. Der Stressor beeinträchtigt den Organismus in Form einer Dauerbelastung bis hin zum Zusammenbruch der Homöostase.

> **Konstitutionelle Reaktionsparameter** werden somit »chronisch« so verschoben, dass aus angeborenen Schwächen pathologische Zustände werden. Erst die zusätzliche Materialbelastung lässt die angeborene, aber kompensierte Schwäche entgleisen und sich zu einer Symptomatik aufschaukeln.

Aus diesem Hintergrund werden in der Literatur sechs verschiedenen **Konstitutionstypen** mit verschiedener Metallempfindlichkeit beschrieben:

Typ 1 (ca. 58%):	Verträgt Gold und Platin gut, nicht jedoch Silber, Palladium und Nichtedelmetall-Legierungen.
Typ 2 (ca. 18%):	Verträgt Gold, Silber, Platin und Palladium, nicht aber Nichtedelmetall-Legierungen.
Typ 3 (ca. 18%):	Verträgt Silber und Palladium gut, nicht jedoch Gold, Platin und Nichtedelmetall-Legierungen.
Typ 4 (ca. 1%):	Verträgt Nichtedelmetall-Legierungen, manchmal auch Palladium, nicht jedoch Gold, Silber und Platin.
Typ 5 (ca. 4%):	Verträgt alle Metalle.
Typ 6 (ca. 1%):	Verträgt kein Metall.

▷ In Rahmen der heutigen Gesamtbelastung unserer Zivilisation ist der **Typ 6** sicherlich mit steigender Häufigkeit anzutreffen.

▪ Zum besseren Verständnis für konstitutionelle Verschiedenartigkeiten ist die »Materia medica« der Homöopathie sehr hilfreich. Aus ihr kennen wir verschiedenste Arzneimittel als Heilmittel für angeborene Schwächen und auch Mittel, die diese Schwächen eher verstärken.

So wirkt beispielsweise **Gold** bei Pyknikern, die unter Bluthochdruck leiden und deren Stimmung eher ängstlich, melancholisch oder depressiv ist, verschlimmernd auf das Befinden.
Auch bei Rheumatikern ist Gold nicht verträglich.

Die Wirkungsrichtung von **Silber** sind insbesondere bei Abgemagerten Erregungen bis hin zu späteren Lähmungen im peripheren und zentralen Nervensystem, Probleme im Drüsensystem und den Schleimhäuten besonders im Magen, Darm und Urogenitaltrakt durch nervöse Über- bzw. Untersteuerungen, sowie mit der Psyche.

Platin kann insbesondere bei Frauen neben rheumatoiden Beschwerden subtoxisch-energetische Irritationen des endokrinen Systems provozieren. Auch psychische Irritationen in Form von hysteriformer Reizbarkeit, aggressivem Verhalten oder großer Gefühlskälte sind bekannt.

Die Wirkungsrichtung bei **Kupfer** ist das zentrale und vegetative Nervensystem sowie die Muskulatur im Sinn von Spasmen.

Quecksilber wirkt sehr stark auf die Psyche und das zentrale Nervensystem, auf das Zahnfleisch (livide, ödematöse Veränderungen), Gelenke, Haut, sowie Verdauungs- und Atmungssystem.

Die Wirkungsrichtung von **Zink** ist das vegetative Nervensystem, Gelenke, Urogenital- und Verdauungssystem.

Palladium wirkt auf die Schleimhäute des Mundes (Gingivitis bis zur Parodontitis), Halses, Magens und Darms. Eine weitere Wirkrichtung bei konstitutioneller Schwäche ist das Nervensystem (Schlafstörungen bis Trigeminusneuralgie), bei Frauen die Ovarien, die Belastung des Immun- und Lymphsystems mit entsprechenden Folgen, sowie psychisch labile Stimmungslagen und Angst.

Die Wirkungsrichtung von **Chrom-Kobalt-Molybdän** ist das Knochenmark (Blutgerinnung, Anämie) sowie die Urogenitalorgane (Uterus, Hoden Prostata) und Niere, Leber, Lunge, Milz, Pankreas.

▪ Bestehende konstitutionelle Schwächen, die vom Organismus noch kompensiert werden und damit phänotypisch nicht in Erscheinung treten, können somit durch Metalle in eine bestimmte Richtung verstärkt werden, dass schließlich das Maß der Kompensationsfähigkeit überschritten und eine Erkrankung ausgelöst wird. Mit rein schulmedizinischen Methoden ist es allerdings

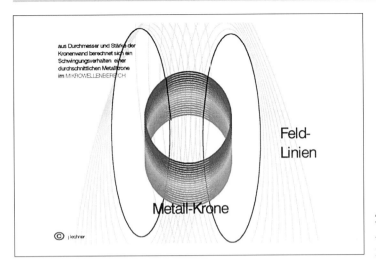

Abb. 46 (aus Lechner, J.: Vom Amalgam zum Gold / vom Regen in die Traufe? Teil 2, GZM/GPW 1(1997/16).

nicht möglich, diesbezügliche Auswirkungen zu diagnostizieren.

Feldwirkung metallischer Werkstücke

▶ **Felder** sind nichtmaterielle Einflusszonen physikalischer Größen. Wie im Kapitel 1.4.3 dargestellt, sind sie das Medium von Resonanzphänomenen. Besonders intensive Resonanzen weisen dabei metallische Körper auf.

Jede metallische Zahnkrone ist in Ringstruktur geformt und kann als »Ringantenne« mit einer bestimmten Feldstärke wirken. In einem elektromagnetischen Feld werden metallische Zahnkronen somit unter dem Einfluss von externen Oszillatoren zu Resonatoren, deren Eigenfrequenzen vom Material, von der Wandstärke und dem Durchmesser abhängen.

Jede **Krone** kann aber genauso wie jede metallische Füllung auch ein **Ladungsspeicher** im Sinn eines Plattenkondensators sein und somit ein spezifisches Feld aufbauen.

Jede **Zelle** ist ihrerseits wiederum ein **Generator** elektromagnetischer Informationen. Durch hohe, instabile Feldstärken werden Membrane und die darin enthaltenen Dipole zum Schwingen gebracht (FRÖHLICH). So konnte der Biophysiker POPP 1983 eine interzelluläre Kommunikation durch eine ultraschwache kohärente Schwingung im sichtbaren Bereich des elektromagnetischen Spektrums nachweisen. Bei einem Zellpotential von 90 mV errechnet sich in Bezug auf die Membrandicke eine Feldstärke von ca. 100.000 V/cm.

Die Resonanzfrequenzen einer durchschnittlichen Metallkrone liegen im Mikrowellenbereich, was wiederum genau dem Frequenzbereich der interzellulären Kommunikation entspricht.

Durch mechanische Deformationen körpereigener Strukturen wie Kollagen, Dentin, Keratin etc. entstehen elektrische Mikropotentiale. Dieses Phänomen der Piezo-Elektrizität, dem in unserem Organismus eine bestimmte Steuerungsfunktion zukommt, erzeugt durch die permanenten Änderungen der Belastung wechselnde Potentiale und damit ebenfalls wechselnde elektromagnetische Felder. Eine so entstehende Feldoszillation kann von Metallkronen eine Modulation im Sinn einer Änderung der biologischen Wirkung erfahren.

Im Hinblick auf die interne Informationsweitergabe ist bedeutend, dass bei mechanischer Druckänderung, die im Kauapparat täglich bis zu millionenfach stattfindet, elektromagnetische Wechselfelder erzeugt werden, die mit exogenen Wechselfeldern interferieren. Sie werden damit modifiziert und greifen durch die Feldwirkung metallischer Zahnkro-

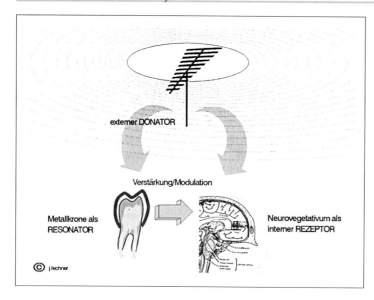

Abb. 47 Metallkrone als Resonator. (Quelle: Siehe Abb. 46)

nen verstärkt in das Informationssystem des Organismus ein.

- Aber auch externe Donatoren wie Satelliten, Strom, Fernsehen, Funk, Radar etc. üben nicht nur direkten Einfluss auf Mikrostrukturen und Stoffwechsel-Reaktionen aus, sondern bewirken durch Metallkronen spezifische Feldoszillationen mit störenden Auswirkungen auf andere Felder der internen Informationsstrukturen.

Feldoszillationen werden somit induziert von
- kohärenten Schwingungen der Zellen (Zellkommunikation)
- piezoelektrischen Effekten bei Deformationen körpereigener Strukturen
- externen Oszillationen terrestrischen, technischen und kosmischen Ursprungs

Durch metallische Werkstücke wie Füllungen, Kronen etc. können Resonanzen erzeugt und damit Feldoszillationen verändert werden.

Die **Schwingungsfrequenz** und damit auch die Frequenz der umgebenden Resonanz-Feldoszillation ist abhängig vom
- Material (Legierung),
- von der Kapazität und
- von der Induktivität des Schwingkreises und ist damit typisch für jede metallspezifische Einzelkrone mit wechselnden Durchmessern und Wandstärken.

▶ Bemerkenswert ist weiter, dass Metalle eine um so bessere Fremderregungseigenschaft besitzen, je edler sie sind. Besonders sensible Bereiche sind dabei die innerhalb der Krone stehende Pulpa, die morphohistologisch aus Gliagewebe besteht (HEINE) und unmittelbar afferente Beziehungen zu zentralen Schaltstellen des Gehirns aufweist.

▶ Für die Gesamtbetrachtung der Feldwirkungen metallischer Zahnkronen ist ferner von besonderer Bedeutung, dass diese sich in **unmittelbarer Nähe der Schädelbasis** befinden. Allein schon aus der anatomischen Situation beeinflussen somit die Feldlinien die Steuerungszentren im Gehirn sehr nachhaltig.

- Aufgrund der Vernetzungen im Grundsystem ist jede metallische Zahnkrone desweiteren als Permanentreiz für das Informationssystem des Organismus zu betrachten.
- Somit kann durch Resonanzphänomene das Regulationsverhalten individuell so ge-

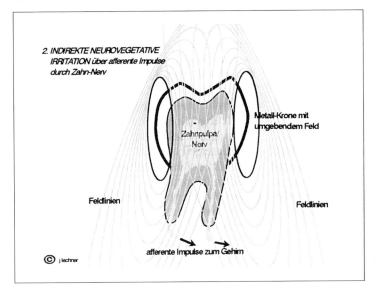

Abb. 48 Indirekte Vegetative Irritation über afferente Impulse durch den Zahnnerv (aus Lechner, J.: Vom Amalgam zum Gold / vom Regen in die Traufe? Teil 2, GZM/GPW 1(1997/16).

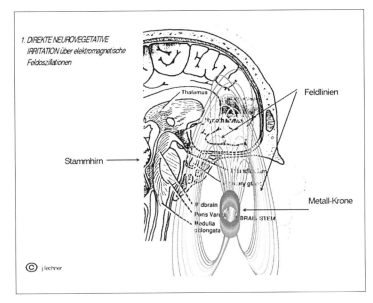

Abb. 49 Direkte neurovegetative Irritation über elektromagn. Feldoszill. (aus Lechner, J.: Vom Amalgam zum Gold / vom Regen in die Traufe? Teil 2, GZM/GPW 1(1997/16).

stört werden, dass über Fehlregulationen spezifische Symptome und Erkrankungen entstehen.

▪ Zu dieser Thematik passend konnte LECHNER von folgendem Fall berichten:

▪ Eine Patientin bekam nach einer großen, festsitzenden Sanierung mit Kronen eine Schmerzsymptomatik im Kopfbereich. Ein bioenergetischer Test ergab, dass eine unverträgliche Legierung verwendet wurde. Die Patientin ließ daraufhin die bestehende Versorgung zugunsten der gleichen Versorgung, aber aus einem als verträglich getesteten Metall ersetzen mit dem Erfolg, dass die Schmerzsymptomatik stärker war als zuvor. Niemand konnte sich erklären, warum das so war.

halt möglich, da sie stets nur den augenblicklichen Ist-Zustand wiedergibt, der durch externe Faktoren wie Aufregung vor dem neuen Arzt, Fahrstress, Ärger, oder andere Faktoren als passagere Einflüsse verfälscht sein kann. Eine genauere Tendenz geben deshalb Mehrfachmessungen an verschiedenen Tagen.

> Ein **Störfeld** ist ein zeitlich nicht begrenzter Reiz, der auf unsere Matrix einwirkt mit der Folge, dass es nicht nur zu einer zeitlich begrenzten Depolarisation, sondern zu einer Dauerdepolarisation kommt. Der Grundtonus im Grundsystem verändert sich somit allmählich im Sinn einer Reizschwellenabsenkung. Störfelder zeigen je nach Konstitution somit primär eher überschießende Regulationsabläufe. Durch die zeitlich unbegrenzten Dauerreaktionen bewirken sie aber im Lauf der Zeit gewisse »Ermüdungserscheinungen« im Regulationsablauf bis hin zur Regulationsstarre.

▪ Voraussetzung jeder Zellularpathologie ist immer eine **Regulationspathologie.** Erst eine Fehlregulation im Grundsystem kann zu einer Symptomatik und damit zu einer Erkrankung führen. Somit gibt uns die Regulationsdiagnostik bereits weit im Vorfeld einer tatsächlichen Erkrankung Hinweise darauf, wo und inwieweit eine Krankheitsbereitschaft vorliegt. Sie wäre somit ohne größeren Aufwand als Vorsorgediagnostik gut einsetzbar.

▪ Bei bereits vorliegenden Erkrankungen kann der Behandler
- den Schweregrad und damit die Prognose des Krankheitsbildes gut beurteilen,
- Verlauf und Behandlung kontrollieren, da Regulationsuntersuchungen nicht mit den klinischen Symptomen parallel gehen, sondern schneller reagieren als jene,
- dies objektivieren und dokumentieren.

▪ Nachfolgend sollen regulationsdiagnostische Übersichtstestungen besprochen werden, die sich in der Praxis gut bewährt haben.

4.1.1 Decoder-Dermographie

Die ganzkörperliche Decoder-Dermographie ermöglicht eine vollautomatische Aufzeichnung körpereigener Reizantworten auf elektrische Signale, die an bestimmten **Hautzonen** abgenommen werden.

▪ **Sechs Körperelektroden,** nämlich jeweils beidseits an der Stirn, der Hand und am Fuß bilden insgesamt sieben Messstrecken, nämlich:

❶ Stirn links – Hand links
❷ Stirn rechts – Stirn links
❸ Hand rechts – Stirn rechts
❹ Hand links – Hand rechts
❺ Hand links – Fuß links
❻ Fuß links – Fuß rechts
❼ Fuß rechts – Hand rechts

▪ Diese sieben Messstrecken lassen jeweils Projektionen von in diesen Arealen befindlichen Organen (entsprechend der *Head'schen Dermatome*) zu und ermöglichen somit eine grobe anatomische Zuordnung bei **Regulationsanomalien.**

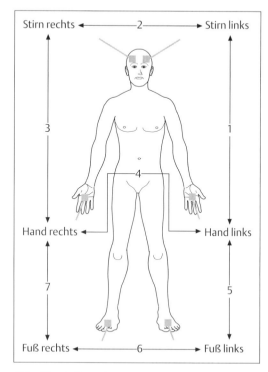

Abb. 50 Meßstrecken.

1. Ableitung Nr. 1
   Hand links/Kopf links

linke Kopf- und Gesichtshälfte mit:
Ohr, Auge, Nase, <u>Nasennebenhöhlen, Ober- und Unterkiefer</u>, Tonsille, HWS.
Arterien

2. Ableitung Nr. 2
   Kopf links/Kopf rechts

Kopf mit:
Augen, Ohren, Nase und <u>Nasennebenhöhlen, Oberkiefer</u>, Zentralnervensystem

3. Ableitung Nr. 3
   Kopf rechts/Hand rechts

rechte Kopf- und Gesichtshälfte mit:
Ohr, Auge, Nase, <u>Nasennebenhöhlen, Ober- und Unterkiefer</u>, Tonsille, HWS.
Venen

4. Ableitung Nr. 4
   Hand rechts/Hand links

<u>Lunge, Herz</u>, Schilddrüse, <u>Mammae</u>, Oberbauch

5. Ableitung Nr. 5
   Hand links/Fuß links

<u>Milz, Pankreas</u>, Magen, <u>Colon descend.</u>, Herz, Lunge li, Niere li, Hüftgelenk rechts

6. Ableitung Nr. 6
   Fuß links/Fuß rechts

<u>Beckenorgane</u>, LWS, Urogenitaltrakt, Rectum, Wirbelsäule, alle Gelenke

7. Ableitung Nr. 7
   Fuß rechts/Hand rechts

<u>Leber, Galle mit Gallengängen</u>, Appendix, Colon ascend., Lunge re, Niere re, Hüftgelenk rechts.
(Venen)

Abb. 51 Meßstrecken-Organzuordnung bei der Übersichtsmessung. Die unterstrichenen Organe stellen sich am meisten bei Erkrankungen in den Meßstrecken dar.
(Aus: Unterlagen der Firma VEGA-Grieshaber)

- An den Messstrecken werden kurz nacheinander je ein negativer und ein positiver Stromreiz gesetzt. Diesen Stress muss der Organismus entsprechend des vegetativen Dreitakts nach SIEDECK verarbeiten, was jedoch die Ausgangslage verändert. Auf der Basis dieser veränderten Ausgangslage wird nun ein zweiter, ein dritter oder auch ein vierter Stromreiz gesetzt, der jeweils die Ausgangslage wiederum verändert und neue Basis eines Folgereizes wird.

> Anhand einer Kurven- und (je nach Hersteller) auch einer Balkenaufzeichnung kann somit der **energetische Zustand bestimmter Körperbereiche**, die Regelgüte im Regulationsverhalten und auch die Regulationskapazität und damit die Belastbarkeit und der Belastungsgrad des Organismus abgelesen werden.

▶ Die Amplitudenhöhe gibt Auskunft über den **Energiezustand** im betreffenden Köperareal.
Er erstreckt sich von extremer Hyperergie (Energieüberfluß) über eine Normergie bis zu einer extremen Hypergie (Energiedefizit). Je niedriger das Energieniveau sich darstellt umso geringer ist auch die Möglichkeit einer sofortigen Therapierbarkeit einzuschätzen. Bei einem großen energetischen Defizit sollte im Zweifelsfall primär eine Hebung der allgemeinen Abwehrlage durch Stimulation des Immunsystems erfolgen.
▶ Die **Regelgüte** kann am Unterschied der übereinandergeschriebenen ersten und zweiten Decoderschreibung abgelesen werden.
Sie ist Ausdruck für die regulatorische Dynamik im zugehörigen Körperabschnitt und spiegelt die verschiedenen Regulationsmuster wieder. Je geringer der Unterschied zwischen der Erst- und Zweitmessung ausfällt, umso mehr ist eine eingeschränkte Regulation mit Tendenz in Richtung Regulationsstarre zu erkennen, was uns wiederum Hinweise auf vorhandene Störfelder in diesem Areal liefert.

Es gibt aber auch Fehlregulationen paradoxer Art, die ein ernstzunehmendes Zeichen für immun- und abwehrgeschwächte Organe (z.B. Lymphsystem, Säure-Basen-Haushalt etc.) darstellen.
▶ Die **Regulationskapazität** kann am Regulationsverhalten bei Mehrfachmessungen beurteilt werden.
Je schneller das Regulationsverhalten bei Mehrfachreizen erschöpft ist und anormal reagiert, umso größer ist der Belastungsgrad des Patienten und umso schneller ist eine Dekompensation seines gesundheitlichen Gleichgewichtes zu befürchten.
- Eine Erleichterung der Interpretation decoderdermographischer Messungen bilden balkengraphische Ausdrucke errechneter Faktoren aus dem Kurvenverlauf, die teilweise Tendenzen erkennen lassen, die optisch nicht immer erfassbar sind.
▶ Neben der Ganzkörper-Decoder-Dermographie als Übersichtsmessung ist für den zahnärztlichen Bereich die **Kopf-Decoder-Dermographie** bei der Suche nach chronischen Irritationen oft sehr hilfreich.
- Neun Elektroden bilden jeweils mit der Referenzelektrode an der Glabella (über der Nasenwurzel) **neun Messstrecken** mit den Zuordnungen
❶ Stirnhöhle rechts
❷ Stirnhöhle links
❸ Kieferhöhle links

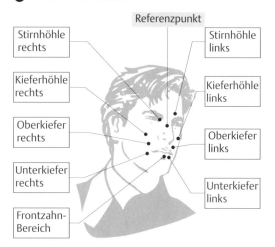

Abb. 52 Elektrodenanlage bei der Kopfmessung (VEGA-D-F-M 722).

④ Kieferhöhle rechts
⑤ Seitenzahnbereich Oberkiefer links
⑥ Seitenzahnbereich Oberkiefer rechts
⑦ Seitenzahnbereich Unterkiefer links
⑧ Seitenzahnbereich Unterkiefer rechts
⑨ Frontzahnbereich

▪ Die Auswertung des Kopf-Decoders erfolgt nach den gleichen Regeln wie bei der Ganzkörper-Decoder-Dermographie. Sie ermöglicht anhand des Energiezustandes, der Regelgüte und der Regulationskapazität bestimmter Areale einen Hinweis auf das Vorliegen einer **chronischen Belastung**.

▷ Klar hervorgehoben werden muss, dass die Decoder-Dermographie stets **nur eine Übersichtstestung** ist, die uns nur eine mehr oder minder grobe Hinweisdiagnostik erlaubt. Grundlage für die Interpretation ist dabei stets das individuelle Können und Wissen des Anwenders. Diese Hinweise müssen aber immer mit einer zusätzlichen Methode präzisiert werden.

▷ Gut darstellbar ist die neuraltherapeutische Wirkung an Arealen mit **Herdverdacht.** Zeigt beispielsweise nach Injektion eines Neuraltherapeutikums an einem herdverdächtigen Zahn eine Drittmessung ein deutlich besseres Regulationsverhalten, liegt damit eine Bestätigung des Herdverdachtes vor.

▷ Vorteil der Decoder-Dermographie ist zweifellos der **automatische Ablauf der Messung**. Die Methode ist somit nicht manipulierbar. Durch die einfache Anwendung ist die Testung auch problemlos delegierbar.

▪ Nachteil der Methode ist die nur sehr grobe Zuordnung auffälliger Areale an anatomische Substrate.

▪ Die Decoder-Dermographie ist somit stets nur ein **Vortest,** der Auskunft über das Regulationsverhalten des Patienten gibt. Diese Information ist für den Therapeuten wichtig, gibt sie doch Hinweise über die grobe Lokalisation vorliegender Irritationen und deren Auswirkungen, sowie über die Therapierbarkeit. Die genaue Lokalisation der chronischen Irritationen muss jedoch in der Regel mit einem anderen Testverfahren ermittelt werden.

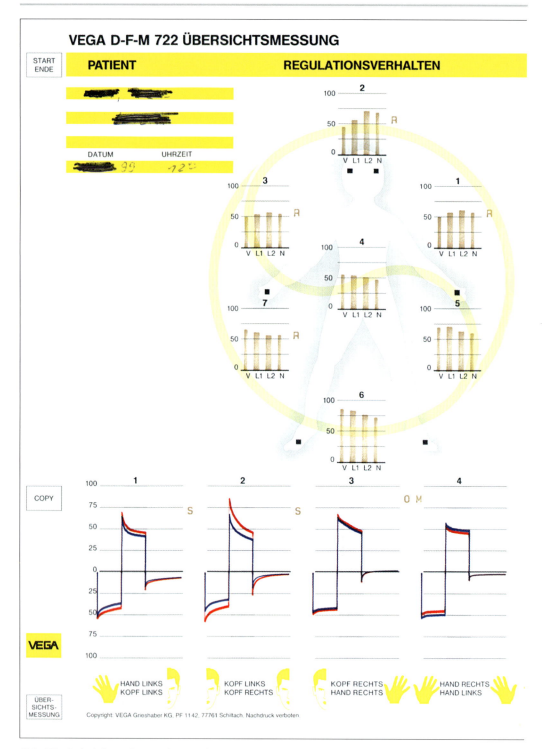

Abb. 53a Beispiel aus der Praxis: Ganzkörper-Decoder-Dermogramm eines Patienten mit einer Herdproblematik im Oberkiefer beidseits. (Quelle Abb. 53–57 und 118–120 VEGA-Grieshaber KG, 77758 Schiltach)

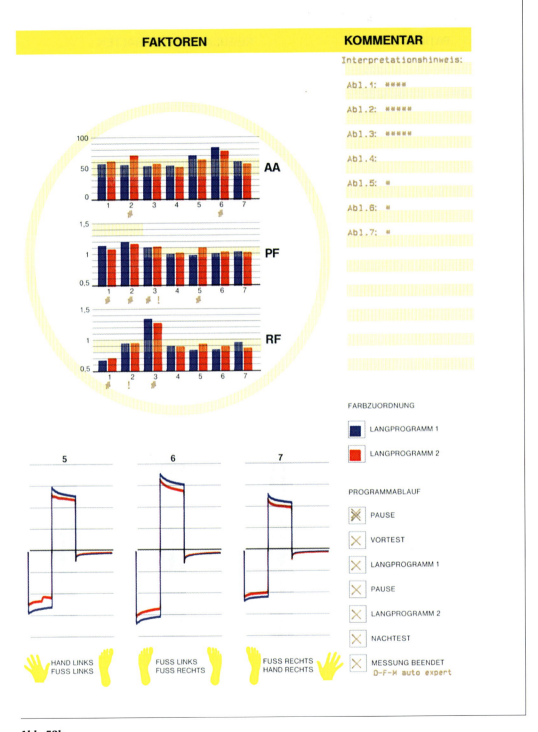

Abb. 53b

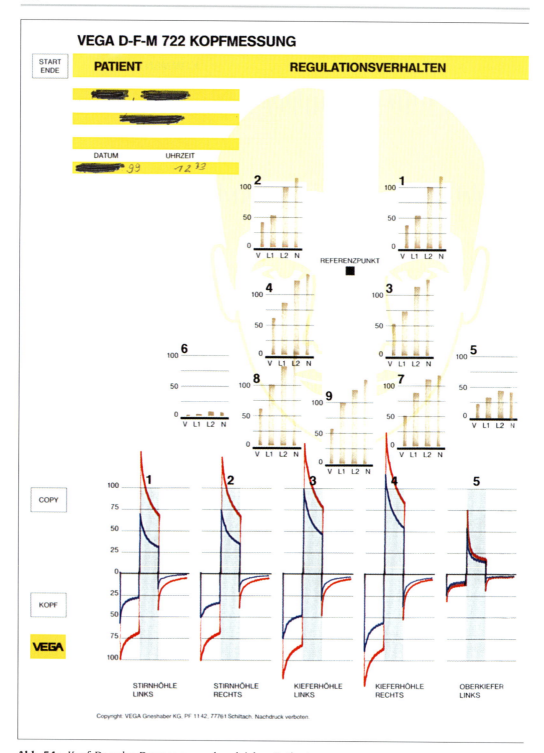

Abb. 54a Kopf-Decoder-Dermogramm des gleichen Patienten.

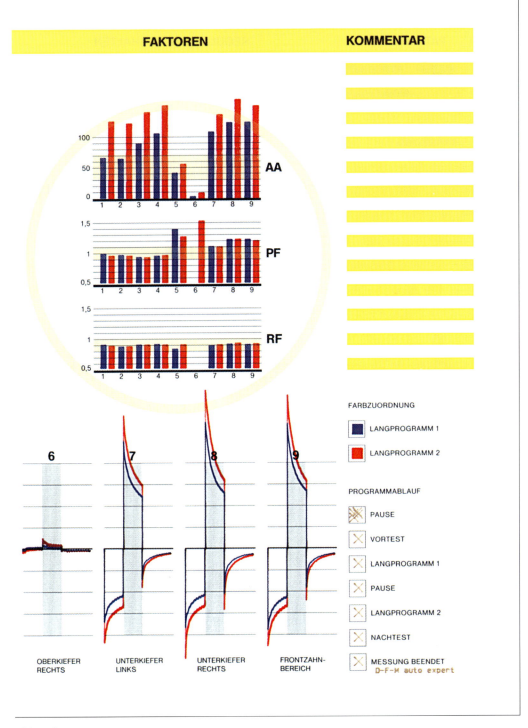

Abb. 54b

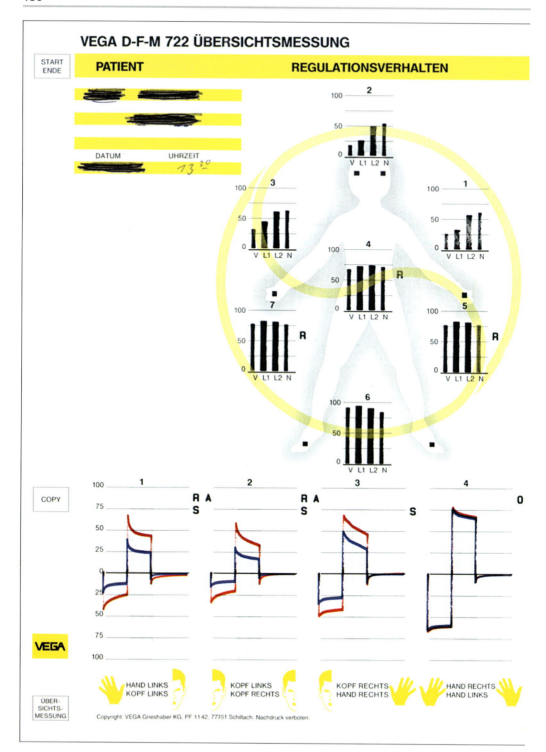

Abb. 55a Ganzkörper-Decoder-Dermogramm bei einer seit ca. zwei Jahren bestehenden Palladiumbelastung durch Zahnkronen.

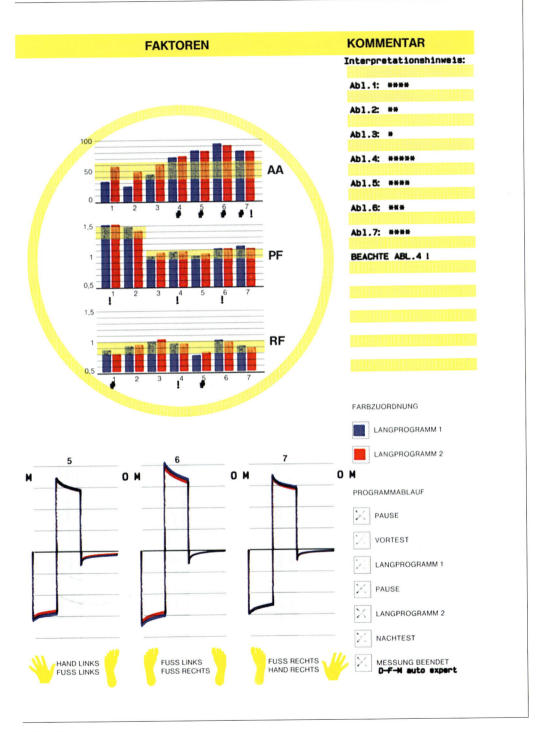

Abb. 55b

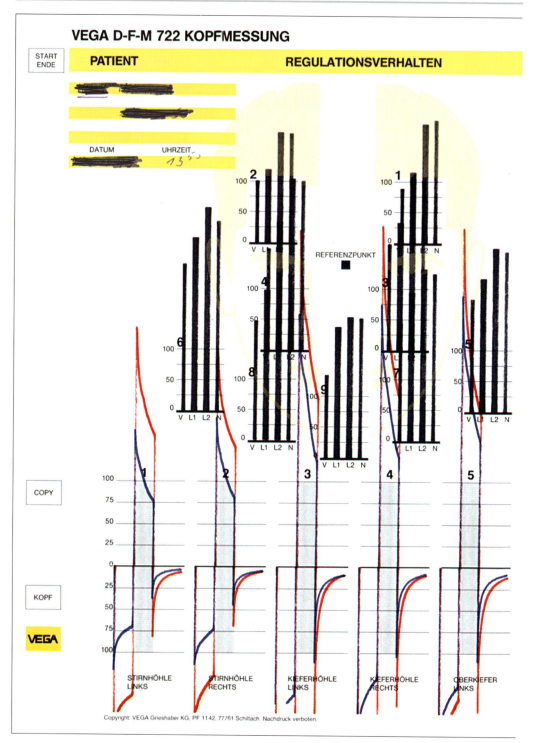

Abb. 56a Kopf-Decoder-Dermogramm des gleichen Patienten.

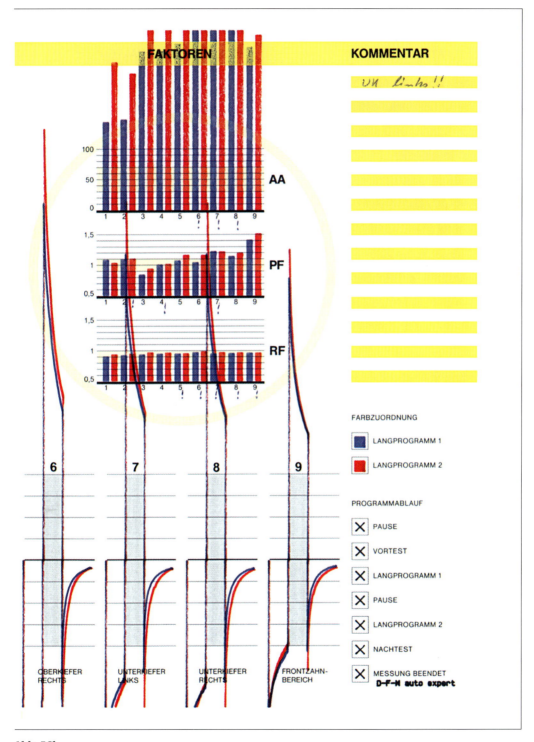

Abb. 56b

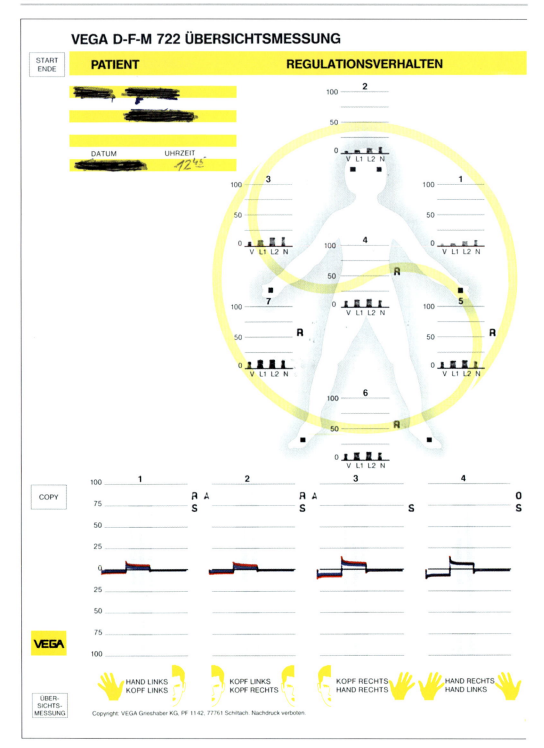

Abb. 57a Ganzkörper-Decoder-Dermogramm einer Patientin, nach längerer Einnahme von Psychopharmaka.

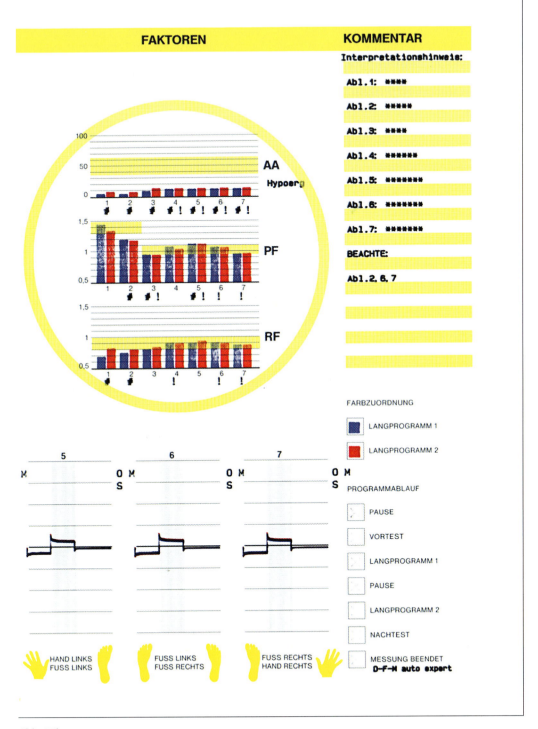

Abb. 57b

4.1.2 Regulations-Thermographie

Auf der Grundlage von Erkenntnissen von SCHWAMM und ELSEN versuchte ARNO ROST Ende der 70er Jahre in standardisierten Messarealen eine dynamische **Ganzkörper-Thermographiemessung** zu entwickeln.

▬ Prinzip dieser Regulationsthermographie ist die Reaktion genau definierter Körperpunkte auf einen Kältereiz. Aufgrund der viscerocutanen Reflexe zwischen Hautoberfläche und den zugehörigen inneren Organen entsprechend der *Head'schen Zonen,* weisen pathologische und regulationsphysiologische Veränderungen der Haut – und dazu gehören auch Veränderungen im Temperaturverhalten – auf eventuelle Belastungen der segmental zugehörigen Organe hin.

▬ Dazu gibt es drei **Messprogramme,** nämlich
- das **Standardmessprogramm** als Ganzkörperthermogramm mit den Körperregionen Kopf, Hals, Brust, Oberbauch, Unterbauch und Rücken.

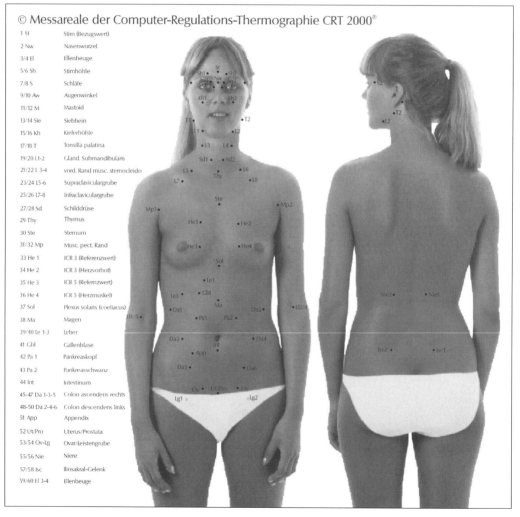

Abb. 58 Thermographie: Messareale. (Abb. 58 und 59 aus: Blum, P: Regulationsthermographie, Hippokrates, Stuttgart 1997, © Fa. Werner Eidam, Bad Homburg)

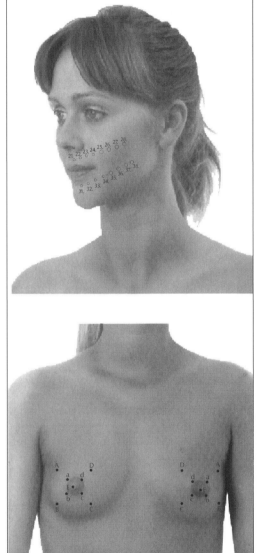

Abb. 59 Thermographie: Messareale.

- das **Zahn-Kieferthermogramm** mit 32 Arealen jeweils als exakte Projektion der zugehörigen Zahnfächer an der Hautoberfläche.
- das **Mammathermogramm** an weiblichen Patienten mit je neun Arealen an jeder Brust.

■ Mamma- und Zahnthermogramme sollten dabei niemals ohne ein Ganzkörperthermogramm ausgewertet werden, da sie alleine nicht genügend aussagekräftig sind und leicht zu Fehlinterpretationen führen können. Sie sind stets nur Teilaspekte eines Ganzkörperthermogramms.

Der Messvorgang

In einer Erstschreibung (schwarze Strichgraphik) werden der Reihe nach 60 definierte Hautpunkte mit einem Temperaturfühler gemessen. Aufgezeichnet wird die Temperaturdifferenz zum Bezugspunkt Glabella (oberhalb der Nasenwurzel). Die Erstmessung sollte dabei möglichst schnell durchgeführt werden, um eine Abkühlung und damit eine Reaktion auf den Kältereiz zu vermeiden.
Dann erfolgt eine zehnminütige Abkühlung des entkleideten Patienten bei Zimmertemperatur (20° bis 22°C).
Anschließend wird die zweite Messung derselben Punkte (rote Strichgraphik) durchgeführt, bei der jetzt keine große Eile mehr angewandt werden muss, da das Regulationsmuster nach Abkühlung etwa 30 bis 40 Minuten konstant bleibt.

■ Ergibt das Thermogramm auffällige Hinweise auf eine bestimmte Herdbelastung, empfiehlt sich eine **neuraltherapeutische Ausschaltung** des vermuteten Herdes mit anschließender Drittmessung (grüne Strichgraphik) in der bei positivem Herdbefund das Thermogramm in Richtung Normalregulation deutlich verschoben sein muss. Fernwirkungen können auf diese Weise gut dargestellt werden.
■ Falls notwendig, kann auch noch eine Viertmessung (blaue Strichgraphik) nach abermaliger Neuraltherapie geschrieben werden.
■ Basis einer Auswertung vorhandener Thermogramme ist das so genannte »*Normthermogramm nach Rost*«, in dem die Idealwerte der einzelnen Messpunkte ermittelt wurden. Als Orientierung erfolgt bei jedem

Thermogrammausdruck die Zweitschreibung des Idealthermogramms als Schatten.
▪ Eine Interpretation beginnt stets mit der Auswertung der Ganzkörperthermographie. Ähnlich wie bei der Decoder-Dermographie unterscheiden wir dabei verschiedene **Regulationsmuster**
- **Normregulation** ist das Regulationsverhalten eines Gesunden
- **Hyperregulation** ist eine sympathikotone Überreaktion auf den Kältereiz. Es handelt sich dabei meist um Entzündungen oder um Erstreaktionen von Störfeldern, Unverträglichkeiten und Sensibilisierungen
- **Hyporegulation** ist ein Ausdruck einer energetischen Schwäche bis hin zur Erschöpfung. Sie ist das Spätstadium von Störfeldern jeglicher Art
- **Regulationsstarre** ist das Endstadium der Hyporegulation
- **Paradoxe Regulation** liegt dann vor, wenn eine Abkühlung dort erfolgt, wo eine Erwärmung zu erwarten ist und umgekehrt
- **Chaotische Regulation** liegt dann vor, wenn alle Regulationsformen bunt gemischt nebeneinander vorkommen

▪ Eine Erleichterung bei der Interpretation der Thermogramme bieten die computergestützten Auswertungshilfen. Durch die rein optische Auswertung der Diagramme können leicht wichtige Hinweise übersehen oder in ihrer Gewichtung nicht richtig erkannt werden. Die Computerauswertung bietet eine einheitliche Auswertungsgrundlage, fasst wichtige Parameter zusammen und ermöglicht so über Rechenoperationen die Erstellung verschiedener Profile.

▪ So werden für jede Körperseite Temperaturmittelwerte errechnet, die bei Seitenungleichheit einen Hinweis auf ein seitendominantes Störfeld ermöglichen.

▪ Temperaturabweichungen in Bezug auf das Normthermogramm können in Form von Kurven oder Balken optisch übersichtlich ausgedruckt werden.

▪ Einen schnellen Überblick über das Regulationsverhalten der einzelnen Areale bietet das Regulationsprofil, in dem abzulesen ist, welche Gebiete eher normal, überschießend oder eher starr reagieren.

▪ Der Chaosindex ist ein Gradmesser für Regulationsformen ohne erkennbarer Ordnung und somit ein Parameter für lange bestehende chronische Geschehen.

▪ Der Richtungsindex wird aus dem Quotienten von paradox erwärmenden und überschießend stark abkühlenden Temperaturwerten gebildet.
- Werte zwischen **3,5 und maximal 6** (Höchstwert) haben einen Überhang an paradoxen Regulationen,
- Werte zwischen **0 und 2,5** haben zu viele stark abkühlende Reaktionen und könnten ein Hinweis auf eine allergisch-toxische Problematik sein.

▪ Mit diesen automatisch erstellten Indices fällt es in der Regel auch Anfängern leichter, Thermogramme zu interpretieren. Sie macht jedoch die individuelle Auswertung »per Hand« nicht überflüssig, denn die Beurteilungsfähigkeit des einzelnen Therapeuten spielt trotz EDV nach wie vor eine große Rolle.

▪ Der ganzheitlich tätige Zahnarzt kann somit leichter erkennen, auf welchem gesundheitlichen Niveau sich der Patient befindet, inwieweit er invasiv therapierbar ist oder ob ausleitenden und entlastenden Therapieformen primär der Vorzug gegeben werden muss.

▪ Er kann auch die Priorität lokaler Krankheitsgeschehen besser beurteilen und somit gut abklären, ob eine Störfeldtherapie primär im Körper- oder eher im Kopfbereich zu erfolgen hat.

▷ Im Vergleich zur Decoder-Dermographie bietet die Thermographie den Vorteil einer genaueren anatomischen Zuordnung von Regulationsstörungen und damit einer exakteren Aussage darüber, wo eine Regulationsanomalie lokalisiert ist. Das erspart jedoch nicht immer eine Individualtestung zur Ortung chronischer Irritationen.

▪ Von Nachteil ist dagegen das nichtautomatisierte Testverfahren, das entweder gut ausgebildetes Personal erfordert oder ansonsten nicht delegierbar ist.

4.1.3 Kirlian-Fotografie

Das russische Forscher-Ehepaar VALENTINA und SEMJON KIRLIAN entdeckte 1938, dass lebende Organismen in einem elektrischen Hochfrequenzfeld Luminiszenzen abstrahlen, die fotografisch sichtbar gemacht werden können. Aus dieser Entdeckung entwickelte PETER MANDEL 1973 die Energetische Terminalpunkt-Diagnose (E-T-D).

▷ **Diagnostische Grundlage** eines Kirlianbildes bilden die Abstrahlungen an Finger- und Zehenkuppen, die im Hochspannungs- Hochfrequenzfeld der Kirlianfotografie abgelichtet werden. Sowohl der Ort des Auftretens, als auch die Strahlungsphänomene geben uns dabei Hinweise über die energetische Gesamtsituation und pathologischen Zusammenhänge.

▬ Hinsichtlich der Topographie konnte sich MANDEL auf die Kenntnisse der chinesischen Akupunkturlehre, aus der bekannt war, dass alle oberflächlichen Meridiane an den Finger- und Zehenballen beginnen oder enden, und auf die Forschungsarbeiten von VOLL (siehe Kapitel 4.2.1.1) mit seiner Entdeckung von zusätzlichen Meridianen, beziehen.

▬ Die energetische Terminalpunkt-Diagnostik kennt allerdings keine Punkte an den Zehen- und Fingerkuppen, sondern spricht von Umflüssen, die energetisch in sich abgeschlossen sind.

▬ Grundlage für die Interpretation der Kirlianbilder ist das Funktionskreisdenken nach GLEDITSCH. Genauso wie bei den anderen regulationsdiagnostischen Verfahren wie Decoder-Dermographie oder Thermographie muss allerdings immer das ganze Bild beurteilt werden und niemals nur Teile davon.

▬ Somit stellt die E-T-D ein reproduzierbares Diagnose-System dar, das, wie jedes regulationsdiagnostische System, bereits im Vorfeld

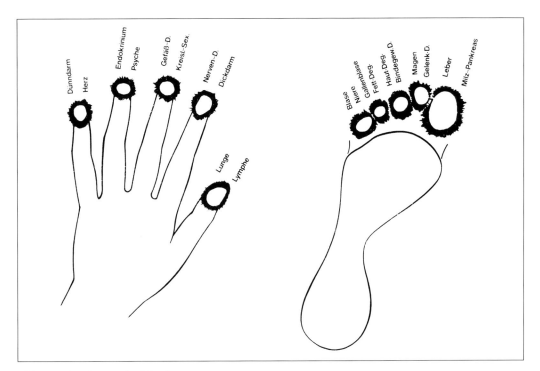

Abb. 60a+b Die Terminal-Punkte
(Abb. 60, 67, 69 aus P. Mendel, Lichtblicke in der ganzheitlichen (Zahn-)Medizin Edition Energetik, Bruchsal 1989)

klinisch manifester Erkrankungen eine Analyse von Regulationsstörungen mit Hinweisen auf ganzheitliche Ursachen zulässt. Aussagen darüber ergeben sich aus

- **dem Gesamtbild der Strahlenqualität der Luminiszenzen:**
  Aus der Charakteristik der Strahlenqualität kann die Reaktionslage und damit die Therapierbarkeit des Patienten beurteilt werden. Die Auswertung ergibt einen sofortigen Überblick auf die Polaritäten zwischen oben und unten, links und rechts, linker Hand und rechter Fuß und umgekehrt.
- **den Einzelphänomenen:**
  Je nach Form eines Strahlungsphänomens und nach der Örtlichkeit seines Auftretens können die Art einer pathologischen Veränderung und die Lokalisation der Belastung erkannt werden.

4.1.3.1 Strahlenqualitäten

Im Kirlianbild eines Gesunden weisen alle Abstrahlungen um die Finger- und Zehenkuppen gleichförmige Strahlenkränze auf. Alle Luminiszenzen gehen von einem so genannten »Wärmekranz« aus, sind etwa gleich lang und gruppieren sich harmonisch um die Kuppen.

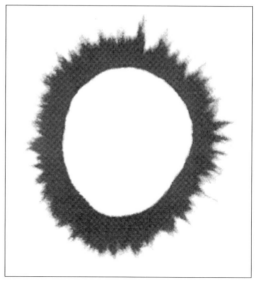

Abb. 61 Normalstrahlung
(Abb. 61–64 aus: Füß, Die energetische Terminalpunkt-Diagnose in der ganzheitlichen Zahnmedizin. In Kobau: Ganzheitliche u. naturheilkundlich orientierte Zahnmedizin, Kobau Verlag, Klagenfurt)

Die Übergänge zur Pathologie sind fließend. Es gibt grundsätzlich **drei Strahlenqualitäten,** die erste Hinweise auf pathologische Veränderungen im Organismus liefern.

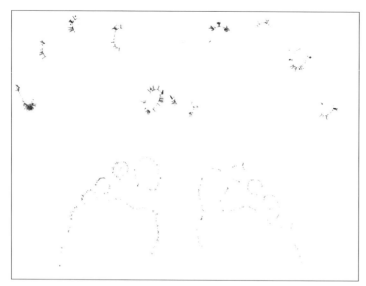

Abb. 62 Kirlian – Fotografie – Endokrine Strahlenqualität

A. Endokrine

Die endokrine Strahlenqualität ist durch Verlust der Luminiszenzen im Bereich der Abstrahlungen gekennzeichnet. Der Strahlenverlust kann ganz oder nur partiell auftreten. Im Extremfall kann die Umflußstrahlung an den Händen völlig fehlen.

▪ **Diagnostisch** weist ein Kirlianbild dieser Art auf eine **Irritation des Gesamtendokriniums**, insbesondere auf Defizite im Hypophysen/Hypothalamus-Bereich hin. Durch Störungen der neuro-vegetativen und der hormonellen Regelkreise dieser Systeme, insbesondere durch Regulationsstörungen in der Hypophyse, kommt es in der Regel zu noch keinen manifesten Krankheitsbildern. Es ist aber die erste Stufe einer Krankheitsentwicklung. Hier finden sich die gesammelten Funktionsstörungen, die neuro-vegetativen, hormonellen Symptomenkomplexe, für die die Schulmedizin offiziell keine Erklärung hat, weil sie diagnostisch mit ihren Methoden hier noch keine anatomisch-strukturellen Veränderungen findet.

▪ Eine ganzheitliche Behandlung bei endokrinen Kirlian-Bildern umfasst in erster Linie das Spektrum der Regulationstherapien wie Homöopathie, Bioresonanztherapie, Akupunktur etc.

B. Toxische Strahlenqualität

Die toxische Strahlenqualität ist durch eine mehr oder weniger deutliche Zunahme von »*Punktprotuberanzen*« gekennzeichnet. Dabei handelt es sich um punktförmige Verdichtungen in oder außerhalb des Strahlenkranzes, die auch bei Wiederholungsmessungen topografisch stabil auftreten.

▶ **Diagnostisch** weist ein Kirlianbild dieser Art auf Entzündung, Aggression und lymphatische Belastung hin. Mesenchymale Intoxikationen können bereits eine Rolle spielen.
Von erheblicher Wichtigkeit ist, welche Organsektoren dabei betroffen sind. Es liegen meist manifeste Krankheitsbilder vor. Der Organismus hat jedoch trotz teils ausgeprägter Symptomatik noch die Fähigkeit, auf therapeutische Reize adäquat zu reagieren, was jedoch oft mit Erstverschlimmerungen einhergeht.

▶ **Therapeutisch** wichtiger Hinweis bei toxischer Strahlenqualität ist, dass vor größeren zahnmedizinischen Eingriffen eine lymphatische Entlastung durch Entgiftungs- und Ausleittherapien sinnvoll ist.

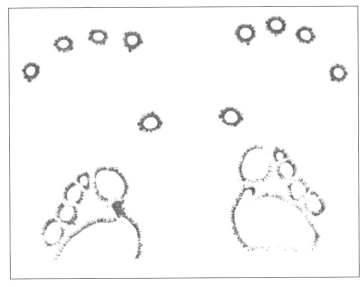

Abb. 63 Toxische Strahlenqualität

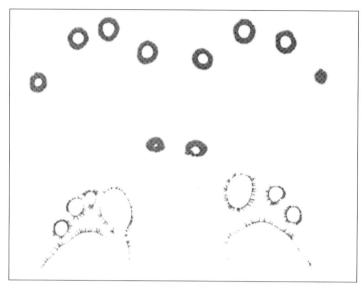

Abb. 64 Degenerative Strahlenqualität

C. Degenerative Strahlenqualität:

Die degenerative Strahlenqualität ist durch die ringförmig starren Verdichtungen bis zur völligen Verbackung des Wärmekranzes an einzelnen oder mehreren Fingerkuppen gekennzeichnet. Es ist keine Einzelabstrahlung mehr erkennbar.

▶ **Diagnostisch** ist dieses Bild ein Hinweis auf Informationsblockaden in einem Organismus, in dem die Fähigkeit zur dynamischen Eigenregulation abhanden gekommen ist. Es liegt eine weitgehende Regulationsstarre vor, einhergehend mit spezifischen Krankheitsbildern.

▶ **Therapeutischer Hinweis** bei degenerativer Strahlenbelastung ist, eine Überforderung durch einen ärztlichen Eingriff zu vermeiden. Vor einer geplanten Behandlung sollten Belastungen aller Art, die ohne invasive Eingriffe minimiert werden können, schrittweise ausgeschaltet werden.

Dazu gehören unter anderem geopathische Belastungen, psychische Belastungen und Belastungen aus dem umweltmedizinischen Bereich. Als Vortherapien eignen sich auch unspezifische Entgiftungen und Regulationstherapien.

▬ Erst wenn sich die degenerative Strahlenqualität in Richtung toxische oder endokrine Strahlenqualität auflöst, ist eine Therapierbarkeit z.B. in Form einer Amalgam-Sanierung angezeigt. Wird die Herstellung der Therapierbarkeit außer acht gelassen, kann es bei einer zahnärztlichen Therapie zu ungeahnten Komplikationen kommen.

4.1.3.2 Einzelphänomene

Um die eher allgemeinen Aussagen in Hinblick auf die Strahlenqualitäten zu spezifizieren und Hinweise auf organische Belastungen zu erhalten, ist es notwendig, Einzelphänomene der Luminiszenz näher zu betrachten. Diagnostische Hinweise geben uns dabei die Form der Abstrahlung und der Ort ihres Auftretens.

▬ Die Abstrahlungsform lässt auf die Art der pathologischen Veränderung schließen. Alle Varianten lassen sich dabei auf **drei Grundformen** zurückführen:

A. Der Ausfall:

▶ Ein Ausfall ist das Grundphänomen der endokrinen Strahlenqualität und prinzipiell durch eine Schwäche eines Organs oder Organsystems im zugeordneten Sektor ge-

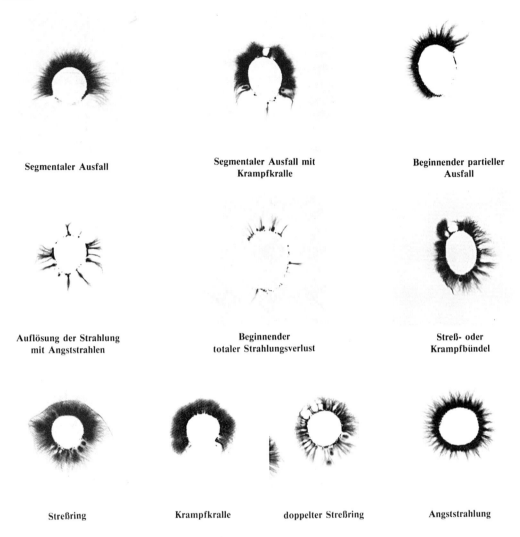

Abb. 65 Ausfälle = Insuffizienz im Organ oder System
(Quelle: Mandel, P.: Energetische Terminalpunkt-Diagnose. Kosmo-Medizin, Bd. 1, Energetik-Verlag, Bruchsal 1986)

kennzeichnet. Er kann dabei streng segmental auftreten oder auch den gesamten Umfluß betreffen. Er ist immer Ausdruck einer Insuffizienz oder einer funktionellen Störung im entsprechenden Sektor.

B. Die Punktprotuberanz

▶ Punktabstrahlungen sind Phänomene der toxischen Strahlenqualität und treten als häufigstes Grundphänomen auf. Sie sind Ausdruck einer aggressiven oder entzündlichen Veränderung im entsprechenden Organsegment, kennzeichnen aber auch eine Regenerationsfähigkeit des Sektors, in dem sie sich projizieren. Bei mehrfachen Punktprotuberanzen erhält diejenige Priorität, die sich am weitesten von der Umflußstrahlung absetzt.

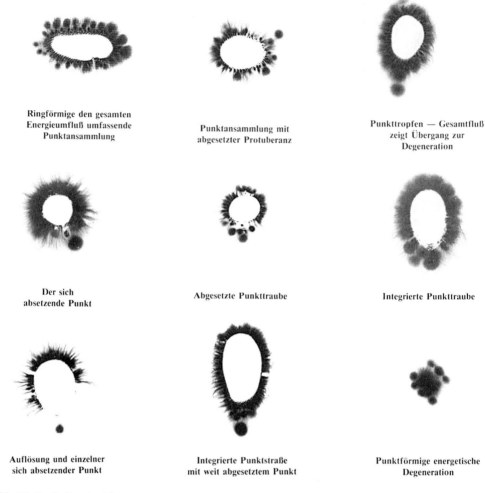

Abb. 66 Punktförmige Phänomene = Aggression im Sektor, Entzündung und Intoxikation. Reaktives Verhalten des Grundsystems.
(Quelle: wie Abb. 65)

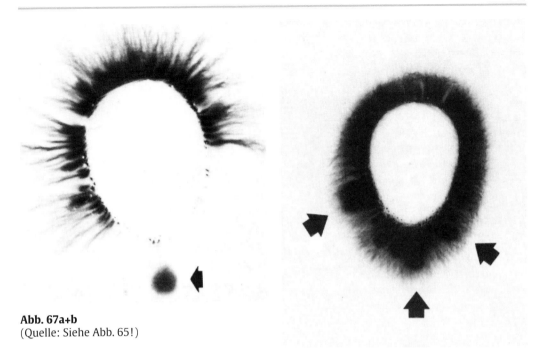

Abb. 67a+b
(Quelle: Siehe Abb. 65!)

C. Das Degenerationszeichen

▶ Es ist ein Grundphänomen der degenerativen Strahlenqualität und zeigt sich als sektorale oder auch gesamte Zunahme des Wärmekranzes bei gleichzeitigem Verlust der Luminiszenz. Es ist das Endprodukt negativer energetischer Veränderungen im Sektor seines Auftretens. Die betroffenen Organabschnitte weisen eine Tendenz zu degenerativen Erkrankungen auf. Die Therapie sollte schwerpunktmäßig hier beginnen.

Zur topographischen Zuordnung ist der Ort des Auftretens der beschriebenen Phänomene von Bedeutung. Sie entwickelte sich auf der Basis der *Akupunkturlehre* und ist im Prinzip identisch mit den Zuordnungen, die wir aus der *Elektroakupunktur* kennen.

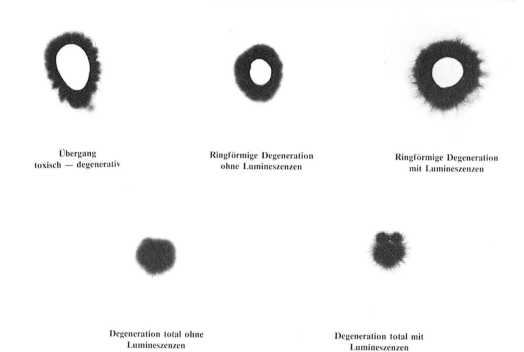

Abb. 68 Degeneration mit oder ohne Lumineszenz = Hinweis auf Organ- oder Systemdegeneration. Informationsblockade und Starre des Systems.
(Quelle: Siehe Abb. 65!)

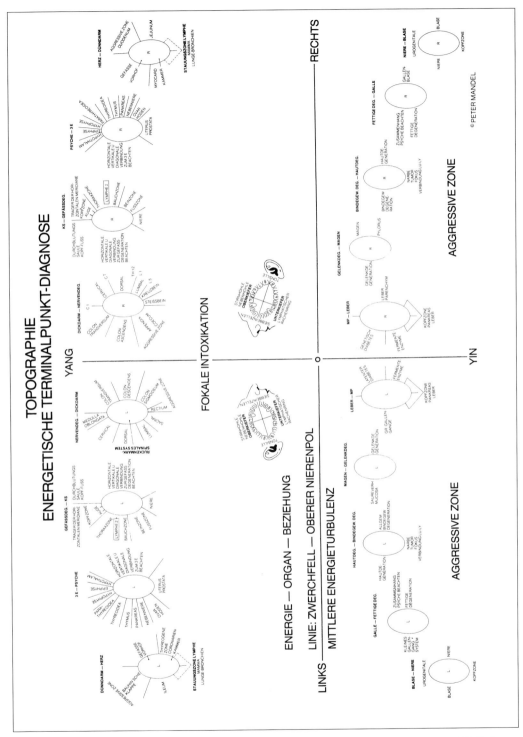

Abb. 69 Terminalpunkte. (Aus: Mandel, P.: Energetische Terminalpunkt-Diagnose. Kosmo-Medizin. Bd. 1 Energetik-Verlag, Bruchsal 1986)

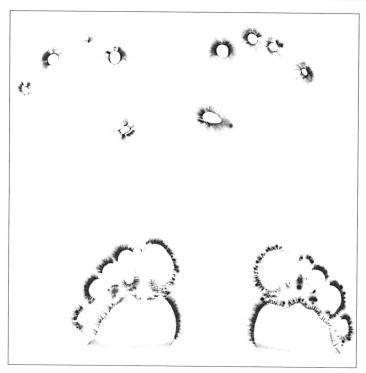

Abb. 70a Ausgangszustand eines Patienten. (aus GZM/GPW 4/97, 63)

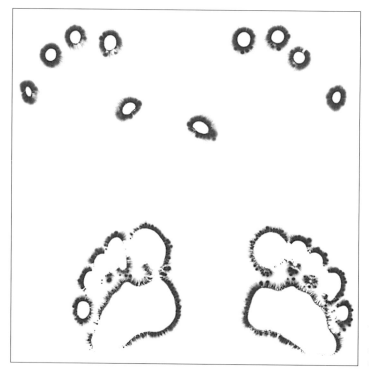

Abb. 70b Derselbe Patient nach Neuraltherapie in regio 48 und 38. (aus GZM/GPW 4/97, 63)

So ist der **Daumen** der Lunge/Lymphe zugeordnet. Er ist vor allem der Träger aller lymphatischen Strukturen des Kopfes. Von daher kommt ihm im Rahmen einer ganzheitlichen Zahnmedizin besondere Bedeutung zu.

Seitenspezifisch sind in ihm neben den acht Odontonen des Ober- und Unterkiefers die Nase, das Ohr, die Tonsillen und das Kiefergelenk projiziert. Belastete Zahnbereiche liefern somit erste Hinweise auf therapiebedürftige Funktionskreise (siehe Kapitel 5.4.2) und Resonanzketten.

Der **Zeigefinger** gibt Aussagen über Dickdarm/Nervdegeneration wieder. Neben den einzelnen Abschnitten des Colons, des Coecums und des Blinddarms finden sich auch die gesamte Wirbelsäule mit den Spinalnerven wieder.

Am **Mittelfinger** sind die Terminalpunkte von Kreislauf/Sexualität und Gefäßdegeneration. Es kann hieraus die Durchblutung des gesamten Körpers abgeleitet werden.

Der **Ringfinger** zeigt den Zustand des Endokriniums (Dreifacherwärmer) und diesbezügliche psychische Entsprechungen an.

Der **Kleinfinger** ist dem Herz-Dünndarm-Funktionskreis zugeordnet mit entsprechenden topographischen Zuordnungen für die Dünndarmabschnitte, mit Segmenten für Herzareale und für lymphatische Stauzonen bei der weiblichen Brust, Lunge, Bronchien und Bauchraum.

Die Topographie der **Zehenkuppen der Großzehe** zeigt funktionelle Areale von Leber, Bauchspeicheldrüse und Milz;
die der **2. Zehe** liefert Hinweise auf Magen- und Gelenksbelastungen;
die der **3. Zehe** liefert Hinweise auf Belastungen der Haut und Bindehaut, vor allem aber auch Hinweise auf den Befund des Systems der Grundregulation, das im Bindegewebe lokalisiert ist.
Die **4. Zehe** bildet das topographische Projektionsfeld der Galle, während die kleine Zehe dem Nieren-Blasen-Funktionskreis zugeordnet ist, mit Topographien für den gesamten Urogenitalbereich.

▪ Die Kirlianfotografie ist eine Gesamtschau des Regulationszustandes des Organismus. Dabei wird nicht, wie bei den vorher beschriebenen regulationsdiagnostischen Methoden, eine Mehrfachmessung zur Erkennung von Streßreaktionen durchgeführt. Fotografisch erfasste Phänomene des Ist-Zustandes lassen statt dessen Rückschlüsse auf den Regulationszustand, die Topographie und die Art der Belastung unseres Grundsystems zu. Die Kenntnis der Funktionskreise (siehe Kapitel 5.1.2) ist dabei sehr hilfreich.

4.1.4 Milieudiagnostik

Unser Organismus lebt zeitlebens in Symbiose mit einer Vielzahl von Bakterien, Viren und Pilzen, die physiologischerweise unsere Haut- und Schleimhautoberflächen besiedeln. Jedes Areal hat dabei seine bestimmte Spezies an Symbionten, die beim Gesunden in genau definiertem Verhältnis zueinander vorliegt. Voraussetzung dazu ist ein bestimmtes spezifisches Milieu beispielsweise in Form eines konstanten pH-Wertes, des Sauerstoffgehaltes, des osmotischen Drucks, des Redox-Potentials, der Temperatur, der Feuchtigkeit etc. in diesem Bereich.

▪ Ändern sich diese Rahmenbedingungen, verschiebt sich automatisch das vorhandene Gleichgewicht der Symbionten in die vorgegebene Richtung: Es werden die Bakterien, die sich im neuen Milieu wohler fühlen, zahlenmäßig zunehmen, während die Population der Keime, denen das neue Terrain weniger zusagt, abnimmt. So bewirkt eine Milieuänderung eine Verschiebung der Symbiontenflora mit Dominanz einer bestimmten Bakterienspezies, die, je mehr sie überhand nimmt, pathologischen Charakter annimmt. Das bakterielle Gleichgewicht ist somit »aus den Fugen geraten«.

▪ Die Folge davon ist, dass der gesunde Organismus über eine akute Erkrankung versucht, das physiologische Milieu und damit das physiologische Symbiontengleichgewicht wieder herzustellen.

■ Der regulationsgestörte Patient dagegen hat nicht mehr die Kraft, über eine akute Erkrankung eine Ausscheidung und damit Entlastung seines Terrains zu bewirken. Es kommt somit zur Verschlackung des Bindegewebes und zur Deposition von milieuschädlichen Substanzen im Körper. Der Organismus driftet in eine chronischen Erkrankung ab. Die Richtung der Vikariation nach RECKEWEG (siehe Kapitel 2.3) ist somit immer auch eine Frage des vorliegenden Terrains.

■ Das **Milieu** ist dabei von folgenden Faktoren abhängig:

❶ **Ernährung**
Durch ein Zuviel an Eiweiß (insbesondere an tierischem Eiweiß) und der übermäßigen Aufnahme von säurebildenden Nahrungsmitteln (Zucker, Auszugsmehl, Alkohol, Kaffee, Schwarztee, Nikotin etc.) wird der Säure-Basen-Haushalt gestört.

❷ **Darm**
Durch falsche Ernährung, Nahrungsmittelunverträglichkeiten, Insektizide/Pestizide/Konservierungsmittel in Nahrungsmitteln, allopathische Arzneimittel oder Schwermetallbelastungen aus zahnärztlichen Rekonstruktionen kommt es über eine Milieuänderung im Darm zur Dysbiose der Darmbakterien.

❸ **Psyche**
Psychischer Dauerstress in Form von Lebensbelastungen, Sorgen, Nöte, Depressionen, Familien-, Berufs- oder Freizeitstreß bewirkt über das Grundsystem eine Belastung des Säure-Basen-Haushalts.

❹ **Umweltbelastungen**
Genussgifte, allopathische Arzneimittel, Schwermetall-, Luft- und Trinkwasserbelastungen, Wohngifte etc. wirken über Regulationsblockaden im Sinn einer Übersäuerung des Bindegewebes.

❺ **Herde und Störfelder**
Über eine Dauerbelastung unseres Grundsystems kommt es zu allmählichen Regulationsblockaden und Milieuveränderungen mit degenerativer Tendenz.

Bei der **Therapie chronischer Erkrankungen** ist es dehalb sehr wichtig, sich ein Bild über den **Zustand des biologischen Terrains** zu machen. Als bewährte Milieudiagnostik stehen uns dabei **zwei Methoden** zur Verfügung.

4.1.4.1 Dunkelfeldmikroskopie

Der Zoologe und Mikrobiologe G. ENDERLEIN entdeckte 1925 über die Dunkelfeldmikroskopie im Blut eines jeden Menschen verschiedene sich wandelnde Mikroorganismen. Diese Kleinstorganismen können in so genannten Zyklogenien einen Wandlungsprozess über verschiedene Stadien vom kleinsten Eiweißpartikel (Protit) über Virus und Bakterium bis hin zum Pilzstadium durchlaufen. Sie sind ständige Begleiter aller Warmblüter, stehen jeweils in einem bestimmten Verhältnis zueinander und können sich gegenseitig ergänzen und ersetzen. Die mikrobiellen Hauptgattungen in diesem Geschehen haben die Bezeichnung »Mucor racemosus« und »Aspergillus niger«. Diese sind pflanzlichen Ursprungs, diaplazentar erworben, ständig vorhanden und die Verlaufsform ist abhängig vom umgebenden Terrain. In einer rhythmischen Entwicklung entstehen verschiedene Entwicklungsstufen einer so genannten *Zyklogenie*.

■ Im gesunden Milieu zeigen sich neben den Blutzellen hauptsächlich kleine Eiweißpartikel in der Größenordnung von kleiner als Viren, »*Protite*« genannt, die nur im Dunkelfeld sichtbar werden und im normalen Hellfeld vollständig überstrahlt sind. Diese Niedervalenzen stellen sehr nützliche Symbionten für unseren Organismus dar, die unverzichtbar wichtige Aufgaben im enzymatischen Stoffwechselgeschehen erfüllen. Ohne diese natürlichen Ursymbionten können wir nicht bestehen.

■ Bei Milieuveränderungen durchlaufen diese Protiten in einer so genannten Zyklogenie einen Wandlungsprozess. Durch eine Aneinanderlagerung mehrerer Protite entwickeln sich diese Mikroorganismen über verschiedene Zwischenstufen vom kleinsten Eiweißpartikel über ein Virusstadium bis in die pathogenen, hochvalenten Phasen der Bakterien- und Pilzformen. Die Primitivphasen der Zyklogenie benötigen dabei einen alkalischeren pH-Wert als die Bakterienphasen und die hochvalenten Pilz-Phasen, sogar einen leicht sauren

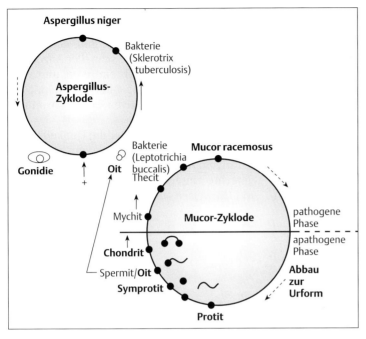

Abb. 71 Die Zyklogenien des Mucor racemosus und des Aspergillus niger (aus: Workshop-Mappe, Fa. Sanum-Kohlbeck).

pH-Wert. Milieuabhängig werden somit aus Symbionten Krankheitserreger. In 60-jähriger wissenschaftlicher Forschung hat ENDERLEIN diesen **Polymorphismus von Bakterien** (verschiedene Wuchs- und Vermehrungsformen der Mikroben) bewiesen. Er konnte auch belegen, dass sich die krankheitsfördernden Hochvalenzen mit unschädlichen Vorphasen kopulativ verbinden und sich so zu unschädlichen und ausscheidbaren Formen abbauen lassen.

▪ Ein gesunder Organismus wird damit im Symbiosegleichgewicht gehalten, während ein milieugeschwächter Körper eine Verschiebung der Valenzen in Richtung pathogene Formen vorweist.

▪ Die **mikrobielle Schädlichkeit** steigt somit mit dem zyklogenetischen Aufstieg der Mikroben. Die günstigste mikrobielle Symbionteneigenschaft beschränkt sich auf Wuchsformen, die sich noch nicht weit von der mikrobiellen Urform, dem Protit, entfernt haben. Die Zustandsformen der Mikroorganismen in unserem Körper und damit der Grad ihrer Schädlichkeit lassen sich somit aufschlussreich und ausreichend sicher im Blut mit dem Verfahren der Dunkelfeldmikroskopie feststellen. Damit sind recht treffsicher Diagnosen zu chronischen Erkrankungen, genauso wie auch Therapieverläufe, gut darzustellen.

▪ Eine Blutuntersuchung im Dunkelfeldmikroskop zeigt somit die Endobionten in den verschiedenen Entwicklungs-Phasen, aber auch die Blutzellen im vitalen Ist-Zustand. Aus der jeweiligen Entwicklungsphase und dem Zustand der zellulären Blutbestandteile können wir – unter Berücksichtigung der Krankheitsgeschichte und des klinischen Befundes – Rückschlüsse auf Milieuentgleisungen und damit auf Erkrankungsanfälligkeiten und Therapiemöglichkeiten ziehen.

▪ So geben uns bespielsweise **entrundete Erythrozyten** in Stechapfelform, wie sie bei einer Änderung des osmotischen Drucks entstehen, Hinweise auf eine Beeinträchtigung der Pufferkapazität (Übersäuerung) im Organismus.

▪ **Verklumpungen der Erythrozyten** (Geldrollenbildung) mit dicken, leuchtenden Eiweißsäumen, entstehen durch die Anlagerung niedermolekularer Eiweiße, die stets negative Valenzen haben, an die mit positiver Oberflächenladung versehenen Erythrozyten. Sie geben uns einen Hinweis auf Übereiweißung der Gewebe und zeigen in Folge davon eine Einschränkung der Sauerstoffaufnahmefähigkeit im Blut mit allgemein degenerativer Tendenz.

Unbewegliche Leukozyten mit starrem Plasma lassen auf eine toxische Belastung schließen.

Das verstärkte Vorkommen von **Symplasten und Kristallen** zeigen uns das Vorhandensein einer Ausleitungsstörung an.

Die Zelldegenerationstendenz und damit eine Wertung der biologischen Resistenz erhalten wir durch den Faktor Zeit, der auf den Blutausstrich einwirkt. Je schneller Anzeichen des biologischen Verfalls eintreten, umso höher ist das biologische Alter und damit die Neigung zu degenerativen Prozessen einzuschätzen.

Für die Praxis bedeutet die Dunkelfeldmikroskopie somit eine schnelle, mit mäßig apparativem Aufwand durchzuführende, praxisgerechte Untersuchung von kapillärem Blut mit Hinweisen auf

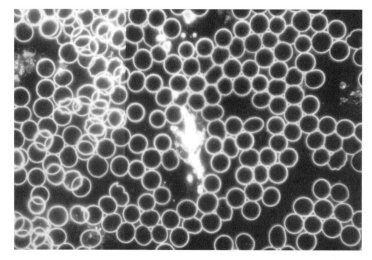

Abb. 72 Gesundes Blutbild. (aus der Sammlung von Dr. Maria Bleker)

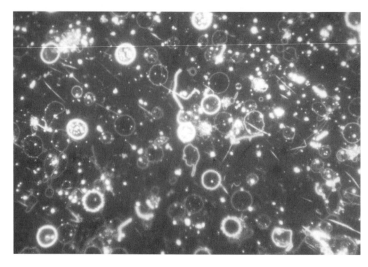

Abb. 73 Übereiweißtes Blutbild. (aus der Sammlung von Dr. Maria Bleker)

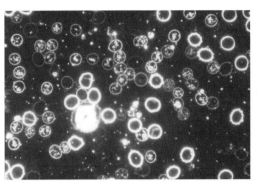 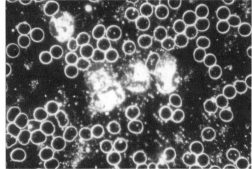

Abb. 74a, b Störfelder, besonders Schwermetalle. Ausschlaggebend ist der Zustand der Leukozyten. (b) Schwerbelastet, inaktiv, zum Teil autolytisch.
(aus der Sammlung von Dr. Maria Bleker)

- das vorliegende Milieu
- eine Übereiweißung
- eine Ausscheidungsproblematik
- Schwermetall- und Störfeldbelastungen
- die Reaktionsfähigkeit des Immunsystems
- die Zellresistenz

4.1.4.2 Bioelektronik nach VINCENT

»Wenn Sie meinen, Krankheiten eben dadurch beseitigen zu können, dass Sie die dabei auftretenden Bakterien unterdrücken und abtöten, dann können Sie ganz schlimme Wunder erleben. Vergessen Sie nicht, dass Mikroben Zeichen für Krankheiten sind und dass wir unsere wissenschaftliche Sorgfalt auf die Erforschung des Rätsels verwenden müssen, warum die Mikroben bei manchen Individuen so verheerend wirken.«

LOUIS PASTEUR

▬ Zum Ende ihrer Ära näherten sich die Meinungen der beiden großen Kontrahenten ihrer Zeit, LOUIS PASTEUR und CLAUDE BERNARD, dahingehend an, dass sie übereinstimmend erklärten, nicht der Erreger an sich, sondern das Terrain, das ein Erreger vorfindet ist entscheidend, ob es zu einer Vermehrung und damit zum Ausbruch einer Erkrankung kommt oder nicht.
▬ Nur in einem idealen Milieu arbeitet unser Immunsystem optimal. Je weiter es vom Idealzustand entfernt ist, umso wahrscheinlicher ist die Voraussetzung für Erkrankungen gegeben. Eine biologische Terrainanalyse gäbe uns somit nicht nur Auskunft darüber, in welche Richtung das Milieu entglitten ist, sondern erlaubt uns auch eine objektive Aussage über den Gesundheitszustand und über die Abwehrkraft des Untersuchten. Eine praxisbewährte Methode dazu liefert uns die Bioelektronik nach VINCENT.

▬ LOUIS-CLAUDE VINCENT war beratender Hydrologe der französischen Regierung. Im Rahmen seiner Tätigkeit konnte er eindeutig einen engen Zusammenhang zwischen der Trinkwasserqualität und der Erkrankungs- und Sterblichkeitsrate in der Bevölkerung feststellen. Aufgrund seiner langjährigen Forschungen konnte VINCENT herausfinden, dass sich die **Qualität des Wassers** durch drei Parameter bestimmen lässt, die nachfolgend kurz erläutert werden sollen:

A. Der pH-Wert

In einer Messskala von **1 (sehr sauer) bis 14 (sehr basisch)** gibt uns der pH-Wert Auskunft über die Protonenkonzentration. Je saurer der Wert ist, umso höher ist die Anzahl der vorhandenen Wasserstoffionen (= Protonen). Die Protonenkonzentration stellt aber wiederum auch einen magnetischen Wert dar, da das Proton als Masse-Element des Wasserstoffs die Rolle eines Mikromagneten spielt, der ein magnetisches Feld erzeugt. Ist der pH-Wert

sauer (< 7), sind die Protonen in der Überzahl, ist das magnetische Feld positiv. Im basischen Bereich ist das magnetische Feld durch den Protonenmangel negativ, was einem magnetischen Minuspol entspricht.

B. Der rH2-Wert

Dieser Wert gibt uns Auskunft über das vorhandene Redox-Potential. Er ist das Maß für die Elektronen in einer Flüssigkeit. Elektronenverlust bedeutet Oxidation, Elektronengewinn heißt Reduktion.

- Er ist aber auch ein Maß für den Wasserstoff- bzw. Sauerstoffdruck. Der absolute Wert des rH2-Faktors variiert von **0 (maximaler Wasserstoffdruck) bis zu 42 (maximaler Sauerstoffdruck)**. Der Wert **28 entspricht hier dem Neutralwert,** bei dem der Wasserstoffdruck gleich dem Sauerstoffdruck ist.

C. Der r-Wert

▶ Er repräsentiert den spezifischen elektrischen Widerstand einer Flüssigkeit. Je höher der Anteil an Mineralien (in Form von Salzen) ist, umso höher ist der Ionenanteil, umso größer ist das elektrische Leitverhalten, umso niedriger ist somit der Ohm'sche Widerstand, der r-Wert. Mit dieser physikalischen Messgröße kann man den Grad der Mineralisation einer Flüssigkeit bestimmen.

- Um ein biologisches Terrain exakt zu beschreiben, genügen diese drei Parameter. Somit kann aber nicht nur bei Wasser, sondern auch bei Körperflüssigkeiten mit diesen Parametern das Milieu objektiv bestimmt werden. Aufgrund weiterer Forschungen stellte VINCENT fest, dass das **ideale Terrain des Blutes** eines gesunden Menschen mit dem pH-Wert 7,1 (heute aufgrund der äußeren Lebensbedingungen **7,35**), dem **rH2-Wert** von **22** und dem **r-Wert** von **210 Ohm** fixiert ist. Diese Idealwerte bestimmte er zum **»Nullpunkt«** seines Bioelektronigramms, bei dem auf der Ordinate der pH-Wert und auf der Abszisse der rH2-Wert eingetragen wird.

- Je nachdem, in welche Richtung das Terrain entglitten ist, lassen sich somit vier Zo-

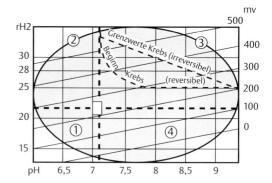

Abb. 75 Bioelektronigramm.
(Quelle: Fa. Med-Tronik, 77994 Friesenheim)

nen unterscheiden. Interessanterweise zeigt sich, dass sich in jeder Zone nur bestimmte Erreger vermehren und damit in jeder Zone nur bestimmte Erkrankungen ausbrechen können:

Zone 1

Der **saure-reduzierte Bereich,** der diese Zone umfasst, ist die Zone unserer *Symbionten*.

Zone 2

Der **saure-oxidierte Bereich.** Nur in diesem Milieu kann eine *Pilzerkrankung* ausbrechen.

Zone 3

Der **basisch-oxidierte Bereich** ist die Zone der *Viren,* der *Zivilisationskrankheiten* und des *Krebses.*

- In dieser Zone haben wir im Prinzip das Milieu von ca. 85% aller Krankheiten und Todesursachen der westlichen Welt. Ab einer bestimmten Entgleisung beginnt in dieser Zone die Entartung in Richtung Krebs. VINCENT hat auch genau definiert, ab wann sich Krebs irreversibel manifestiert.

Zone 4

Der **basisch-reduzierte Bereich.** Diese Zone ist das Terrain der *bakteriellen Infektionskrankheiten.*

Das Terrain bestimmt Tendenzprozesse von Krankheiten und Substanzen	
2 Sauer-oxydiert	**3 Alkalisch-oxydiert**
Pilze	Viren
Lichen	Krebs
Polio	Thrombosen
Tuberkulose	Herz-Kreislaufkrankheiten
Scharlach	Diphtherie
Masern	Tollwut
Pertussis	Multiple Sklerose
Gelenkrheuma	Parodontitis
Mongolismus	Insektizide
Antibiotika	Impfstoffe
	Pasteurisieren
	Chlor, Fluor, Ozon
	Pille
1 Sauer-reduziert	**4 Alkalisch-reduziert**
Grüne Algen	Braune Algen
Delirium tremens	Pathogene Keime
Zirrhose	Fleckfieber
Zyanose	Cholera
Krämpfe	Pneumonie
Röteln	Pleuritis
Lepra	Typhus

Tab. 8 (Quelle: Fa. Med.-Tronik)

▬ Voraussetzung für die Disposition einer bestimmten Erkrankung ist somit ein spezifisches Milieu. Solange sich das Terrain unseres Organismus in der Mitte, im Idealzustand, befindet, erfreuen wir uns einer stabilen Gesundheit. Je weiter es von der Mitte weg ist, umso größer ist das Risiko einer Erkrankung. Die Art der Erkrankung ist wiederum davon abhängig, in welche Richtung das Milieu abgedriftet ist.

▬ Neben den psychischen Belastungen sind in unserer heutigen Zivilisation hauptsächlich die industriell gefertigten Nahrungsmittel als Milieubelastung zu nennen, beginnend mit dem Trinkwasser.

▷ Sehr gutes Trinkwasser ist mit seinen Messwerten immer in **Zone 2** zu finden. Es sollte mineralarm sein, d.h. sein Widerstandswert sollte mindestens 5.000 Ohm betragen. Wirklich reine Trinkwasser haben sogar r-Werte von 10.000 bis 20.000 Ohm.

▷ Unser aufbereitetes, gechlortes und sterilisiertes Wasser befindet sich immer in **Zone 3,** der Zone der Zivilisationskrankheiten. Der elektrische Widerstand ist selten über 2.000 Ohm, meist liegt er zwischen 500 und 800 Ohm.

▷ Fluss-, See- und Grundwasser aus oberflächlichen Brunnen sind immer in **Zone 4,** der Zone der bakteriellen Erkrankungen anzusiedeln.

▬ Weil das Leitungswasser fast überall ungenießbar geworden ist, wird das reichlich angebotene Mineralwasser getrunken ohne zu wissen, dass man damit vom Regen in die Traufe kommt. Mineralwässer liegen, dank der zugesetzten Kohlensäure in Zone 1. Lässt man die Kohlensäure jedoch entweichen, zeigt sich der wahre Charakter. Das Terrain wandert in die Zonen, in denen es ursprünglich zu finden war. Belastend ist bei Mineralwässern auch der hohe Gehalt an Mineralien, der einen niedrigen Widerstandswert, meist um die 400 Ohm bewirkt. Je mehr Mineralien aber im Trinkwasser gelöst sind, umso weniger Schlacken und Schadstoffe aus unserem Körper können sich noch zusätzlich im Wasser lösen und über die Nieren wieder ausgeschieden werden. Die Verschlackung nimmt damit zu.

▬ **Lebensmittel** sind nicht präparierte, nicht konservierte, nicht hitzebehandelte oder mit chemischen Zusätzen versehene Nahrungsmittel. Sie befinden sich damit in **Zone 1** und wirken damit der Zone der Zivilisationskrankheiten entgegen.

▬ Sobald Lebensmittel einer Bearbeitung unterzogen werden, oxidieren sie. Sie geben Elektronen ab und werden zu Nahrungsmitteln mit geringerer biologischer Wertigkeit, deren Terrain in Zone 2 zu finden ist.

▬ Auch **Antibiotika** bewirken eine Milieuänderung in Richtung **Zone 2**. Somit ist erklärlich, warum nach langandauernden Antibiotikagaben eine Neigung zu Pilzinfektionen besteht.

▶ Die Milieu-Analyse des Organismus nach der Bioelektronik nach Vincent stützt sich

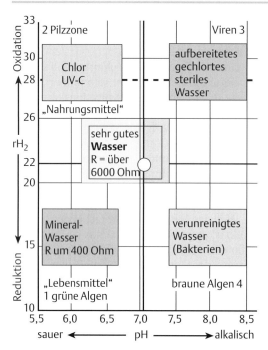

Abb. 76 (Quelle: Fa. Med-Tronik, 77944 Friesenheim).

Wie bereits erwähnt, ist bei 85% der Patienten westlicher Industrienationen das Terrain in Richtung Zone 3 abgedriftet. Eine Verschiebung in Richtung Gesundheit kann bei diesen Menschen am besten erfolgen
- über eine gesunde Ernährung mit »Lebensmitteln«
- mit gesundem Trinkwasser (pH = 6,5 – 6,8; rH2 = 22; r = > 6.000 Ohm)
- durch eine Mesenchymsanierung über eine Elimination von Milieubelastungen und Störfeldern.

■ Auf den Nenner gebracht: Eine Ernährung mit hochwertigen Lebensmitteln und eine gesunde Lebensführung in psychischer Ausgeglichenheit sind die Basis unserer Gesundheit. Bei einer Erkrankung und damit Entgleisung gilt somit stets der Leitspruch von VINCENT:

■ »Ermittle das pathologische Terrain einer Erkrankung mittels einer physikalischen auf die drei Körperflüssigkeiten Blut, Speichel und Urin. Durch die Bestimmung des pH-Wertes, des Redoxpotentials und des elektrischen Widerstandes dieser drei Flüssigkeiten kann eine objektive Bestimmung des Körperterrains und damit des Gesundheitszustandes vorgenommen werden.

▶ Je saurer das Bindegewebe und auch der Urin sind, umso basischer ist kompensativ das Blut. Die Verbindungsstrecken der einzelnen Parameter im Bioelektronigramm werden damit immer länger und sind immer auseinandergezogener, je weiter das Milieu entglitten ist.

■ Vereinfachend werden die r-Werte an den Koordinatenpunkten in die Senkrechte eingetragen. Je größer die so entstandenen »Tortenstücke« ausfallen, umso ungünstiger ist das Körpermilieu (Siehe Abb. 78–81!).

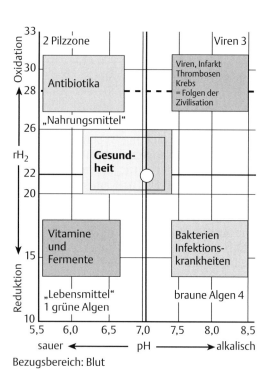

Bezugsbereich: Blut

Abb. 77 (Quelle: Fa. Med-Tronik, 77944 Friesenheim).

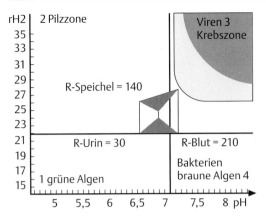

Abb. 78 Ideal-Bioelektronigramm eines 20-Jährigen (Quelle: Fa. Med-Tronik).

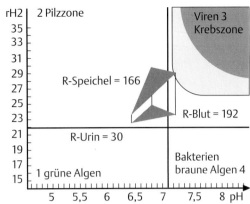

Abb. 79 (Quelle: Fa. Med-Tronik).

Messtechnik und entziehe der Erkrankung den Nährboden, so heilt diese von selbst aus.« Der große französische Wissenschaftler und Zeitgenosse von Pasteur, Claude Bernard hatte somit Recht mit seinem Ausspruch: »Die Mikrobe ist nichts, das Milieu ist alles!«

4.2 Diagnostik chronischer Irritationen

Hat sich aufgrund von regulationsdiagnostischen Übersichtstestungen der Verdacht bestätigt, dass eine Regulationspathologie in bestimmten Körperarealen vorliegt, muss als nächstes der Frage nachgegangen werden, welche Belastungen diese chronischen Irritationen verursachen. In der Praxis heißt das, dass aus der mehr oder minder groben Zuordnung eines irritierten Areals die genaue Lokalisation des Störfeldes und die Ursache der Irritation ermittelt werden muss. Dazu haben sich in der komplementären Medizin verschiedene Testverfahren etabliert.

4.2.1 Elektroakupunktur

Aus der Akupunkturlehre, einem mehrtausend Jahre altem Wissen, ist uns bekannt, dass bestimmte Punkte auf der Haut über bestimmte Energiebahnen (Meridiane) mit den Organen in Verbindung stehen. Diese elekt-

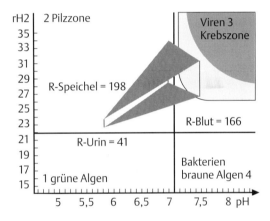

Abb. 80 (Quelle: Fa. Med-Tronik).

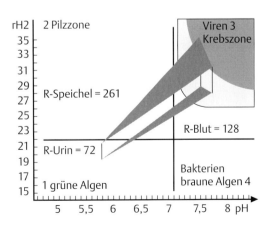

Abb. 81 (Quelle: Fa. Med-Tronik).

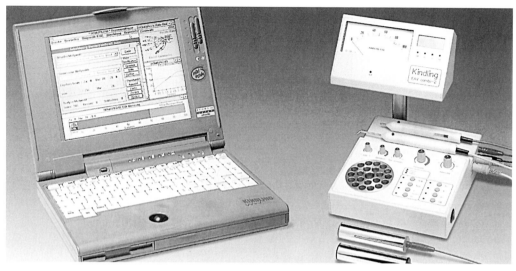

Abb. 82 EAV-Gerät (M. L. Kindling GmbH Medientechnik, 31137 Hildesheim).

risch signifikanten Punkte sind Areale, die sich in ihrem Widerstandsverhalten gegenüber schwachen elektrischen Strömen deutlich von der umgebenden Haut unterscheiden. Als anatomisch-histologisches Substrat konnte HEINE in letzter Zeit beweisen, dass es sich bei diesen Akupunkturpunkten um Lücken in der Fascia corporis superficialis handelt, durch die als leitfähige Gebilde Nerven und Gefäße treten. So findet der zu messende erhöhte elektrische Leitwert eine relativ simple Erklärung.

4.2.1.1 Elektroakupunktur nach Voll

Da nach heute gesicherten Erkenntnissen über die Akupunkturpunkte der Haut eine Einflussnahme auf die Funktion innerer Organe möglich ist, war es nahe liegend, diese Koppelungen auch diagnostisch zu nutzen. Vom Begründer dieser Diagnostik, REINHOLD VOLL und Mitarbeitern, wurde daher seit den 50er Jahren ein umfangreiches diagnostisches System entwickelt.

■ An Akupunkturpunkten, deren Korrespondenz mit inneren Organen ermittelt wurde, werden mit einem Messgerät Hautwiderstandsmessungen durchgeführt. Nach Entdeckungen des Arztes und Physikers W. SCHMIDT ändert sich bei einer Organinsuffizienz das elektrische Verhalten der zugehörigen Akupunkturpunkte. Je nach »Zustand« des Punktes kann damit auf den »Zustand« des zugehörigen Organbereiches geschlossen werden.

Die Messanordnung

Der Patient hält eine Messing-Handelektrode, die mit dem Gerät verbunden ist. Der Stromkreis wird dadurch geschlossen, dass der Behandler mit einer Punktelektrode einen schwachen Elektroreiz am zu untersuchenden Akupunkturpunkt setzt und dabei den Hautwiderstand misst.
Die Anzeigeskala am EAV-Gerät reicht von 0 – 100. Der zu messende **Idealwert** (Normwert) wäre jeweils **50.** (entsprechend ca. 96 Kilo-Ohm). Werte von **80 – 100** zeigen ein **entzündliches Geschehen** an, je höher, um so entzündlicher (-»itis Werte«); Werte von **0 – 30** weisen auf **degenerative Prozesse** und damit auf ein **chronisches Geschehen** hin (-»ose Werte«).

▶ Wichtige diagnostische Hinweise gibt uns auch noch die Höhe des **Zeigerabfalls.**

Darunter verstehen wir, dass der Zeigerausschlag, obwohl die Punktelektrode mit konstantem Druck auf dem Akupunkturpunkt belassen wird, nicht einen konstanten Wert angibt, sondern nach dem Ausschlag um verschieden viele Skalenteile abfällt. Dieses Phänomen wird damit erklärt, dass das erkrankte Organ wegen des erniedrigten Eigenpotentials die vom Gerät gelieferten Reizimpulse nicht mehr kompensieren kann. Ausmaß und Geschwindigkeit des Zeigerabfalls stehen dabei in direkter Korrelation zum Grad der Funktionsstörung des belasteten Organs.

Es kann aber auch vorkommen, dass der Zeigerausschlag nicht zügig hochsteigt, sondern sich nur sehr langsam in Richtung seines Messwertes bewegt. Das wäre dann als Zeichen eines energetisch ausgelaugten Organs zu verstehen.

▬ Richtig interpretiert, liefert die Messung an einer genügend großen Zahl von Messpunkten einen repräsentativen Überblick über das Regulationsverhalten der einzelnen Funktionskreise des Organismus. Einen ersten Überblick dazu bietet uns das Messverhalten an den so genannten Kontroll-Messpunkten der einzelnen Meridiane. So kann der **meistbelastete Meridian** schnell ermittelt werden.

▶ Für die exakte, ursachenbezogene Diagnosestellung ist noch ein sehr wesentliches Phänomen von Bedeutung, der so genannte **»Medikamententest«** oder korrekter **»Resonanztest«.**

Diese Möglichkeit geht offenbar auf eine Beobachtung von VOLL anlässlich eines Medizinertreffens in Siegburg 1955 zurück. Bei der Demonstration seiner Methode an einem Kollegen änderten sich die Werte plötzlich, nachdem dieser sein Jackett angezogen hatte. Wie sich herausstellte, befanden sich in den Taschen verschiedene Arzneimittel, die für diese Messwertveränderungen verantwortlich waren.

▬ Nach dem *kybernetischen Denkmodell* ist diese Phänomen für uns mittlerweile gut deutbar: Wie bereits im Kapitel 1.4.3 näher ausgeführt, kann unser Organismus auch auf physikalische Informationsmuster (Schwingungen) in Form von Resonanz reagieren. Jede Substanz kann infolge von Bewegung elektrischer Ladungen ihrer Moleküle als Komplex oszillierender Dipole aufgefasst werden, wobei jeweils molekültypische Oszillationsmuster entstehen. In höheren Frequenzen schwin-

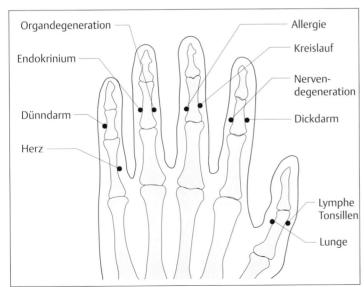

Abb. 83 Kontrollmesspunkte (Hand).

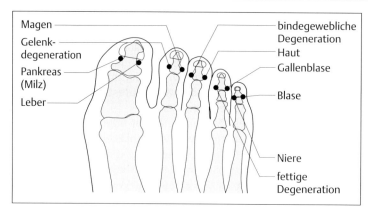

Abb. 84 Kontrollmesspunkte (Fuss).

gende Dipole strahlen bekanntlich einen Teil ihrer Energie als elektromagnetische Signale ab. Vereinfacht kann dieser Vorgang als quantenmechanisches Phänomen bezeichnet werden, wie wir es beispielsweise aus der Spektralanalyse kennen. Der Absender der Strahlung ist an seinem typischen Emissionsmuster zu erkennen.

■ Durch die Sender-Empfänger-Wirkung, eine Resonanzkopplung entsprechender oszillierender Systeme wie Arzneimittel und Organismus, ist somit dieses Phänomen als biophysikalische Tatsache durchaus plausibel zu erklären.

■ Durch systematische Untersuchungen von Voll bestätigt, können Allopathika, Homöopathika und nach den Prinzipien der Homöopathie präparierte organische wie anorganische Krankheitsprodukte (Nosoden) in unmittelbarer Nähe eines Patienten die Messwerte verändern. Verändern sie sich in Richtung **»Normwert 50«** und Aufhebung eines Zeigerabfalls, so ist eine positive Wirkung zu erwarten, erfolgt ein gegenteiliger Effekt, schadet das Material der Testperson.

▷ Auf diese Art und Weise lässt sich nicht nur die Art der Wirksubstanz, sondern sogar ihre quantitative optimale Dosis bzw. homöopathische Potenz ermitteln.

■ Der **Resonanztest** dient jedoch nicht nur der Ermittlung von individuell wirksamen Medikamenten, sondern er vermag grundsätzlich alle für die Testperson gesundheitlich relevanten Faktoren – im positiven wie im negativen Sinn – aufzuzeigen. So können beispielsweise durch homöopathisch aufbereitete Krankheitserreger, Umweltgifte, Nahrungsmittel, Lebensmittelzusätze, Allergene, Schwermetalle, Darmpilze etc. Hinweise auf vorliegende Belastungen und deren therapeutische Relevanz erhalten werden.

■ Gerade für einen Zahnarzt ist damit aber auch die Möglichkeit gegeben, schon vor Inkorporation eines Werkstückes in den Mund ein Material auf seine Verträglichkeit hin auszutesten, was bei der Vielzahl der in der Zahnmedizin angebotenen Werkstoffe gerade bei vorbelasteten und damit gesundheitlich angeschlagenen Patienten eine wertvolle Hilfe in der täglichen Praxis darstellt.

■ Eine wichtige Vorgehensweise zur Ermittlung von Zahn-Störfeldern ist der odontogene Reizstromtest. Von Voll entwickelt und von Kramer modifiziert ist er heute Bestandteil aller Elektroakupunkturverfahren. Dazu gibt man im Mund in Höhe der Wurzelspitze oder einer Kieferleerstrecke beidseits einen kurzen Stromimpuls und misst anschließend die Reaktion am zugehörigen Akupunkturpunkt Lymphe 2 oder an auffälligen Punkten. Verschlechtert sich der vorher ausgeglichene Wert deutlich, ist der gereizte Zahn die Ursache. Je nach Art und Anzahl der Nosoden, die einen abermaligen Ausgleich am Punkt bewirken, kann auf die Art und Größe der Belastung geschlossen werden.

Problematik des Reizstromtests ist, dass jede Messung einen Reiz darstellt und jeder Reiz die Ausgangslage wiederum verändert, so dass damit bei Mehrfachmessungen das Regulationsvermögen auf eine harte Probe gestellt wird und dabei unter Umständen auch »schlafende Hunde« geweckt werden können.

▄ Die Elektroakupunktur ist somit eine Symbiose aus altüberlieferter Akupunkturlehre, moderner Elektrotechnik, Homöopathie und Isopathie (siehe Kapitel 5.5).

▶ Die Indikationsgebiete der EAV sind damit die Diagnostik bei allen chronischen Erkrankungen zur Ermittlung von:
▷ Herd- und Störfeldbelastungen
▷ toxischen Belastungen (Umweltmedizin)
▷ Allergien
▷ Material- und Medikamentenbelastungen
▷ geopathischen und radioaktiven Belastungen
▷ psychischen Belastungen (eingeschränkt)

4.2.1.2 Bioelektronische Funktionsdiagnostik

Die Elektroakupunktur nach VOLL ist relativ aufwendig und zeitintensiv. Aus diesem Grund entwickelte Ende der 60er Jahre eine Gruppe um SCHMIDT, Nürnberg, später um PFLAUM, Schweinfurt und VILL, Erlangen, die Bioelektronische Funktionsdiagnostik (BFD), bei der weniger Punkte zu messen waren, allerdings der Aspekt der »Belastungsprüfung« mit in den Messvorgang integriert wurde.

▄ Ziel war, in einer Zeit, in der die EAV noch nicht computergestützt war, die Tests für die tägliche Praxis effizienter und kürzer zu gestalten und gleichzeitig das Regulationsverhalten zu prüfen. So wurde die Anzahl der Akupunkturpunkte, die zu messen waren, im wesentlichen auf die Terminalpunkte (Anfangs- bzw. Endpunkte von Meridianen) sowie auf einige weitere Punkte an Händen und Füßen gelegt, was die Anzahl der Punkte von mehr als 700 bei der EAV auf 58 (PFLAUM) reduzierte. Diese waren so gewählt, dass eine lückenlose energetische Beurteilung aller relevanten Organe und Organsysteme möglich war. Gleichzeitig wurden anstelle der bisher gebräuchlichen Messing-Elektroden Silber-Elektroden eingeführt, was eine Testung mit einem geringeren Druck ermöglichte und somit Messpunkte auch bei Mehrfachmessungen schonte. Allerdings ging mit dieser neuen Vorgehensweise das Phänomen des Zeigerabfalls, über den ja die Beurteilung über den Funktionszustand eines Organes erfolgte, verloren.

▄ Um die Reaktion und Regulation im Grundsystem zu erfassen, wird deshalb nach einem definierten Reiz noch ein- bzw. zweimal nachgemessen. So erhält man Aufschluss über die Kompensationsfähigkeit des Organismus, ein wesentlicher Aspekt in lebenden, offenen Systemen. Als physiologische Reizantwort wird die Reaktion zu höheren Werten mit Regulation zur Norm hin bewertet. Derselbe Wert nach Reiz bedeutet Starre bzw. Blockade.

▄ Im anschließenden Medikamententest wird versucht, durch Einbringen von geeigneten Informationsträgern in den Messkreis alle Messwerte möglichst nahe an die **Norm,** die in der BFD gerätebedingt mit **40** definiert ist, heranzuführen, was, wie in der EAV, in der Regel mit ursächlich wirkenden Nosoden, Homöopathika, Phytotherapeutika etc. zu erreichen ist. So lassen sich mühelos Blockaden oder Störungen benennen sowie Arzneimittel, die zu deren Ausgleich benötigt werden.

▄ Eine noch kürzere Methode entwickelte daraus VILL, indem er in einem so genannten **Kurztest** nur zwei Akupunkturpunkte der Hand als Repräsentanten des gesamten Grundsystems definierte und Befunde in ja/nein-Verfahren durch Abgleich mit Testsubstanzen homöopathischer Art ermittelte. Man erhält somit relativ rasche Antworten über die richtigen Arzneimittel in korrekter Potenzierung, bekommt bei chronischen Erkrankungen durch Überprüfung mit ca. 100 der am häufigsten vorkommenden Nosoden aber auch ein Bild über Grundbelastungen und deren Gewichtung.

▄ Auf gleiche Art gewinnt man durch Tests mit potenzierten Organmittel Einblick in die gegenwärtigen Energieverhältnisse innerer Organe, indem je nach Resonanz bestimmter Potenzen ein eher entzündlicher oder degenerativer Charakter ermittelt wird.

▶ Zahnherde werden durch Stromreize am Odonton und deren Neutralisation durch Nosoden ermittelt.

4.2.1.3 VEGA-Resonanz-Test

H. Schimmel hatte 1978 eine brillante Idee für eine weitere Vereinfachung der Messmethodik. Er regte an, nur noch einen reproduzierbaren Messpunkt aufzusuchen und die Organe mittels homöopathischer »Belastungs-Ampullen« in der D4 zur aktuellen Auswertung der Organmessung heranzuziehen. Da damit an einem Testpunkt aber sehr viele Messungen durchgeführt werden mussten, wurde es notwendig, den Messdruck auf diesem Punkt noch weiter zu reduzieren. Das erfolgte mittels eines **»Testpunktreglers«,** womit nach dem Auffinden eines reproduzierbaren Messpunktes der Normwert auf 80 Skalenteile verschoben wird, was ein deutlicheres Erkennen der Messergebnisse ohne Erhöhung des Drucks ermöglicht.

■ Neben diesem modifizierten Medikamententest wurde auch der von der BFD her bekannte Belastungstest des Organismus zur Erkennung des Regulationsvermögens in diese Methode integriert.

▷ Die Messmethodik bedingt wiederum ja/nein-Aussagen. Ist beispielsweise ein Organ, das durch eine entsprechende Testampulle angesprochen wird, gestört, wird der Ausgangswert von 80 Skalenteilen am Messpunkt nicht mehr erreicht, während ein gesundes Organ mittels Testampulle (Organ-Nosode) den Ausgangswert am Messpunkt wieder erreichen lässt.

Das Filterverfahren

Eine weitere Spezialität dieser Methode ist das so genannte **»Filterverfahren«.** Stellt man eine Filterampulle für maximale Organbelastung (z.B. **Hypothalamus D4**) in die Testwabe und gibt nacheinander die Organampullen, bei denen eine Belastung festgestellt wurde, nochmals dazu, so ist das Organ das am schwersten belastete, bei dem die Organampulle wieder den Normwert von 80 Skalenteilen am Messpunkt zeigt.

■ Oder ein anderes Beispiel dazu: Die Nosode **Monilia albicans D24** zeigt einen Abfall des Normwertes. Interpretation: Der Patient hat eine Candida-Belastung. Die Nosode Monilia albicans verbleibt in der Messwabe und nacheinander werden nun einzelne Organampullen in den Messkreis gestellt. Es erfolgt ein Zeigerausgleich (wieder Normwert 80) bei der Ampulle Colon. Interpretation: Der Dickdarm ist pilzbelastet. Die anderen Organe sind damit in der Regel nur sekundär belastet.

■ Durch das Filterverfahren ergeben sich relativ schnell folgende Aussagemöglichkeiten:
- Feststellung des am meisten belasteten Organs
- Feststellung des dominanten Herdes
- Bestimmung der effektivsten Medikamente
- Differenzierung zwischen primär und sekundär belasteten Organen
- Erstellung von Kausalketten

■ Dem Filterverfahren ist somit zu verdanken, dass komplexe Informationsverknüpfungen möglich sind. So können mit der ja/nein-Aussagetechnik auch Krankheitsbilder wie z.B. geopathische Störungen, psychische Störfelder, Intoxikationen etc. in ihrer symptomatischen Lokalisation ermittelt werden und durch den Medikamententest verträgliche und effektive Arzneien gesucht werden.

■ Als praxisrationales Vorgehen empfiehlt sich deshalb folgende **Test-Reihenfolge:**

❶ **Grundtest:** Beurteilung der Gesamtverfassung des Patienten

❷ **Vortest:** Bestimmung der Dauerstreßfaktoren

❸ **Belastungspriorität:** Welcher Dauerstress steht im Vordergrund?

❹ **Organbelastung:** Welche Organe müssen behandelt werden?

❺ **Medikamententestung:** Welche Arzneimittel passen zur Organbelastung?

■ Im Zeitalter der Computertechnik wurden mittlerweile bei allen Elektro-Akupunktur-Geräteherstellern Verfahren entwickelt, die eine digitale Abspeicherung der gebräuchlichsten Testampullen ermöglichen. Geordnet in bestimmten Testgruppen erlaubt diese Speicherung einen schnellen Zugriff auf diese

Information per Knopfdruck. Damit entfällt das Ampullensuchen, das Ampullen-in-die-Wabe-stellen, Ampullen-entfernen, Ampullen-aufräumen bei der herkömmlichen Art, was eine deutliche Erleichterung des Verfahrens darstellt.

4.2.2 Kinesiologie

In den 60er Jahren beobachtete GEORGE GOODHEART JR., dass sich die Muskelstärke durch verschiedene Reize in Sekundenbruchteilen sowohl von stark nach schwach, als auch von schwach nach stark ändern kann. Er entwickelte aus dieser Beobachtung standardisierte Muskeltests, die »**Applied Kinesiology**« (AK), eine primär diagnostische Methode, um Körperfunktionen und die Reaktionen des Organismus auf verschiedene Reize beurteilen zu können.

- Zu Beginn der 70er Jahre begründete JOHN F. THIE zusammen mit GOODHEART die »**Touch for Health-Bewegung**« (TFH). Diese war als Möglichkeit gedacht, der breiten Öffentlichkeit und insbesondere den Patienten durch vereinfachte Anwendungen die AK näher zu bringen.
- Das Organisationskonzept der TFH, bei dem aus Laien relativ schnell Lehrer wurden, war durch die geringeren Anforderungen im Vergleich zur AK so erfolgreich, dass sich die TFH wesentlich schneller durchsetzte als die AK.
- So entwickelten sich aus der klassischen »Applied Kinesiology« schließlich verschiedene kinesiologische Richtungen mit jeweils verschiedenen Gewichtungen und Ausführungsarten, nämlich:
  - **Touch for Health** (vorwiegend für Laien entwickelt)
  - **Edukinesiologie** (Verbesserung der Lernfähigkeit)
  - **Gesundheitskinesiologie**
  - **Klinische Kinesiologie**
  - **Neuralkinesiologie** (KLINGHART)
  - **Physioenergetik** (Armlängenreflex nach RAPHAEL VAN ASSCHE)

um nur einige zu benennen.

4.2.2.1 Applied Kinesiology (Angewandte Kinesiologie)

Beim kinesiologischen Muskeltst wird jeweils die Stärke eines »*Indikatormuskels*« getestet. Von Bedeutung ist dabei, dass die gesamte Körpermuskulatur als Antwort auf einen bestimmten Reiz gleich reagiert. Insofern wird vereinfachend in vielen Fällen der Musculus deltoideus als Indikatormuskel benutzt. Nachfolgend die von GOODHEART autorisierte Beschreibung des »**Deltoideus-Tests**«:

> ›Ich bitte den Patienten, den Arm in eine Position von 90° Abduktion mit 90° Beugung im Ellenbogen zu bringen. Dann erkläre ich dem Patienten in möglichst einfachen Worten den Testvorgang, der daraus besteht, dass der Patient gegen meinen Druck – so fest er kann – noch weiter in Richtung Abduktion drückt. Mein Druck gegen den Ellenbogen des Patienten erfolgt mit einem breiten, weichen Kontakt über dem distalen Humerus und dem proximalen Unterarm.
>
> Der gesamte Muskeltest ist isometrisch; ich fühle, wie der Patient seine maximale Kraft entwickelt und drücke mit genau gleicher Kraft dagegen. Hat der Patient seine Maximalkraft erreicht, dann erhöhe ich meinen Druck fast unmerklich nochmals um ca. 3–5% für eine **Zeitdauer von maximal 1,5–2,5 Sekunden.**
>
> Wir nennen den Muskel ›stark‹, wenn der Patient dem kleinen Extradruck widerstehen kann; als ›Schwäche‹ definieren wir, wenn der Patient diesem Extradruck nicht standhalten kann. Wichtig ist also, dass der Patient als erstes zu drücken beginnt und dass man nicht die absolute Muskelstärke in Kilopond testet, sondern die Fähigkeit des Patienten, eine maximale isometrische Kontraktion gegen meinen ansteigenden Testdruck auszuführen.
>
> **Im Regelfall sollte die eigentliche Testung des Muskels nicht länger als ca. 2 bis maximal 3 Sekunden dauern.**‹

GEORGE GOODHEART anläßlich des ICAK Summer Meetings in Philadelphia 1996.

▪ Ein Testmuskel kann dabei, basierend auf dem Streßkonzept von SELYE, verschiedene **Reaktionsphasen** aufweisen, nämlich:
- **Normotonus**, bei dem ein Testmuskel in maximaler isometrischer Kontraktion einem kleinen Extradruck des Behandlers standhalten kann.
- **Hypotonus**, bei dem der Testmuskel in maximaler isometrischer Kontraktion nicht in der Lage ist, einem kleinen Extradruck des Behandlers standhalten zu können.
- **Hypertonus**, bei dem der Testmuskel durch keinen adäquaten Sedierungsreiz zu schwächen ist.

▪ Jede Veränderung des normotonen Muskels hin zur Schwäche oder zum Hypertonus signalisiert dem Behandler, dass das getestete Areal, die getestete Substanz oder die strukturelle Veränderung einen nicht kompensierbaren Stress für den Testmuskel darstellt.

▷ Die anzustrebende Vorbedingung für einen AK-Test ist üblicherweise ein normotoner Muskel, d.h. ein starker Muskel, der schwächbar ist.

▪ Vor jeder kinesiologischen Testung ist der **Indikatormuskel** daraufhin zu überprüfen, ob er
- **stark ist**, d.h. er kann dem Extradruck des Behandlers standhalten
- **schwächbar ist**, durch verschiedene Manipulationen wie z.B. der Kompression der Muskelspindel, durch Auflage eines starken Magneten, Streichen des Konzeptionsgefäßes (Akupunktur-Meridian) entgegen der Flussrichtung, Thymus klopfen etc., d.h. dass er auch »abschalten« kann.

▪ Ferner sollte immer eine Überprüfung auf **Wassermangel** erfolgen durch Zug am Haarbüschel (normotoner Muskel wird schwach = Wassermangel),

▪ ein Test sowohl beim Tester als auch bei der zu testenden Person auf Disharmonien im Zusammenspiel der beiden Hirnhemisphären (*»switching-Phänomene«*) durch Druck des Testers mit wechselnder Hand (normotoner Muskel wird schwach = switching),

▪ sowie eine Überprüfung des Patienten, ob dieser überhaupt gesund werden will. Lassen Sie den Patienten sagen: »Ich will gesund werden!« Testet der Indikatormuskel schwach, lassen sie ihn sagen: »Ich will noch kränker werden!« Testet daraufhin der Muskel stark, liegt eine so genannte **psychologische Umkehr** vor, die über Bachblüten, Manipulationen an beiden Akupunkturpunkten »Dünndarm 3« oder durch Affirmationen zuerst beseitigt werden muss.

▪ Ist die Voraussetzung für einen AK-Muskeltest gegeben, kann durch verschiedene Reizsetzungen mit jeweiliger Überprüfung der Muskelstärke ein Ganzkörper-Screening durchgeführt werden. Man bedient sich dabei folgender **Arten der Reizsetzung:**

A. Kontakt mit Stoffen

Bei dieser Art der Reizsetzung besteht eine starke Analogie zur Elektroakupunktur. Durch Mund-Kontakt der zu testenden Person mit Allopathika, Homöopathika, Werkstoffen, Nosoden etc. wird eine Information zugeführt. Ist dieser Stress kompensierbar, bleibt der Indikatormuskel stark, d.h. die Information ist nicht von Bedeutung (in der EAV würde der Normwert wieder erreicht werden). Wird aber der Indikatormuskel schwach, ist der Reiz von Bedeutung, da er nicht kompensiert werden kann.

▷ So können beispielsweise Werkstoffe in der Zahnmedizin genauso wie Arzneimittel oder Nahrungsmittel schnell auf Verträglichkeit überprüft werden.

B. Therapie-Lokalisation

Bei dieser Art wird ein Lokalisationsreiz vom Patienten oder vom Behandler ausgeübt. Ändert sich der Muskeltonus eines Testmuskels, wenn der Patient eine beliebige Stelle am Körper berührt, so nennen wir das eine *»positive Therapielokalisation«*. Sie sagt uns, im Gegensatz zum Kontakt mit Stoffen, nicht **was** falsch oder therapiebedürftig ist, sondern **wo** etwas weiter untersucht und therapiert werden soll. So kann beispielsweise durch Therapielokalisation am Kiefergelenk oder in einem Narbenbereich überprüft werden, ob sich dort ein Störfeld befindet.

▪ Durch Kombination der beiden Reizsetzungen kann schnell herausgefunden werden, wo und wodurch eine Therapiebedürftigkeit besteht.

▷ Anwendungsbeispiele in der Zahnmedizin wäre beispielsweise die **Störfeldsuche.**

Besteht eine positive Therapielokalisation in einem Leerkieferabschnitt und ändert sich der Muskeltonus beim Kontakt mit der Nosode Kieferostitis abermals, dann ist das ein Hinweis darauf, dass sich in diesem Kieferabschnitt eine chronische Kieferostitis befindet.

C. Provokation

Bei dieser Art der Reizsetzung wird eine vermutete Störung bewusst provoziert. Eine Änderung des Muskeltonus bedeutet, dass diese Störung einen nicht kompensierbaren Reiz bedeutet, der einer Therapie bedarf.

- Auf diese Art kann beispielsweise bei einer bestehenden Kiefergelenksdysfunktion die Suche nach der richtigen Kiefergelenksposition bei Aufbißschienentherapie erleichtert werden.
- Dem fortgeschrittenen Anwender der AK stehen noch weitere Anwendungsmöglichkeiten zur Verfügung. So gibt es beispielsweise genau definierte Meridian-Organ-Muskel-Wirbel-Beziehungen, in denen bestimmte Indikatormuskeln systemorientiert genau benannt sind und die somit alleine durch deren Muskeltonus bestimmte Testhinweise auf bestehende Pathologien oder auf einen Mangel von Nährstoffen oder Heilmitteln geben.
- ▷ Die »Applied Kinesiology« hat sich als apparatefreie Testmethode bewährt und hat deshalb breite Akzeptanz in der ganzheitlichen Praxis gefunden.

Durch die Loslösung von Apparaten wird zwar ein höherer Investitionsaufwand eingespart, die rationelle Anwendung von digital gespeicherten Testinformationen bei Ganzkörper-Übersichtstestungen ist jedoch damit nicht oder nur durch die Anwendung von diesbezüglichen computergestützten Informationsspeichern möglich, was jedoch wiederum orale Reize (Challenges) bei Kontakten mit Stoffen, wie in der AK vorgeschrieben, ausschließt.

4.2.2.2 Physioenergetik

Wie bereits erwähnt, ist die Physioenergetik eine kinesiologische Testmethode. Die Stressreaktion auf entsprechende Reize besteht jedoch nicht in einer Änderung der Muskelstärke (wie bei der AK), sondern in einer scheinbaren Änderung der Armlänge durch eine Veränderung des Muskeltonus an den vertebralen Muskelketten. Deshalb wird diese Testung auch nach seinem Entdecker »*Armlängenreflex nach* RAPHAEL VAN ASSCHE« (AR) genannt.

- Vorteil der Physioenergetik im Vergleich zur AK ist, dass auch bei längeren Tests keine Ermüdung der Testmuskulatur eintreten kann, da hierbei keine aktive (isometrische) Muskelkontraktion erfolgt, sondern nur ein passives Überprüfen der Muskelspannung erforderlich ist.
- Entscheidend bei der Beurteilung einer Reizverarbeitung ist immer die Änderung der Ausgangslage der Armlänge. So ist ein AR sowohl eine Änderung von gleichlangen Armen zu ungleichlangen Armen, wie auch eine Änderung von ungleichlangen Armen zu gleichlangen Armen.
- Auf diese Art erhält man, genauso wie bei anderen bio-energetischen Testmethoden, eine digitale Antwort auf einen Reiz mit einem *ja/nein-Charakter*. Wird ein Reiz problemlos im Gehirn verarbeitet, ruft er keinen Stress hervor, produziert er damit auch keinen AR.
- Genauso, wie bei der Applied Kinesiology sind vor Beginn der eigentlichen Testung einige **Vortests** durchzuführen um zu überprüfen, ob der Patient stabile Testantworten gibt, ob er also überhaupt im testbaren Zustand ist. Im einzelnen wäre das:

> ▷ **Besteht bereits ein Anfangs-AR?**
>
> Die Ausgangssituation bei Testbeginn sollte eine gleiche Armlänge sein. Ist sie bei Beginn ungleich, zeigt uns der Patient ein Anfangsproblem an, das zuerst behoben oder zumindest kurzfristig ausgeschaltet werden muss um seine Testfähigkeit herzustellen.

▷ **Ist ein AR auslösbar?**

Eine kurze, heftige Kompression der Muskelspindel beispielsweise am M. pectoralis major muss einen AR auslösen.

▷ **Bestehen Dysorganisationen?**

In der Regel sind das Reizverarbeitungsprobleme im Gehirn zwischen rechter und linker Hemisphäre im Sinn einer Lateralitätsstörung, »switching« etc. Wechselseitiges Auflegen der rechten und linken Hand des Testers auf einer Körperseite darf keinen AR auslösen.

▷ **Besteht eine Informationsblockade?**

Legt der Patient das Handchakra (im Zentrum der Handinnenfläche) auf den Bauchnabel, muss ein AR entstehen.

▷ **Ist der Wasserhaushalt in Ordnung?**

Der Zug an einem Haarbüschel darf keinen AR auslösen.

▷ **Besteht eine psychologische Umkehr?**

Sagt der Patient: »Ich möchte gesund werden«, darf kein AR entstehen.

Sind diese Vortests systemgerecht ausgefallen, kann mit der eigentlichen Testung begonnen werden. Da es sich hierbei um ein Frage-/Antwort-System im Sinn einer ja/nein-Beziehung handelt, müssen verschiedene Informationen abgefragt werden. Dazu bedient man sich, ähnlich wie in der Applied Kinesiology, verschiedener Reize.

Die Arten der Reizsetzung

▷ **Kontakt mit Stoffen**

Der direkte Kontakt mit Allopathika, Homöopathika, Nosoden, zahnärztlichen Werkstoffen etc. bewirkt einen informatorischen Reiz, der, je nach individuellem Streßcharakter, mit einem AR oder auch nicht beantwortet wird.

Die Reizantwort gibt an, **was** Stress hervorruft.

▷ **Therapielokalisation (CL = Circuit Localisation)**

Mit der Berührung an irgendeiner (vermuteten) Problemzone durch den Tester oder der zu testenden Person wird ein Lokalisationsreiz ausgeübt. Ein AR gibt an, **wo** ein therapiebedürftiges Problem vorhanden ist.

▷ **Provokation**

Durch aktive Manipulation (z.B. festes Zusammenbeißen oder intensive Bewegungen des Kiefergelenks bei Kiefergelenksproblematik) an vermuteten Problemzonen. Bei Therapiebedürftigkeit wird ein AR ausgelöst.

Diese drei Arten sind uns auch von der *Applied Kinesiology* her bekannt. Die Physioenergetik arbeitet zusätzlich noch mit:

▷ **Mudras = Handmodes**

Durch bestimmte Handzeichen als Synonyme für spezifische Testfragen wird der Weg für mentale Tests bereitet. So sind nachfolgende **Fingerstellungen** beispielsweise Testfragen darauf, auf welcher Ebene sich eine Störung befindet.

▶ **Speicherungen = Feezing**

Sollen sich weitere Tests nur auf eine bestimmte Testfrage beziehen (z.B. Liegt ein Herdgeschehen vor ⟶ wenn ja: welche Herde haben Priorität?), könnte eine bestimmte Testampulle in Körperkontakt verbleiben und die Folgetests in Bezug auf die aufgelegte Testampulle erfolgen. Das entspräche einem Verfahren, wie es beispielsweise im *Vegetativen Reflextest* (Elektroakupunktur) mit entsprechenden Filternosoden durchgeführt wird. Da durch Dauerauflage von Informationen jedoch bestimmte Adaptationsvorgänge stattfinden würden (der Organismus »gewöhnt« sich an diesen Reiz und produziert keinen Reflex mehr), bedient man sich des Freezings. Dabei wird die zu speichernde Information (Ampulle) aufgelegt und dann entweder

- durch Außenrotation und Spreizen der Beine oder
- durch Fingerstrich von der Nasenwurzel zum Haaransatz

diese Testfrage gespeichert. Man bleibt dann bei der weiteren Testung, um es in der Computersprache auszudrücken, in diesem File, auch wenn die Testampulle weggenommen wird.

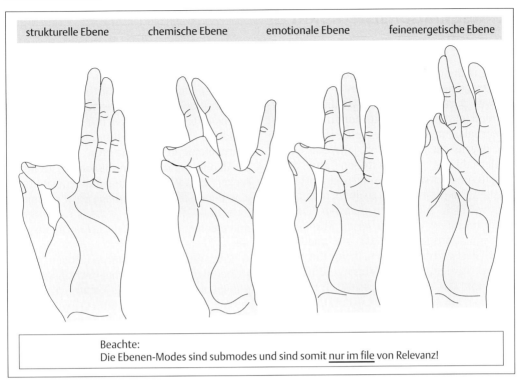

Abb. 85 Basis-Mudras der Ebenen. Überprüfung der vier Funktionsebenen des Organismus hinsichtlich Diagnose und Therapie.

Eine Löschung der Information erfolgt durch
- Schließen der Beine oder
- Konzeptionsgefäß (Akupunkturmeridian) entgegen der Flussrichtung streichen.

Durch Kombination der verschiedenen Arten der Reizsetzung kommt ein versierter Tester relativ schnell zu entsprechenden Aussagen.

Auch die **Physioenergetik** ist eine apparatefreie Testmethode. Zur Vereinfachung gibt es mittlerweile auch digitalisierte Testampullen, die das Auflegen und Wegnehmen derselben entfallen lassen. Per Fußtaster kann computergestützt ein ganzer Informationspool aktiviert werden, was eine Testung sicherlich beschleunigt und Testaussagen, je nach Anwendung, spezifischer werden lässt. Wie ein Anwender eine Testmethode praktiziert, bleibt seinem Handling überlassen.

5. Regulationstherapien

Jede ganzheitliche Therapie hat das Ziel, die körpereigene Regulation wieder richtig »in Schwung« zu bringen. Dazu ist die Diagnostik von chronischen Irritationen, also von Dauerbelastungen wie sie Herde und Störfelder, psychische Irritationen, jahrzehntelange Fehlernährung etc. darstellen und deren Beseitigung notwendig. Aufgrund der individuellen Reaktionslage ist es jedoch nicht immer möglich, sofort eine invasive Therapie durchzuführen. Viele chronisch Kranke sind so regulationsgestört, dass sie zuallererst stabilisiert werden müssen, bevor die chirurgische Störfeldtherapie durchgeführt werden kann. Das bedeutet, dass durch eine Vortherapie die Regulationskapazitäten zuerst so weit erhöht werden müssen, dass aus einer stabileren Reaktionslage die Elimination teils massivster Herde vorgenommen werden kann.

In der Sanierungsphase wirken alle Arten von Regulationstherapien stark heilungsfördernd. Wichtige Regulationstherapien wären im einzelnen:

5.1 Ernährungstherapie

5.1.1 Aktuelle Situation

Die Bürger der Industrienationen werden ernährungsmäßig so vielfältig und übermäßig versorgt wie nie zuvor. Tausende von neuen Lebensmittelkreationen zieren die Regale der Supermärkte und viel versprechende Werbeaussagen verführen zum Probieren und Verbrauch. Lange Haltbarkeit, Design und Geschmack werden mit Hilfe von unüberschaubaren chemischen Zusätzen und Präparaten erzielt.

- In der Tiermast setzt man auf eine ständig steigende Fleisch- und Milchproduktion in der mehr und mehr Agrochemikalien und Medikamente Verwendung finden.
- Getreide, Kartoffeln, Gemüse und Obst werden unter hohem Einsatz von chemisch-synthetischen Düngemitteln, Pestiziden, Lagerschutz- und Nachreifemitteln produziert.
- Fertiggerichte, konservierte und zerkochte Lebensmittel verlieren wichtige, für uns notwendige Vitalstoffe (Vitamine, Mineralien, Spurenelemente, Enzyme etc.).
- Alkohol- und Nikotinmißbrauch, zu hoher Zucker- und Weißmehlkonsum, zuviele tierische Eiweißträger, künstliche bzw. raffinierte Fette und Öle belasten je nach Konstitution auf verschiedenen Wegen unsere Organsysteme.
- Langanhaltende Fehlernährungen obiger Art bedingen ein Ungleichgewicht bzw. einen Mangel an Vitalstoffen. Es kommt zu Störungen im Stoffwechselgeschehen sowie im Säure-Basen-Gleichgewicht. Es verändert sich unser ganzes inneres Milieu.
- So werden je nach Veranlagung bzw. Konstitution verschiedene ernährungsabhängige Erkrankungen wie z.B. der allgemeine Gebißverfall, der rheumatische Formenkreis, Herz-Kreislauferkrankungen, Verdauungsstörungen, Abwehrschwäche etc. hervorgerufen.

5.1.2 Stoffwechsel

Neben den Belastungen aus der modernen Nahrungsmittelproduktion sollen die wichtigsten Stoffwechselstörungen hier kurz geschildert werden:

A. Eiweiß

Bedeutend ist die Tatsache, dass der Stoffwechsel aus tierischem und aus pflanzlichem Eiweiß verschieden abläuft.

- Die tierischen Eiweiße werden, da sie zu höherer Fermentausschüttung und Salzsäureproduktion anregen, im Dünndarm besser resorbiert. Aus diesem Grund preist die Fleischindustrie ihre höhere biologische Wertigkeit an. Außer acht gelassen wird jedoch, dass der Um- und Einbau in Körperzellen schlecht ist. Tierische Eiweiße, vor allem vom Schwein, werden als Peptide oder niedermolekulare Eiweiße aufgenommen. Ein Einbau dieser hochmolekularen Bausteine in die Zelle ist schwierig. Vielfach lagern sie sich deshalb im Bindegewebe und an den Gefäßwänden an und erschweren damit den Stoffwechsel mit all seinen negativen Folgen.

▪ Die pflanzlichen Eiweiße werden bereits im Darm zu Aminosäuren abgebaut. Diese können in die Zelle leichter resorbiert und eingebaut werden. Es wurde bewiesen, dass pflanzliche Eiweiße in viel höherem Maße zum Aufbau von Körperzellen, insbesondere von Muskelzellen verwendet werden können. So wurde festgestellt, dass durch rein vegetarische Ernährung bei gleichem sportlichen Training eine deutlich bessere Dauerkondition und eine verbesserte Zellatmung erreicht werden konnte als mit tierischer Proteinnahrung.

▪ Vermutungen gehen auch dahin, dass das meist unerhitzt gegessene pflanzliche Eiweiß einen anderen Stoffwechsel als das in der Regel über 43° C erhitzte und damit denaturierte tierische Eiweiß vollzieht.

▷ Bei einer täglich benötigten Menge von ca. 40 – 60g Eiweiß ist unsere tatsächliche Zufuhr mehr als doppelt so hoch, nämlich etwa 140g. Der tägliche Überschuss von 80 – 100g muss entweder verbrannt, abgebaut oder im Körper eingelagert werden.

▪ Aminosäuren und niedermolekulare Proteine haben negative Ladung und binden dadurch positiv geladene Mineralstoffe. Es entstehen so Eiweiß-Mineralstoff-Komplexe, die im Bindegewebe eingelagert zu interstitieller Verschlackung und bei Gefäßeinlagerungen zu »Verkalkungen« führen.

▪ Somit wird der PISCHINGER Raum als Medium des Stoffwechsels und durch das System der Grundregulation als Medium der Information immer weniger transportfähig. Neben den entstehenden Eiweißdepots kommt es zur vermehrten Einlagerung von Abbausubstanzen und zur Toxinanreicherung mit entsprechenden Auswirkungen auf unser Regulationsvermögen mit degenerativer Tendenz.

▪ Die Gefäßwände werden mit der Zeit immer starrer – es kommt zur Arteriosklerose. Der dadurch verminderte Sauerstoffaustausch wird durch eine Erhöhung des Blutdrucks primär kompensiert.

▪ Durch physiologische Eiweißabbaumechanismen wird eine erhöhte Eiweißausscheidung erreicht. Dabei stehen dem Organismus folgende Wege zur Verfügung:

- Erhöhte Purinsynthese mit verstärkter Harnsäureproduktion. Dieser Vorgang ist sehr säurelastig. Langfristig kommt es dabei zum Krankheitsbild der Gicht.
- Bildung von Eiweiß-Mineralstoff-Komplexen mit Einlagerungen in den Weichteilen. Langfristig kommt es dabei einerseits zur Arteriosklerose, zum Weichteilrheumatismus, zu verdickter, grobporiger und sonnenempfindlicher Haut mit Rötungen des Gesichts, der Wangen und der Brust, zur Ekzembildung als Form der Ausscheidung sowie andererseits zu Mineralmängeln an Knochen und Knorpel.
- Umbau von Eiweiß zu Glucose. Dieser Vorgang ist durch die Lactatbildung sehr säurelastig. Langfristig kommt es dabei durch den hohen Eiweißabbau und den verstärkten Bedarf von Insulin zu einer starken Belastung der Bauchspeicheldrüse und dem Krankheitsbild des Diabetes. Die Glycogen-Neubildung belastet die Leber über Gebühr.
- Erhöhte Prostaglandinsynthese. Während aus pflanzlichem Eiweiß durch Antioxidantien, Nachtkerzenöl und Selen entzündungshemmende Prostaglandine vom Typ 1 synthetisiert werden, entsteht aus dem Abbau tierischen Eiweißes die Arachidonsäure, die immer zu Prostaglandinen des Typs 2 metabolisiert wird, mit entzündungsfördernder Wirkung. Gleichzeitig wird dadurch die Bildung von Histamin, Thromboxan und Interleucin gefördert, was die erhöhte Allergie- und Thromboseneigung bei tierischer Ernährung erklärt.

▪ Durch die sehr säurelastigen Eiweißabbau-Mechanismen kommt es zur Übersäuerung der Gewebe mit verstärkter Bildung von Myogelosen und Myomen und einer generellen Änderung des biologischen Terrains mit genereller Anfälligkeit auf Allgemeinerkrankungen (siehe Kapitel 4.1.4).

B. Kohlenhydrate

Die Kohlenhydrate – dazu zählen die Stärke und alle Zuckerarten – werden im Organismus über die Glucose zu Kohlendioxid, das über die Lunge abgeatmet wird, und Wasser, das über die Nieren und den Schweiß ausgeschieden wird, abgebaut. Damit es zu diesem Abbau kommt, werden insbesondere Vitamine des B-Komplexes und Mineralstoffe, allen voran das Calcium, benötigt. Beides ist in vitalstoffreicher Nahrung ausreichend vorhanden – nicht so aber in fabriktechnisch veränderten Nahrungsmitteln.

▬ So beinhaltet Vollmehl, bei dem das volle Korn vermahlen wird, beispielsweise durch die Mitverarbeitung der Randschichten, die diverse Mineralien enthalten, und die Mitverarbeitung der Keimzelle, die Träger mehrerer Vitamine, auch aus dem B-Komplex, ist alles, was der Organismus zur Verstoffwechslung des Mehlkörpers benötigt.

▬ Anders sieht es bei den üblicherweise benutzten Weißmehlen aus. Durch die Entfernung der Keimzelle und der Randschicht wird es zum Auszugsmehl, das nur noch reine Stärke beinhaltet. Es ist somit zu einem isolierten, reinen Kohlenhydrat geworden, das dem Körper nicht mehr alles anbietet, was er zum Stoffwechsel braucht. Um den Abbau durchführen zu können holt sich der Organismus die B-Vitamine und das Calcium aus seinen Reserven – die B-Vitamine sind u.a. die Nervenvitamine, unser Calcium-Depot bildet die Zähne und das Skelett. Über Stoffwechselverschiebungen und pH-Wertänderungen mobilisiert der Körper somit die zum Abbau nötigen Stoffe. Jahrzehntelanger Raubbau an körpereigenen Depots hat jedoch seine Folgen nicht nur auf das Nerven- und das Skelettsystem – die Schäden manifestieren sich in der Regel aber erst sehr allmählich und schleichend über einen sehr langen Zeitraum und kommen hauptsächlich erst im Alter zum Tragen.

▬ Somit haben fabrikatorisch isolierte Kohlenhydrate wie Auszugsmehle und daraus gefertigte Nahrungsmittel, Haushaltszucker und alle isolierten Zuckerarten wie Traubenzucker, Fruchtzucker, Malzzucker, Milchzucker etc. keinen Wert für unsere Gesundheit, sondern wirken langfristig als Calcium- und Vitamin-B-Räuber. Ähnliche Wirkung haben auch Süßungskonzentrate wie Dicksäfte, Sirup, Melasse etc.

▬ Aus ganzheitlicher Betrachtung kennen wir deshalb drei Entstehungswege der **Karies:**
▷ **Entstehung über Plaque-Ansammlungen**
In und unter Zahnbelägen produzieren Bakterien aus Zucker organische Säuren, die den Zahnschmelz zerstören. Diese Entstehungsart ist die einzige schulmedizinische Erklärung.
▷ **Chemische Wirkung der Zucker**
Zucker bilden in hohen Konzentrationen Komplexbindungen mit Calcium und lösen so den Zahnschmelz auf. Deshalb wirken beispielsweise Honig oder Trockenfrüchte, obwohl sie vollwertige Nahrungsmittel sind, kariesauslösend, während in Tee gelöster Honig oder gewässerte Trockenfrüchte durch die Senkung der Zuckerkonzentration keine chemische Wirkung mehr haben.
▷ **Stoffwechselwirkung**
▬ Zum Abbau der Kohlenhydrate benötigt der Organismus Vitamine und Spurenelemente (vor allem Calcium). Da sie in isolierten Kohlenhydraten nicht vorhanden sind, holt sie der Körper aus seinen Reserven. Ca-Reserven sind vor allem Knochen und Zähne.

▬ Eine weitere Störung des Ca-Stoffwechsels erfolgt vor allem durch die Neutralisation von Säuren. Stark säurebildend sind z.B. denaturiertes tierisches Eiweiß (Fleisch, Wurst, Fisch, Milchprodukte), Zucker, Auszugsmehle etc.
Ferner hemmt Phosphat die Ca-Aufnahme im Darm, mobilisiert Ca aus den Depots und verstärkt die Ca-Ausscheidung aus den Nieren. Hoher Phosphatgehalt befindet sich beispielsweise in Fleisch- und Wurstwaren, Schmelzkäse, Schokolade etc.

C. Fette

Für den Organismus ist nicht das Fett an sich, sondern die Qualität des Fettes entscheidend. Ähnlich wie bei den Kohlenhydraten brauchen wir unerhitzte, naturbelassene Fette wie
- so genannte kaltgepresste Öle (virgine oder 1. Pressung)

- Butter
- Sahne
- Ölsaaten
- Nüsse

▪ Naturbelassene, lebendige Fette sind nicht über 43° C erhitzt und haben damit noch wesentliche Anteile von Vitalstoffen, insbesondere auch fettlösliche Vitamine und eine Vielzahl ungesättigter cis-Fettsäuren.

▪ Damit aus ölhaltigen Früchten noch verbliebene Reste von Öl gewonnen werden können, werden nach dem mechanischen Pressvorgang, der uns die Erstpressung liefert, durch thermische Methoden weitere im Rückstand verbliebene Ölanteile extrahiert. Durch diese Erhitzung (über 43° C) gehen jedoch eine ganze Reihe von Vitalstoffen verloren bzw. werden dadurch zerstört. Ferner werden dadurch viele cis-Fettsäuren in trans-Fettsäuren umgewandelt mit minderer biologischer Wertigkeit.

▪ Um auch noch den letzten Rest von Öl zu gewinnen, bedient sich die Industrie chemischer Extraktionsmethoden. Die Rückstände der Ölfrüchte werden mit lipophilen Lösungsmitteln versetzt. Das Restöl löst sich darin und verbleibt nach der technischen Entfernung des Lösungsmittels als Öl. Leider persistiert dabei immer ein Teil des Lösungsmittels im Speiseöl und ist somit Teil der chemischen Umweltbelastung, die wir über Nahrungsmittel aufnehmen.

▪ Die Wertigkeit von Butter und Sahne richtet sich nach der Höhe der Schadstoffe darin.

Die Ordnung unserer Nahrung
nach Prof. Werner Kollath

Lebensmittel				Nahrungsmittel ab 43°		
a) natürlich	b) mechanisch	c) fermentativ	d) erhitzt	e) konserviert	f) präpariert	
		verändert				
Samen I Ölsaaten Nüsse Mandeln Oliven	Oele zerkleinerte Ölsaaten	Eigenfermente Hefe Bakterien	Gebäcke aus Vollkorn	Gebäcke Dauerbackwaren auch aus Vollkornmehl	**Pflanzliche Präparate** **Fabrikfette** raffinierte Öle, Margarinen, Eiweiß **alle Fabrikzuckerarten** weißer u. brauner Zucker Trauben-, Frucht-, Milch- u. Malzzucker, Vollrohrzucker, Ur-Süße, Ur-Zucker, Sucanat, Rübensirup, Ahornsirup, Birnen- u. Apfeldicksaft, Maltodextrin, Melasse, Isomalt, Frutilose, Leucrose, Rapadura, Mascobado, Glucosesirup, Gerstenmalz, Demerara u.a.m. **Produkte aus Auszugsmehl** (Weißmehl, Graumehl) Stärke, Grieß, Nudeln, geschälter Reis Aromastoffe, Vitamine, Wuchsstoffe, Fermente, Nährsalze	
Samen II Getreide	Mahlprodukte Vollkornmehl Schrote	Breie ungekocht aus Vollkorn	Breie gekocht aus Vollkorn			
Früchte Honig	Salate aus Früchten Naturtrübe Säfte	Gärsäfte	Früchte	Fruchtkonserven Marmeladen		
Gemüse	Salate aus Gemüsen	Gärgemüse Sauerkraut	Gemüse	Gemüsekonserven		
Eier	Blut	Fleisch Schabefleisch	Fleisch Fisch	Tierkonserven		
					Tierpräparate	
Rohmilch	Milchprodukte aus Rohmilch	Gärmilch Quark, Käse	**Gekochte Milch** Pasteurisierte Milch	Milchkonserven H-Milch	**Milchpräparate** Säuglingsnahrung Trockenmilch	
Quellwasser	Leitungswasser	Gärgetränke	**Extrakte** Teearten, Brühe	**Gemische** Kunstwein	**Destillate** Künstl. Mineralwasser Branntwein	

Tab. 9 (Aus: Kollath, W.: Die Ordnung unserer Nahrung. 15. A. Haug, Heidelberg 1992)

Produkte aus kontrolliert biologischem Landbau sind in der Regel schadstoffärmer und sollten somit den Vorzug vor Produkten aus konventioneller Tierhaltung erhalten.

5.1.3 Qualität vor Quantität

Optimale Lebensmittelqualität würde das absolute Freisein von Schad- und Zusatzstoffen, der natürliche Verbund von Nähr- (Eiweiß, Fett und Kohlenhydrate) und biologischen Wirkstoffen (Vitalstoffe und sekundäre Pflanzenstoffe) mit optimalem Geschmack bedeuten. Leider ist durch die heutige Schadstoffbelastung aus Industrie, Verkehr und konventionellen Anbaumethoden die erstgenannte Forderung nicht realisierbar. Gerade deswegen leistet uns die biologische Landwirtschaft – zumindest was die Anbaumethoden anbelangt – nicht nur einen aktiven Beitrag zum Umweltschutz, sondern trägt zur Qualität der Lebensmittel entscheidend bei.

▪ Der *ökologische Landbau* gewährleistet eine möglichst umweltschonende Produktion von biologisch hochwertigen Lebensmitteln. Gentechnik und Bestrahlung der Lebensmittel sind tabu. Ebenso chemisch-synthetische Dünge-, Pflanzenbehandlungs-, Lagerschutz- und Nachreifemittel. In der Tierhaltung sind Hormone und Wuchsstoffe nicht erlaubt.

▪ Selbstverständlich sollten *frische Lebensmittel* gekauft werden und bei der Lagerung und Verarbeitung bedacht werden, dass die Vitalstoffe Verluste erleiden.

▪ Gute Anhaltspunkte über den Wert unserer Nahrung gibt uns die so genannte *Kollath-Tabelle (S. 171)*. Prof. KOLLATH war in der ersten Hälfte des 20. Jahrhunderts ein bedeutender Vitaminforscher, der tabellarisch die Qualität der Nahrung in ihre biologische Wertigkeit unterteilte.

▪ Als **Lebensmittel** (= Mittel zum Leben) gilt somit nur eine natürliche, mechanisch oder fermentativ veränderte Nahrung. Ab einer thermischen Behandlung von > 43° C werden aus Lebensmitteln nur noch Nahrungsmittel, die durch Konservierung und Präparierung noch zusätzlich an Wert verlieren.

▪ Bei der Ernährung sollte deshalb immer der Grundsatz »Qualität vor Quantität« gelten.

▪ Unabhängig von der Schadstoffbelastung unserer Nahrung bewirkt als Langzeitfolge die denaturierte Kost in Kombination mit den Eiweißspeicherkrankheiten die Zivilisationserkrankungen unserer Zeit. Tendenz zunehmend!

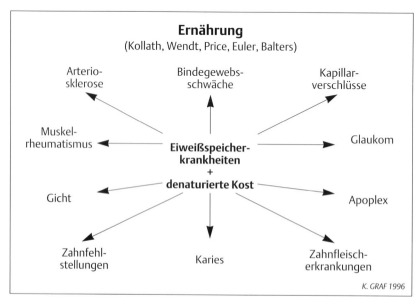

Abb. 86 EW-Speicherkrankheiten und denaturierte Kost

5.2 Darmsanierung

5.2.1 Aufgaben und Beschaffenheit des Darms

Der Darm bildet die Grenzfläche zwischen Umwelt und Inwelt des Körpers und ist für die Versorgung und Entsorgung des Organismus zuständig. Er ist ca. drei Meter lang und hat durch seine faltige Oberflächenstruktur beim Gesunden eine **Oberfläche von ca. 200 qm.**

Sein **Aufgabenspektrum** reicht dabei vom Nahrungsmitteltransport und der Sekretion verdauungsfördernder Säfte über die Aufspaltung und Absorption von Nährstoffen bis hin zur Ausscheidung nicht verwertbarer Inhaltsstoffe.

Die **Beschaffenheit des Darmes** ist unmittelbar vom Darminhalt abhängig und somit von

▶ **der Art der Ernährung**

Vegetarische Vollwertkost und eine schonende Zubereitung hat den günstigsten Einfluss auf das Darmmilieu. Ein geschädigtes Darmmilieu bedarf aber oft einer vorsichtigen Ernährungsumstellung in die richtige Richtung.

▶ **verschluckten Fremd- und Schadstoffen**

Lebensmittel aus konventionellem Anbau sind stark mit Pestiziden, Insektiziden, Düngemittel und Schwermetallen belastet,

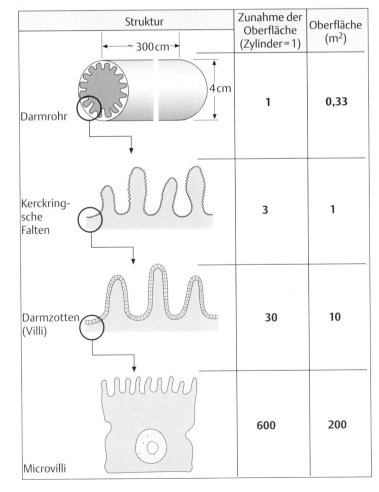

Abb. 87 Oberflächenvergrößerung durch Faltung. (Nach: »Physis, Medizin und Naturwissenschaften«, Spezial 73, Urban & Vogel 1994)

Arznei-, Sucht und Genussmittel wirken milieuverändernd und belasten bzw. blockieren teils das Immunsystem,

▪ Schwermetallbelastungen aus zahnärztlichen Restaurationen und der Umwelt haben teils potenzierende Wirkungen auf toxische Substanzen.

▪ Obligatorisch erfolgt durch Fremd- und Schadstoffe eine Änderung des Darmmilieus.

▶ der Verdauungskraft

Die Fermentbildungskapazität von Speichel, Magen, Pankreas-, Gallensaft etc. ist unterschiedlich. Entsprechend unterschiedlich kann der pH-Wert im Darm sein.

▶ dem Zustand der Darmflora

Die Darmbakterien sind ein mikrobiologisches Ökosystem, das im gesunden Zustand
- unsere Darmwand besiedelt und damit vor Fremderregern schützt (Antagonismus gegen pathogene Keime)
- lebenswichtige Vitamine wie Vit. K, Vit. B12, Folsäure oder Riboflavin, Enzyme und kurzkettige Fettsäuren synthetisiert
- die Darmperistaltik anregt
- das Immunsystem stimuliert

5.2.2 Das Abwehrsystem des Darms

Unser Darm ist ein Bindeglied zwischen Umwelt und Inwelt des Organismus. Als Hauptbarriere des Körpers gegen Substanzen von außen ist er ständig mit Antigenen in Kontakt. Um diese potentielle Bedrohung beherrschen zu können, verfügt er über ein gestaffeltes Abwehrsystem, bestehend aus:

❶ **Mikroflora**

Jeweils gleichartige Bakterienarten finden sich milieubedingt im Mund- und Rachenraum, im Magen, Duodenum, in den unteren Dünndarmabschnitten (Jejunum und Ileum) und im Dickdarm.

▪ Es gehören ungefähr 100 Billionen Keime zur physiologischen Darmflora eines jeden Erwachsenen. Das ist etwa zehnmal mehr als die Gesamtheit aller Körperzellen. Die genauen Anteile der 400 bis 500 verschiedenen Arten können von Mensch zu Mensch aber schwanken. Es überwiegen die Anaerobier. Nicht die Arten, sondern die physiologischen Funktionen, die die Darmflora als Ganzes erfüllt sind jedoch von Bedeutung.

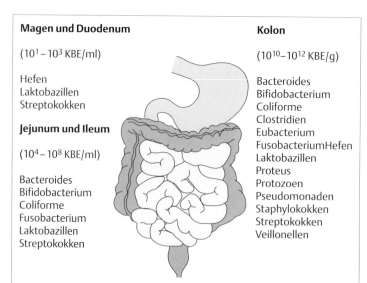

Abb. 88 Mikroorganismen in den verschiedenen Abschnitten des Gastrointestinaltraktes. Angegeben ist die Zahl vermehrungsfähiger Keime (Koloniebildende Einheiten = KBE) pro ml Darminhalt bzw. pro g Fäzes (nach Sonnenborn und Greinwald) (Aus: »Forum Medizin« 1994)

- So ist eine wesentliche physiologische Funktion der Darmflora neben der optimierten Energieversorgung des Darmepithels durch den Umbau von nicht verwertbaren Ballaststoffen in kurzkettige Fettsäuren und L(+)-Milchsäure die Bildung einer mikrobiellen Barriere gegen Krankheitserreger wie E. coli, Salmonellen, Shigellen, Clostridien oder Pilzen etc. In erster Linie konkurriert dabei die physiologische Darmflora mit der pathogenen um Lebensraum und Nährstoffe. Eine wichtige »Schutzpolizei« im Dünndarm sind beispielsweise die Lactobazillen. Diese verhindern die Ansiedlung pathogener Invasoren vor allem durch ihre ausgeprägte Milchsäurebildung.

❷ **Schleimhautepithel**

Ein gesunder Darm hat ein intaktes Schleimhautepithel als mechanische Barriere mit unspezifischen Schutzfaktoren wie Schleim, Granulozyten, Makrophagen etc..

❸ **Darmassoziiertes Immunsystem**

Es umfasst Lymphozyten, Plasmazellen und Makrophagen der Peyer'schen Plaques (Lymphfollikel im unteren Dünndarm), der Lamina propria (äußere Begrenzung der Darminnenwand) und der mesenterialen Lymphknoten im Darmbereich.

- Rund 75% der erworbenen Immunität haben ihren Ursprung in einem Kontakt von Antigenen mit diesen Immunstrukturen im Darmbereich und sind damit wesentliche Voraussetzung für eine qualitativ hochwertige körpereigene Abwehr.
- Die **Symptome** eines gestörten Darmes beginnen üblicherweise mit Verstopfung oder Durchfall und verstärkten Blähungen. Diese Zeichen sind aber mittlerweile in der Bevölkerung so verbreitet, dass sie nicht mehr als ungewöhnlich und damit als Krankheitssymptom empfunden werden. Sie sind oft Ausdruck einer jahrelangen schleichenden Verschlechterung der Darmfunktion.
- Beginn einer chronischen Darmstörung ist in den meisten Fällen eine Milieuänderung durch über den Mund Aufgenommenes.
- Wie bereits mehrfach erwähnt, ist dabei die Art der Ernährung und die Qualität der Lebensmittel entscheidend.

Aber auch Schwermetalle beispielsweise aus Amalgamfüllungen oder aus korrodierenden metallischen Werkstücken wirken genauso milieuverändernd wie bestimmte Arzneimittel (z.B. Antibiotika, Kortikoide etc.) oder oral aufgenommene Umwelttoxine.

- Desweiteren ist die Menge der in das Darmlumen ausgeschütteten Fermente von Magen, Pankreas, Leber oder Galle entscheidend für den pH-Wert im Darm.
- Eine so erfolgte Änderung des Darmmilieus ändert aber auch die Rahmenbedingungen der Bakterienflora. Die Keime, die sich im geänderten Terrain wohler fühlen, vermehren sich stärker als die, denen das entstandene Milieu weniger zusagt. So driftet das ursprünglich ausgeglichene Verhältnis der verschiedenen Arten auseinander – je größer die Milieuänderung ist, umso mehr. Es kommt zu einer Vermehrung von pathogenen Keimen, die sich verstärkt auf der Innenseite der Darmwand ansiedeln und die natürliche, apathogene Darmflora mehr und mehr verdrängen. Eine so entstandene **Dysbiose** bedeutet den **Verlust der ersten Abwehrzone**.
- Durch eine Veränderung der Bakterienflora ist wiederum die Produktion von kurzkettigen Fettsäuren aus so genannten *»Ballaststoffen«* vermindert. Als Folge davon reduziert sich die Darmperistaltik – es verlängern sich damit zum einen die Passagezeiten des Speisebreis, zum andern vermindert sich die Produktion von Verdauungssäften in Magen, Galle, Bauchspeicheldrüse und Leber.
- Somit kommt es zu einer Verminderung der Verdauungskraft in Verbindung mit einer längeren Verweildauer des Darminhaltes und verminderter Selbstreinigungskraft. Es resultiert ein Gärungs- und Fäulnisstoffwechsel mit vermehrter Anhäufung von Indol, Phenol, Skatol, Kresol etc. mit dem Resultat einer weiteren Milieuverschlechterung. Die anfallenden Stoffwechselprodukte verursachen aber auch Schleimhautreizungen (Enterocolitis), in fortgeschrittenen Stadien eine Schleimhautatrophie. Der Darm wird plötzlich durchlässiger für Toxine und Makromoleküle. Unsere **Darmschleimhaut als zweite Abwehrzone für Schadstoffe** und Antigene hat »Löcher« bekommen.

- Aufgrund der verstärkten Penetration von Stoffwechselmetaboliten aus Ernährung, Arzneimitteln, Genussgiften, Schwermetallen oder Umwelttoxinen kommt es zu toxischen Leberbelastungen und verstärkter Aktivierung des darmassoziierten Immunsystems GALT (= gut associated lymphoid tissue). Letzteres umfasst ein breites Repertoire an spezifischen humoralen und zellulären sowie unspezifischen Abwehrmechanismen. Es ist vor allem in der Lamina propria unterhalb des Darmepithels lokalisiert, wobei häufig regelrechte Nester, die »Peyer'schen Plaques« zu beobachten sind. Die Antigenaufnahme vom Darminneren in das GALT erfolgt mit Hilfe spezialisierter Transportzellen. Antigene sind dabei meist
  - Zwischen- und Endprodukte des Abbaus im Darm
  - Nahrungsmittel
  - pathologische Keime
  - von pathologischen Keimen gebildete Substanzen
  - chemische Belastung wie Pestizide, Konservierungsmittel, Düngemittel, Schwermetalle, Arzneimittel und ihre Metaboliten etc.
- Die Transportzellen, wahrscheinlich modifizierte Makrophagen, umschließen das als fremd erkannte Antigen, transportieren es durch die Darmwand (Pinozytose) und präsentieren es benachbarten B- und T-Lymphozyten, die das Antigen erkennen und eine hochkomplexe Reaktionskaskade in Gang setzen. Die T-Zellen produzieren Zytokine, die wiederum unspezifische Abwehrmechanismen (Makrophagen, Granulozyten) aktivieren und die Aktivität der B-Lymphozyten erhöhen. Die aktivierten B- und T-Lymphozyten gelangen über das Lymphsystem in den Blutstrom und werden im Körper verteilt. Während ihrer Reise durch den Organismus machen die Zellen diverse Reifestadien durch, legen sich ein »immunologisches Gedächtnis« zu und siedeln sich schließlich zum Teil in den mit den Schleimhäuten assoziierten lymphatischen

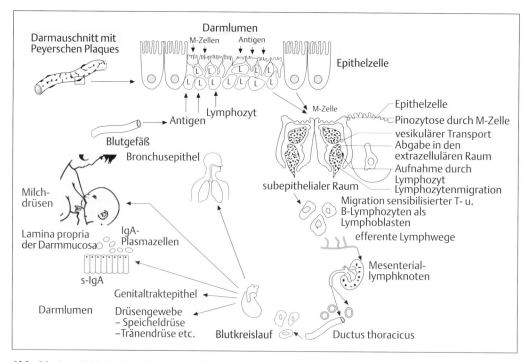

Abb. 89 Aus: DAS, S.: Ohne Inweltentgiftung keine ganzheitliche Therapie. Sonntag, Regensburg 1989.

Geweben (MALT = mucosa associated lymphoid tissue) des Bronchialtraktes, des Urogenitaltraktes, der Speichel- und Tränendrüsen sowie in der laktierenden Brust stillender Frauen an. Etwa 80% kehrt wieder in das Lymphsystem des Darms zurück.

▪ Erst nach diesem »homing« beginnen die mittlerweile zu Plasmazellen gereiften B-Lymphozyten mit der Produktion von Immunglobulinen, meist Typ IgA, die gegen das Antigen gerichtet sind. Immunglobulin A soll Leber, Darm und Schleimhäute vor dem Eindringen von Fremdstoffen schützen. Es greift das Antigen an indem sie es an sich binden und damit inaktivieren. Andere Komponenten des Immunsystems töten schließlich den entstandenen Antigen-Antikörperkomplex ab.

▪ Die IgE-produzierende Plasmazelle wirkt über die Mastzelle im Sinn einer allergischen Reaktion. Somit kommt dem Darm bei den allergischen Erkrankungen eine Schrittmacherrolle zu, die die Umstimmung des Immunsystems einleitet.

▪ Eine permanente Reizung des **darmassoziierten (GALT) und auch des mucosaassoziierten (MALT) Immunsystems** über Jahre geht somit mit einer allmählichen Erschöpfung der Reaktionskaskade in den Schleimhäuten mit einer allmählichen Überforderung des Immunsystems und einer allmählichen Allergisierung einher. Die **dritte Abwehrzone** ist damit durchbrochen. Niedrige IgA-Spiegel ermöglichen den Antigenen, leichter in den Blutkreislauf einzudringen, wodurch eine verstärkte Reaktion des Immunsystems im Sinn einer Sensibilisierung bzw. Allergisierung erfolgen kann. Weitere Folgen sind erworbene Abwehrschwächen oder chronisch entzündliche Erkrankungen.

▪ Ablagerungen von Immunkomplexen aus Antigen-Antikörper-Reaktionen führen schließlich zu Entzündungen und Gewebsschäden im kapillären Endstrombereich und damit in unserem System der Grundregulation. Damit ist die **vierte Abwehrzone, das mesenchymale Bindegewebe** betroffen. Freisetzung von Histamin und anderen Mediatorstoffen bewirken eine Erhöhung der Gefäßdurchlässigkeit. Das erleichtert kreisenden Immunkomplexen das Eindringen in die Gefäßwand. Die Reaktion und der Zerfall von weißen Blutkörperchen setzt schließlich eiweißzersetzende Fermente frei. Körpereigene Strukturen werden durch Proteolyse im Grundsystem angegriffen und geschädigt. Es beginnen *Autoimmunerkrankungen.*

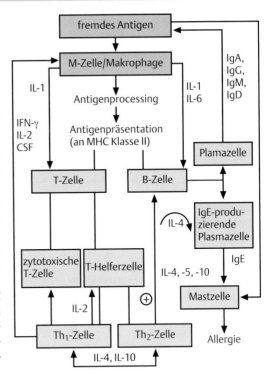

Abb. 90 Die M-Zelle/der Makrophage der Darmschleimhaut im Zentrum des Immunologischen Netzwerkes (nach Hockertz)
(Aus: Forum Expertengespräch: Das Immunorgan Darm und seine Beziehung zur intestinalen Mikroflora. »Forum Medizin« 1995)

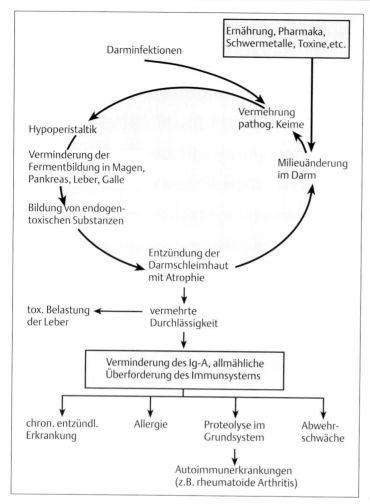

Abb. 91 Gestörter Darm.

5.2.3 Grundlagen einer Darmsanierung

Wie vorher dargestellt, ist eine Dysbiose nicht eine Infektion mit pathogenen Keimen, sondern eher ein Ausdruck einer mehr oder minder großen Änderung der äußeren Lebensbedingungen der Darmbakterien, dem Darmmilieu. Somit ist eine rein antimykotische Chemotherapie oder eine alleinige Zuführung von Darmsymbionten nicht sinnvoll, bis das physiologische Terrain im Darm wiederhergestellt ist. Es gedeihen beispielsweise die Darmpilze bei einem schwach sauren pH von 6 bis 7, während die enteralen Hauptkeime Coli und Streptococcus faecalis einen deutlich alkalischeren Wert von 7 bis 8 bevorzugen. Nur in diesem Milieu werden aber auch von der Bauchspeicheldrüse genügend Enzyme zur Fett- und Eiweißverdauung bereitgestellt.

■ Somit ist die Basis einer jeden Darmsanierung eine Wiederherstellung des physiologischen Terrains mit

- Wiederherstellung der Darmschleimhaut
- Alkalisierung des Darmmilieus
- Herstellung des physiologischen Bakteriengleichgewichtes, der Symbiose.

■ Nachdem jede Abweichung des Darmmilieus von außen verursacht wird, nämlich durch die Zuführung der Belastungsfaktoren über den Mund, ist es das Mittel der Wahl, über diesen Weg auch die Korrektur einzuleiten.

▶ Ganz besonderer Wert muss somit auf die **Ernährung** gelegt werden und zwar in verschiedener Hinsicht:

▪ Unsere Zivilisationskost mit einem Zu viel an tierischem Eiweiß und einem hohen Anteil an erhitzter, konservierter und präparierter Kost ist vitalstoffarm und in ihrer Milieuwirkung sehr säuernd. Aus diesem Grund ist eine tierisch eiweißarme Kost mit einem hohen Anteil aus Gemüse sinnvoll.

▪ Nach WERTHMANN sollte zum besseren Aufbau der Darmzotten und zur Regeneration der *Peyer'schen Plaques* in dieser Phase auch auf Produkte von Kuhmilch und Hühnerei verzichtet werden. Er begründet es damit, dass in den ersten neun Lebensmonaten in über 60% durch zu frühes Verfüttern von diesen artfremden Eiweißen das enterale Zelle-Milieu-System des Menschen geschädigt ist. Zotten- und Darmschleimhautatrophie mit einer Schädigung des Darmmilieus und einer allergischen Reaktion auf diese Fremdeiweiße und Primärantigene sind die Folge und sollten deshalb gemieden werden.

▶ Eine **Milieutherapie** ist eine **langdauernde Therapie.** Es kann bis zu zwei Jahre dauern, bis der Organismus im Stande ist, die einzelnen Mechanismen wieder selbst zu regulieren.

▪ Neben einer antigenfreien Vollwertkost, die bei verdauungsschwachen Patienten nicht immer sofort vertragen werden kann, ist die Aufnahme milieuändernder Faktoren zu meiden oder zumindest zu minimieren. Dazu gehört u.a.

- die **Schadstoffbelastung** in den Lebensmitteln aufgrund der Art der Düngung, des Einsatzes von Insektiziden oder Pestiziden etc., der Lagerhaltung usw. (siehe Kapitel 5.1.1)
- **Genussgifte** wie Zucker, Nikotin, Kaffee, Alkohol oder andere Rauschmittel
- **Umwelttoxine** aus der Umgebung
- **Arzneimittel** wie Antibiotika, Kortikoide, hormonelle Kontraceptiva, Abführmittel etc.
- **Schwermetallbelastungen** aus zahnärztlichen Restaurationen, der Nahrung oder der Umwelt
- **Störfelder** mit Fernwirkungen und last but not least
- **psychische Belastungen.**

▪ Nachdem ein physiologisch ausgeglichenes Terrain im Darm wieder erreicht ist, kann durch die Zuführung von Darmkeimen (z.B. *Mutaflor, Symbioflor, Omniflor* etc.) ein Symbiosegleichgewicht schnell und dauerhaft erreicht werden. Dadurch erfolgt eine Immunmodulation im Sinn einer unspezifischen und spezifischen Beeinflussung der Abwehrsysteme durch:

▷ Aktivierung der Schleimhautfunktionen
▷ Aktivierung des lymphopoetischen Systems
▷ Steigerung der Infektabwehr
▷ Änderung im Immunglobulinmuster
▷ Produktion bzw. Freisetzung von Interferon

5.3 Umweltmedizin

Die *Umweltbelastungen* nahmen in den letzten Jahren signifikant zu und sind Bestandteil unseres Lebens geworden. Es gibt meines Erachtens keinen Lebensbereich, der diesbezüglich nicht kritisch hinterfragt werden müsste wie beispielsweise

- die Wohnraumbelastung durch chemisch-synthetische Bau- und Einrichtungsmaterialien,
- die Kleidung durch Insektizide, Konservierungsstoffe, Wasch- und Reinigungsmittel, Weichmacher oder chemisch-synthetische Farben,
- die Kosmetika, die durch massivsten chemischen Einsatz chronisch toxische Belastungen bis hin zu Allergien hervorrufen können,
- die Belastungen im Trinkwasser mit Insektiziden, Pestiziden, Medikamenten, Schwermetallen oder Nitraten aus der Landwirtschaft in Kombination mit den Milieuänderungen durch die chemische Trinkwasseraufbereitung (siehe Kapitel 4.1.4.2),
- chemische Belastungen der Nahrungsmittel mit Insektiziden, Pestiziden, Konservie-

rungsstoffen, Emulgatoren, Stabilisatoren, Farbstoffen, Aromastoffen, Nachreifungsmitteln etc. (siehe Kapitel 5.1) sowie Hormonen und Antibiotika aus der Massentierhaltung,
- die Luftverschmutzung aus Industrie und Verkehr in immer größeren Dimensionen,
- die feinenergetische Belastung geopathischer Phänomene wie unterirdische Wasseradern, Erdverwerfungen, Hartmann- und Currygitter etc.,
- die technische Frequenzbelastung aus Sendeanlagen, Radar, Hochspannungsleitungen, Radioweckern, Mikrowellengeräten etc.,

um nur einige aus einem schier unerschöpflichen Gebiet anzusprechen.

▪ Aus dem Fachgebiet der **Zahnmedizin** spielen natürlich insbesondere **Werkstoffbelastungen** wie beispielsweise Kunststoffe, Fluoride, Kleber und Bonder, Schwermetallbelastungen etc. (siehe Kapitel 3.5.2) eine diesbezüglich übergeordnete Rolle.

▪ Zu den Umweltbelastungen spezieller Art gehören auch die **Genussgifte** unseres täglichen Lebens wie Alkohol, Kaffee, Nikotin, Zucker etc., aber auch eine Reihe von allopathischen Arzneimitteln, die mit der Länge der Einnahmedauer über Änderungen des inneren Milieus teils erhebliche Regulationsbelastungen bis hin zu -blockaden hervorrufen können.

▪ Nicht zu vergessen sind auch die **geopathischen Belastungen.** Sie sind Bestandteil des täglichen Lebens und wirken als:
- Modifizierung der natürlichen *Erdstrahlung* aus dem Erdinnern durch fließendes Wasser, tektonische Verwerfungen oder Spaltenbildungen.
- Modifizierung des natürlichen *Erdmagnetfeldes* meist in Form von Verdichtungen oder Einbrüchen wie z.B. das Globalgitternetz nach HARTMANN oder das Diagonalgitternetz nach CURRY.
- Natürliche *Radioaktivität* wie z.B. eine Radonbelastung.

▪ Die Zahl der chemischen Verbindungen ist in den letzten 35 Jahren rapid gestiegen. Waren es im Jahr 1954 noch 96.000, so stieg die Anzahl bereits 1970 auf 2 Millionen, war 1993 bei 12 Millionen und ist jetzt bei ca. 20 Millionen. Hinzu kommen die aus dem Produktionsprozess entstehenden Abfälle und Zwischenstufen.

▪ Chemische Belastungen wirken in der Regel milieuverändernd und sind durch deren meist lipophilen Charakter mehr oder weniger stark neurotoxisch, während feinenergetische Belastungen wie Geopathie, Elektrosmog etc. eher direkten Einfluss auf die Regelkreise im Sinn einer Veränderung und damit langfristig einer Entgleisung haben.

▪ Jede Belastung, egal ob aus der Umwelt, der Psyche, in Form von Materialunverträglichkeiten oder feinenergetischer Art, bedeutet Stress für unsere Regulationssysteme. Konstitutionsabhängig ermüden mit zunehmender Dauer unsere Reaktionsmechanismen und bewegen sich schließlich in Richtung *Regulationsstarre*. Gerade auch unter dem Gesichtspunkt der Summation von Belastungen und eventueller Wechselwirkungen untereinander bedeutet jeder Stressfaktor, den der Patient erkennen und damit meiden kann, eine Verringerung der Gesamtbelastung und damit eine Hebung der Regulationslage.

▶ Umweltbelastungen können sehr **massive Störfeldgeschehen** bewirken, die unser »Fass« bis zum Rand füllen. Störfelder aus der Umwelt müssen deshalb genauso diagnostiziert, eliminiert und ausgeleitet werden wie dentale Störfelder.

Zur Verbesserung der Ausgangslage ist deshalb eine Co-Therapie auf dem Gebiet der Ernährungslenkung, der Darmsanierung und der umweltmedizinischen Betreuung und Ausleitung eine wertvolle Unterstützung für jede **zahnärztliche Störfeldbehandlung.** Für jeden ganzheitlich tätigen Zahnarzt ist es somit sinnvoll, zumindest Basiswissen auf diesen Gebieten zu besitzen, um Belastungen und damit auch Regulationshindernisse dieser Art zu erkennen und der richtigen Therapie zuführen zu können. So bietet sich zur Verbesserung des Therapieerfolges stets eine intensive Zusammenarbeit zwischen Ärzten, Zahnärzten und Heilpraktikern an.

5.4 Akupunktur

In der Antike wurde Akupunktur nicht nur in China, sondern auch in anderen asiatischen Ländern wie Korea, Vietnam, aber auch in Indien und Sri Lanka praktiziert. Es handelte sich dabei ausschließlich um die *Körperakupunktur*. Erst sehr viel später wurden auch noch andere Arten der Akupunktur entsprechend neu entdeckter Somatotopien entwickelt und vervollkommnet. Am bekanntesten davon ist die *Ohrakupunktur,* die aber erst Mitte des 20. Jahrhunderts als Therapieform kultiviert wurde. Gerade für Zahnärzte relevant, da sie in deren unmittelbarem Arbeitsgebiet, der Mundhöhle durchgeführt wird, ist auch die *Mundakupunktur,* die erst 1973 entdeckt worden ist.

▪ Nach der pathogenetischen Vorstellung der Schulmedizin wird bei der Akupunktur durch Reizung von definierten Hautstellen, den Akupunkturpunkten, eine therapeutische Wirkung erzielt. Die chinesische Medizin beschränkte sich dabei jedoch nicht allein auf die Therapie, sondern kennt auch ein ganzheitliches diagnostisches System.

5.4.1 Körperakupunktur

Die *Traditionelle Chinesische Medizin (TCM)* kann auf einen ca. dreitausend Jahre alten Erfahrungsschatz zurückgreifen. Wir wissen daraus, dass eine bestimmte Körperenergie, die Lebenskraft der Natur (Qi) in bestimmten Bahnen, den Meridianen (siehe Kapitel 1.6.2) zirkuliert. Funktionseinheiten bilden dabei jeweils ein Meridianpaar mit gegensätzlichen Polaritäten, ein Yin- und ein Yang-Meridian, dem wiederum die entsprechenden inneren

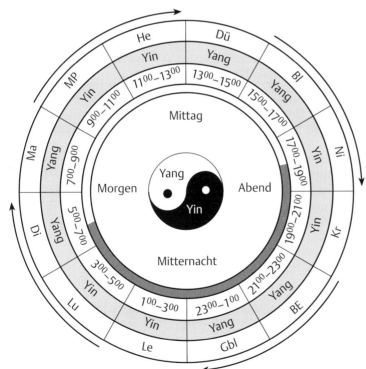

Abb. 92 Maximalzeiten der Organe

Organe und deren Funktionen zugehörig sind.

▪ Innerhalb eines Tages hat jeder Meridian zwei Stunden lang seine **Maximalzeit**. In dieser Zeit durchflutet die Körperenergie diese Energie-Bahn am meisten, um dann anschließend den zugehörigen Partner des Meridan-Funktionskreises zu durchströmen. So wird mit Ausnahme der Mittellinien-Meridiane (*Lenkergefäß* und *Konzeptionsgefäß*) innerhalb von 24 Stunden die Maximal-Energie durch alle Energiebahnen geleitet.

▪ Vom Zeitpunkt und der Lokalisation rezidivierender Beschwerden können somit bestimmte diagnostische Hinweise abgeleitet werden. Treten beispielsweise Bauchschmerzen oder seitliche Kopfschmerzen (siehe »Verlauf des Meridians«) immer wieder gegen Mitternacht, der Maximalzeit des Gallenblasenmeridians, auf, liegt der Verdacht nahe, dass eine funktionelle oder energetische Störung dieses Meridians vorliegt.

▷ Jeder Meridian hat eine Reihe von Hautarealen, an denen der Energiestrom beeinflusst werden kann, die Akupunkturpunkte. Diese Zonen sind anatomisch definierbare Lücken der Fascia corporis superficialis, durch die Nerven und Gefäße treten.

Akupunkturpunkte sind Areale,
- die mit inneren Organen reflektorisch verbunden sind, entsprechend der kutiviszeralen Reflexe nach HEAD und MACKENZIE.
- die sich in ihrem elektrophysikalischen Verhalten deutlich von der Umgebung unterscheiden. Sie haben unterschiedliches Leitwertverhalten bei Hautwiderstandsmessungen, was man sich bei Punktsuchgeräten zunutze macht.
- über die auf innere Organe und Systeme Einfluss genommen werden kann, beispielsweise mit einer Nadelung, mit Softlaser, einer Quaddelung, mit Bioresonanztherapie etc.

Innerhalb der Meridianpunkte gibt es verschiedene Kategorien:

Alarmpunkte

Bei Erkrankung eines entsprechenden Organs werden die zugehörigen Alarmpunkte druckempfindlich oder verändern ihre tastbare Konsistenz. Sie werden zur Therapie stets mit eingesetzt.

Meisterpunkte

Die 8 Meisterpunkte haben neben ihren sonstigen Wirkungen einen spezifischen Einfluss auf die ihnen zugehörigen Gewebe bzw. Organsysteme. Nach traditioneller Vorstellung sind hier die Konzentrationsstellen der Körperenergie der entsprechenden Organe oder Gewebe.

Sedierungspunkte

Bei Energieüberfluß kann durch Reizung dieses Punktes eine Sedierung und damit ein energetisches Gleichgewicht wiederhergestellt werden.

Tonisierungspunkte/Quellpunkte

Bei energetischer Unterversorgung eines Meridians kann durch Nadelung der Energiefluss verstärkt und damit ein energetisches Gleichgewicht wieder erreicht werden.

Kardinalpunkte

Sie verbinden die Meridiane und sind therapeutisch sehr wirksam.

▪ Durch eine individuelle Auswahl der zu behandelnden Punkte erfolgt eine Harmonisierung des Energieflusses im Organismus und damit auch eine Stabilisierung der Regelkreise.

5.4.2 Funktionskreise

Die Ganzheitliche Zahnmedizin setzt nun nicht unbedingt voraus, dass jeder Anwender auch die Körperakupunktur können muss. Die Kenntnis vom Verlauf der Meridiane und markanter Akupunkturpunkte ist aber auf jeden Fall hilfreich, sowohl bei der Diagnostik, als auch bei der Therapie. So können bereits aus der Anamnese bei entsprechender Symptomatik Hinweise gezogen werden, welche Funktionskreise in Mitleidenschaft gezogen sind und welche Zähne diesbezüglich Relevanz haben könnten.

5.4.2.1 Nieren-Blasen-Funktionskreis

Der **Blasen-Meridian** beginnt beidseits am medialen Augenwinkel, läuft nahe der Mittellinie über den Kopf, entlang der Querfortsätze der Wirbelsäule, über den hinteren Teil des Beines, am äußeren Knöchel vorbei zur Außenseite des kleinen Zehs (Abb. 93, S. 184).

▪ Der **Nieren-Meridian** beginnt beidseitig an der Innenseite des kleinen Zehs, verläuft über die Fußsohle zum inneren Knöchel, von dort weiter über das hintere mediale Bein zur Bauseite, wo er neben der Mittellinie zu seinem Endpunkt am Sternoklavikular-Gelenk (Gelenk zwischen Brustbein und Schlüsselbein) kommt (Abb. 93, S. 184).

▪ Anamnestische Beschwerden im Bereich der Niere oder Blase, aber auch der Stirnhöhle, der Gaumenmandel, des hinteren Knies, des Sprunggelenks, am Kreuz-/Steißbein und in Höhe des 2. und 3. Lendenwirbels, aber auch Probleme beim Hören geben Hinweise auf mögliche Meridianstörungen.

Das zugehörige psychische Korrelat ist Vertrauensverlust, die Angst.

▪ Die zugehörigen Zähne sind die Ober- und Unterkiefer-Frontzähne.

▪ So könnten beispielsweise devitale Frontzähne mit Unterleibsproblemen, mit Kniebeschwerden im hinteren Bereich, aber auch mit Problemen am Sprunggelenk vergesellschaftet sein.

5.4.2.2 Leber-Gallen-Funktionskreis

Der **Gallenblasen-Meridian** beginnt beidseitig am lateralen Augenwinkel, zieht zum Kiefergelenk, nimmt oberhalb der Ohrmuschel, einen Zick-zack-verlauf und geht lateral am Körper über die Hüfte und am äußeren lateralen Bein zu seinem Endpunkt an der 4. Zehe (Abb. 95, S. 186).

▪ Der **Leber-Meridian** beginnt an der 2. Zehe, läuft über den Fußrist zur Innenseite des Beines und endet schließlich oberhalb des Rippenbogens in Höhe der Leber.

▪ Anamnestische Beschwerden im Bereich der Leber oder Galle, aber auch Probleme an der Keilbeinhöhle, der Rachenmandel, Schmerzen an der Hüfte oder im medialen oder lateralen seitlichen Kniebereich, im 8. bis 10. Brustwirbelsegment, aber auch Schwierigkeiten bei der Funktion des Sehens geben Hinweise auf entsprechende mögliche Meridianstörungen (Abb. 96, S. 187).

▪ Das zugehörige psychische Korrelat ist der Ärger (»Eine Laus ist über die Leber gelaufen«).

▷ Die zugehörigen Zähne sind die Eckzähne im Ober- und Unterkiefer.

▪ So könnten beispielsweise rezidivierende Tonsilliten (»Mandelentzündungen«) durch energetische Schwächung der zugehörigen Resonanzkette Hüftbeschwerden hervorrufen. Das sollte aber auch heißen, dass Patienten mit einer »schwachen Hüfte« aufgrund der energetischen Zusammenhänge nicht unbedingt ein retinierter Eckzahn belassen werden sollte.

▪ Genauso kritisch sollte auch die Existenz eines devitalen Eckzahnes bei Außenmeniskusproblemen hinterfragt werden.

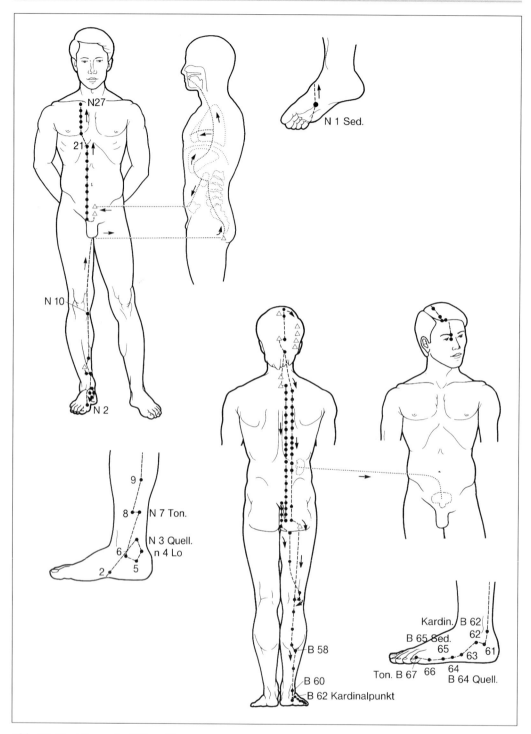

Abb. 93 Meridianverlauf Niere-Blase.
(Abb. 93, 95, 97, 99, 101 aus Mastalier: Reflextherapie in der Zahn-, Mund- u. Kieferheilkunde, Quintessenz Verlag, Berlin 1987)

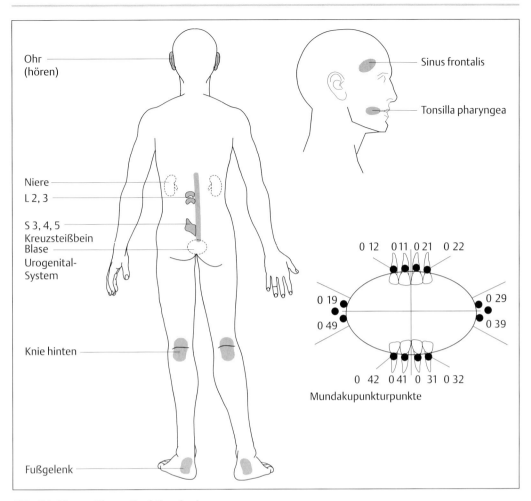

Abb. 94 Nieren-Blasen-Funktionskreis
(Quelle: Gleditsch, J.: Mundakupunktur. WBV, Schorndorf)

5.4.2.3 Magen-Milz/Bauchspeicheldrüsen-Funktionskreis

Der **Milz-** und der **Pankreas-Meridian** sind zwei *unilaterale* Meridiane mit gleichem Verlauf. Der Pankreas-Meridian ist auf der rechten Seite, der Milz-Meridian links. Anfangspunkt ist jeweils der mediale Nagelfalzpunkt am großen Zeh. Er läuft über den medialen Vorderrand des Unterschenkels, über die Vorderseite des Oberschenkels und dann im wesentlichen lateral des Magenmeridians über den vorderen Oberkörper.

- Der **Magen-Meridian** läuft beidseits vom unteren Rand der Augenhöhle in die Nähe des Mundwinkels, macht einen Bogen zum knöchernen Unterkieferrand wo er sich verzweigt. Der obere Ast läuft in einem Bogen weiter zum Kiefergelenk und weiter zum Haaransatz, wo er endet. Der untere Ast läuft am vorderen lateralen Hals zur Mitte des Schlüsselbeins, von dort nach unten über die Brustwarze lateral des Nierenmeridians, weiter auf der Vorderseite des Beines, über die Mitte des Knies zu seinem Endpunkt zweite Zehe.
- Anamnestische Beschwerden im Bereich des Magen, der Milz und des Pankreas, aber auch Probleme an der Kieferhöhle, im Kiefergelenk, im Mund-Rachenbereich, der Kehlkopfmandel, an der Schilddrüse, der weiblichen Brust und an der Vorderseite des Knies weisen genauso auf mögliche energetische Probleme im Funktionskreis Magen-Milz/Bauchspeicheldrüse hin, wie Schmerzen im Bereich 11. Brustwirbel bis zum 1. Lendenwirbel.
- Das zugehörige psychische Korrelat sind in sich gekehrtes Grübeln und Befürchtungen.
- Die zugehörigen Zähne sind die Unterkiefer-Prämolaren und die Oberkieferzähne 6 und 7.
▷ Es wäre somit nicht verwunderlich, wenn Probleme an der weiblichen Brust oder ein Knoten an der Schilddrüse langfristig durch Regulationsstörungen entstanden sind, die von einem wurzelbehandelten oberen 6er ausgelöst wurden.

5.4.2.4 Lunge-Dickdarm-Funktionskreis

Der **Lungen-Meridian** beginnt medial des Schultergelenks, läuft über das vordere Schultergelenk, über die Innenseite des Ellbogens zu seinem Endpunkt am lateralen Nagelfalzpunkt des Daumens.

▪ Der **Dickdarm-Meridian** beginnt beidseits am medialen Nagelfalzpunkt des Zeigefingers, läuft über den vorderen Unterarm, über den Ellbogen, die vordere Schulter zu seinem Endpunkt auf der kontralateralen Seite des Gesichts lateral des Nasenflügels.

▪ Anamnestische Beschwerden im Bereich der Lunge und des Dickdarmes (rezidivierende Bronchitis, Verdauungsbeschwerden etc.), aber auch Probleme der Ethmoidalhöhlen, bei der Funktion des Riechens, an den Tubenmandeln, und insbesondere bei Schulter-Arm-Syndromen im vorderen Bereich, weisen genauso auf mögliche energetische Probleme im Lunge-Dickdarm-Funktionskreis hin, wie Beschwerden im unteren Hals- oder oberen Brustwirbelbereich (C 5 bis 7 und Th 2 bis 4) oder im Bereich des 4. und 5. Lendenwirbels.

▪ Das zugehörige psychische Korrelat ist die Traurigkeit und Resignation.

▷ Die zugehörigen Zähne sind die oberen Prämolaren und die unteren Zähne 6 und 7.

▪ So könnte beispielsweise ein hartnäckig persistierender Tennis-Ellbogen durchaus auf eine Dysbiose im Dickdarmbereich zurückzuführen sein, die wiederum mit einer energetischen Schwächung durch einen wurzelbehandelten unteren 6er vergesellschaftet ist. Der falsche Tennisschwung ist dabei sicherlich nur der Tropfen, der das Fass überlaufen ließ.

▪ Ernährungsbedingte Verdauungsbeschwerden im Dickdarm können aber beispielsweise durch Störung der Resonanzkette auch eine Schwächung im entsprechenden Zahnareal hervorrufen. Es kommt, meiner Meinung nach nicht von ungefähr, dass gerade die unteren 6er teils deutlich kariesanfälliger sind als die Nachbarzähne und dass gerade in diesen Gebieten nach Zahnentfernungen gehäuft chronische Kieferostitiden zu finden sind.

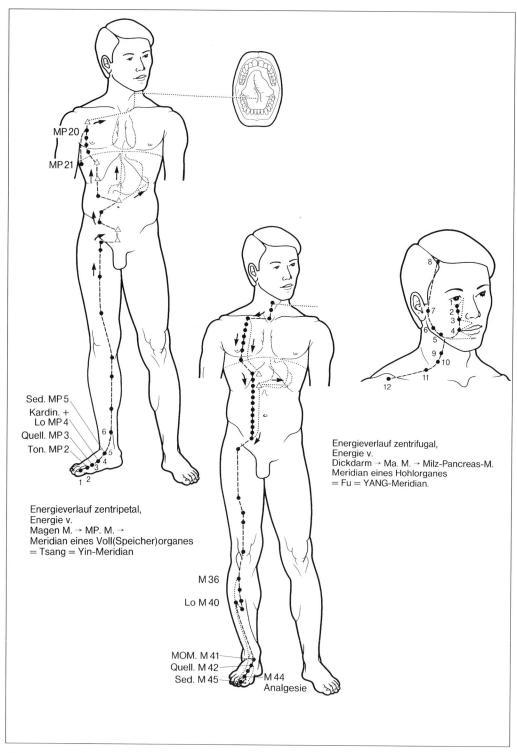

Abb. 97 Verlauf des Milz-Pankreas-Meridians   Verlauf des Magen-Meridians

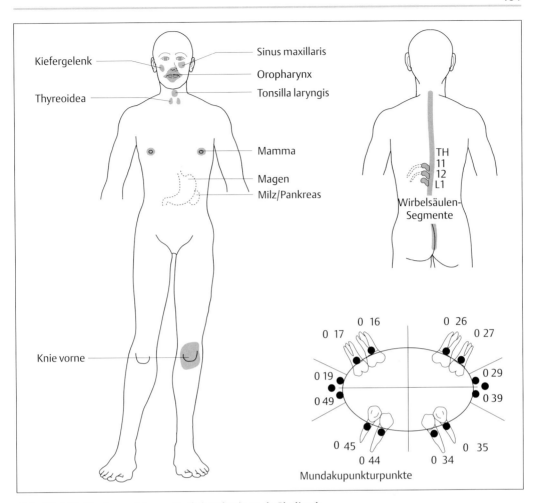

Abb. 98 Milz/Pankreas-Magen-Funktionskreis nach Gleditsch.
(Quelle: Gleditsch, J.: Mundakupunktur. WBV, Schorndorf)

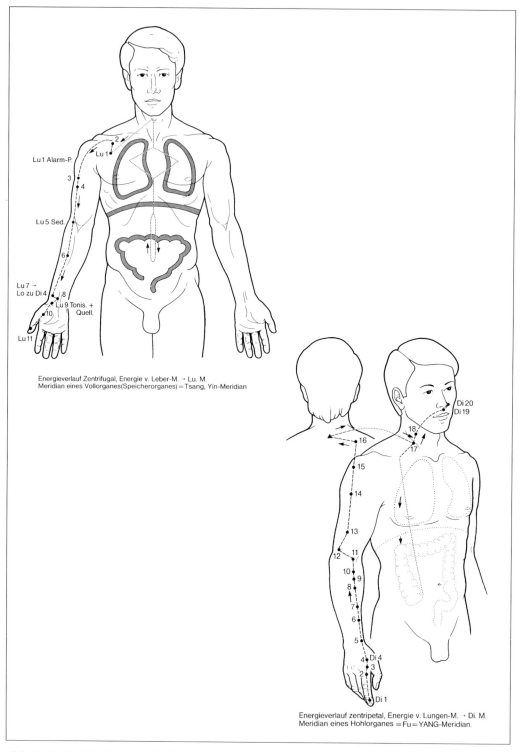

Abb. 99 Verlauf des Lungen-Meridians   Verlauf des Dickdarm-Meridians

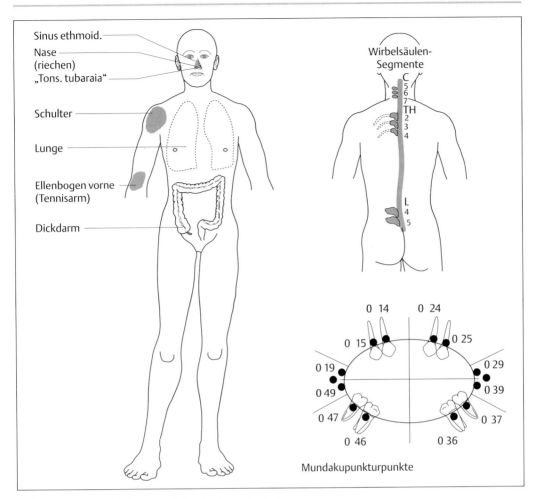

Abb. 100 Lunge-Dickdarm-Funktionskreis nach Gleditsch.
(Quelle: Gleditsch, J.: Mundakupunktur. WBV, Schorndorf)

5.4.2.5 Herz-Dünndarm-Funktionskreis

Der **Herz-Meridian** beginnt beidseits an der vorderen Hautfalte der Schulter und läuft auf der Innenseite des Armes zum medialen Nagelfalzpunkt des kleinen Fingers.

- Der **Dünndarm-Meridian** beginnt beidseits am lateralen Nagelfalzpunkt des kleinen Fingers, läuft über das distale Handgelenk und das Ellbogengelenk zum hinteren Schulterbereich, von dort über den Oberrand des M. Trapezius, über den Hals zu seinem Endpunkt Kiefergelenk.
- Anamnestische Beschwerden am Herzen und am Dünndarm, aber auch rezidivierende Probleme im Mittelohr, am Mastoid, mit der Funktion des Sprechens (»Sein Herz auf der Zunge haben«) und insbesondere Schulter-Arm-Syndrome im hinteren Bereich weisen auf mögliche energetische Probleme im Herz-Dünndarm-Funktionskreis genauso hin wie beispielsweise hartnäckiger Druckschmerz etc. im Bereich des 8. Halswirbelsegments, im 5. bis 7. Brustwirbel- und im oberen Kreuzbeinbereich (S 1 bis 3).
- Das zugehörige psychische Korrelat ist die Freude.
▷ Die zugehörigen Zähne sind die Weisheitszähne im Ober- und Unterkiefer.
- So wäre es beispielsweise nicht das erste mal, dass ein verlagerter und retinierter Weisheitszahn therapieresistente Herzrhythmusbeschwerden »unklarer Genese« hervorruft oder rezidivierende Mittelohrentzündungen, gerade bei Kindern, auf ernährungsbedingte Dünndarmprobleme zurückzuführen sind.

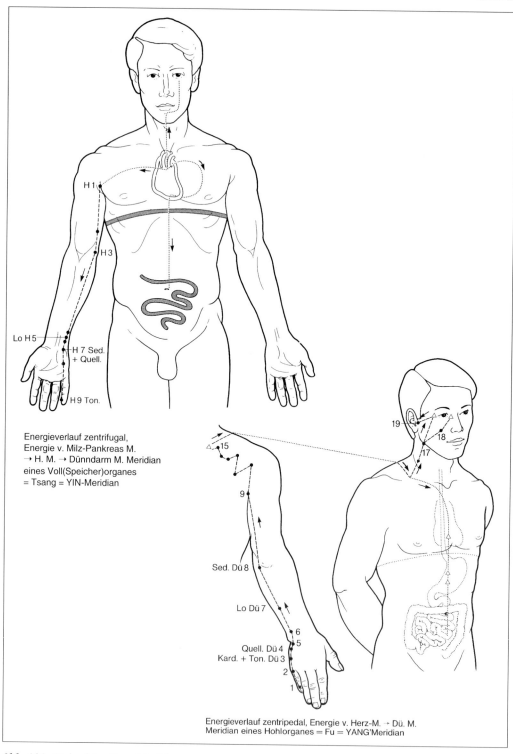

Abb. 101 Verlauf des Herz-Meridians Verlauf des Dünndarm-Meridians

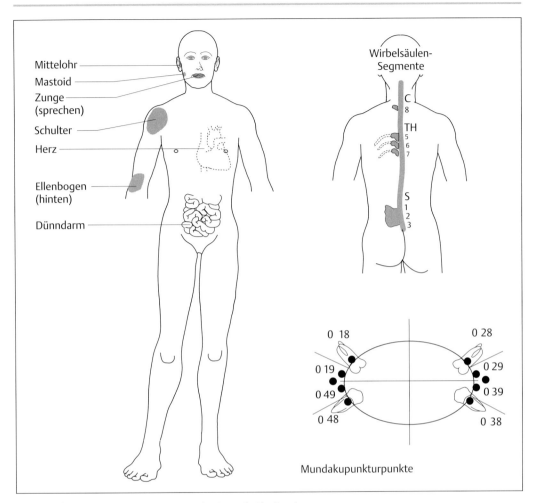

Abb. 102 Herz-Dünndarm-Funktionskreis nach Gleditsch.
(Quelle: Gleditsch, J.: Mundakupunktur. WBV, Schorndorf)

5.4.3 Ohrakupunktur

Mitte der 50er Jahre entwickelte PAUL NOGIER aus Lyon die Ohrakupunktur. Sie ist eine *Reflextherapie,* d.h. die Ohrzonen stehen über direkte Reflexe mit den Körperteilen und Organen in Verbindung. Tritt am Körper ein pathologisches Geschehen auf, so entwickelt die zugehörige Zone am Ohr eine auffällige Druckschmerzhaftigkeit. Am Ohr können somit ausschließlich krankhafte Areale lokalisiert werden.

▬ Auf diese Art und Weise konnte so nach und nach der gesamte Körper als Projektion am Ohr dargestellt werden. Vereinfacht stellt die Somatotopie am Ohr einen Foetus in Kopflage dar.

▬ Ohrakupunkturpunkte weisen im pathologischen Fall neben einer erhöhten Druckschmerzhaftigkeit einen niedrigeren Hautwiderstand und eine erhöhte Wärmeabstrah-

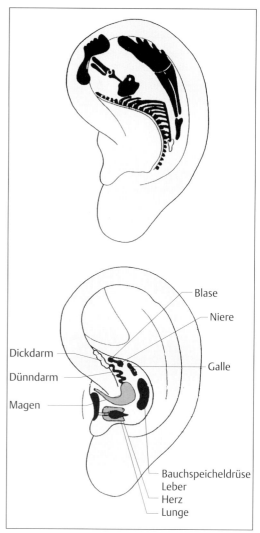

Abb. 104a u. b Ohrkarte.
(Quelle: Siehe Abb. 103)

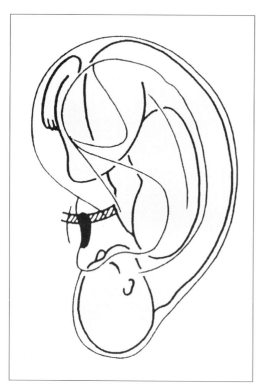

Abb. 103 Foetus-Somatotopie.
(Quelle: Gleditsch, J.: Reflexzonen und Somatopien. WBV, Schorndorf)

lung auf. Mit Hilfe von Punktsuchgeräten kann somit auch ein Anfänger pathologische und damit therapiebedürftige Punkte auffinden und behandeln.

▬ Auf der Vordermuschel finden wir dabei ausschließlich sensorische Punkte (z.B. Schmerzpunkte), während auf der Ohrrückseite die motorischen Punkte (z.B. Muskulatur) anzutreffen sind.

Von Bedeutung ist, dass die **Druckschmerzhaftigkeit der Akupunkturpunkte** mit der **Intensität der Erkrankung** korreliert: Punkte im Zustand von akuten Erkrankungen sind äußerst schmerzhaft, während die Schmerzintensität mit zunehmender Heilung abnimmt. So kann also über die Schmerzhaftigkeit eine Aussage über den Schweregrad einer Erkrankung und den Heilungsverlauf von Sitzung zu Sitzung gemacht werden.
Darüber hinaus wurde eine große Anzahl allgemein wirksamer Punkte entdeckt, die *entzündungshemmende, schmerzunterdrückende, energetische, psychische* und andere Wirkungen aufweisen.

▪ Eine wesentliche Erweiterung der Ohrakupunktur wurde durch die Entdeckung des RAC eingeleitet. PAUL NOGIER entdeckte 1966 eine immer wieder auszulösende Veränderung der stehenden Pulswelle an der Arteria radialis, wenn er mit einer Akupunkturnadel oder mit einem wirksamen Arzneimittel über dafür relevante Ohrakupunkturpunkte strich. Dieses Phänomen entsteht als biologische Reflexantwort des Organismus auf einen Reiz.

▪ Zu tasten ist dabei eine Längsverschiebung der stationären Pulswelle durch die reflektorische Hemmung des kapillären Abflusses. Es ist ein stechender, scharfer, harter Pulseffekt von einem oder wenigen Herzschlägen zu fühlen. Die Veränderung ähnelt beim Ungeübten eher einer Extrasystole.

▪ Findet dabei eine Verschiebung des Pulses in Richtung des Daumens des Patienten statt, spricht man von einem positiven RAC, eine Verschiebung der Pulswelle in Richtung des Ellbogens des Patienten wird als negativer RAC bezeichnet.

▪ NOGIER nannte das entdeckte Phänomen *»Reflex Auriculocardiaque«* oder abgekürzt RAC. Später stellte sich heraus, dass es sich dabei nicht um einen kardialen, sondern um einen sympathischen Hautreflex im Sinne eines Resonanzphänomens handelt.

▪ Diese Entdeckung war die Geburtsstunde der **Aurikulomedizin,** denn sie ermöglichte jetzt, die Ohrmuschel nicht nur zu therapieren, sondern auch für diagnostische Zwecke zu verwenden. Der Ohr-Akupunkteur hat somit die Möglichkeit, über eine ja/nein-Diagnostik ähnlich wie bei biometrischen oder anderen feinenergetischen Diagnosemethoden bioenergetische Testungen durchzuführen.
Somit können fortgeschrittene Ohrakupunkteure
▷ therapeutisch sinnvolle Ohrakupunkturpunkte über den RAC gezielt ermitteln.
▷ über eine Auslösung des RAC an spezifischen Ohrpunkten eine gezielte Störfelddiagnostik betreiben, Vitamin- und Spurenelementdysbalancen ermitteln, allergische und toxische Belastungen austesten oder auch Materialien und Medikamente auf ihre Verträglichkeit hin überprüfen.

▪ Mit Hilfe von elektrischen Reizen können Reflexe verstärkt und somit bessere Testaussagen gewonnen werden. Löst beispielsweise die Annäherung des positiven Pols eines Dreivolthämmerchens einen RAC aus, zeigt das in der Regel einen Energiemangel an, mit dem Minuspol zeigt er einen Energieüberschuss.

▪ Mit der Anwendung eines 9Volt-Dipolstabes können verschiedene Ebenen bei Krankheitsgeschehen überprüft werden.

▪ Somit ist die Aurikulomedizin sowohl eine komplementäre Therapie als auch als Regulationsdiagnostik gleichermaßen aufzuzählen.

Die Therapie über Ohrsomatotopien umfasst die Schmerzbehandlung, die Entzündungs- und Störfeldunterdrückung, die Hebung des Immunsystems, die konstitutionelle Stärkung und auch die psychische Entspannung.

▪ Die Punkttherapie wird, genauso wie bei der klassischen Körperakupunktur, mit **Stahlnadeln** durchgeführt. Längerdauernde therapeutische Reize können mit so genannten **»Dauernadeln«** erreicht werden, das sind kleinste Nadeln mit Widerhaken, die über

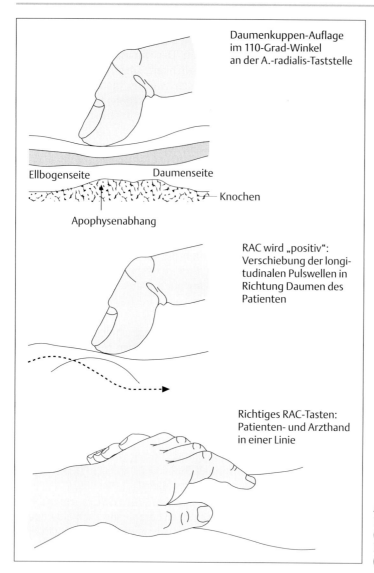

Abb. 104c Tastung des Nogier-Pulsreflexes RAC. (Aus: „Ärztezeitschrift für Naturheilverfahren" 39, 12 (1998)

mehrere Tage als Punktstimulation belassen werden.

▪ Einen intensiveren Effekt lösen **Edelmetallnadeln** aus Gold oder Silber aus. Goldnadeln können noch zusätzlich erhitzt werden um die Wirkung zu erhöhen.

▪ Eine weitere Verbesserung kann durch **elektrische Nadelstimulatoren** erreicht werden oder mit **Softlaser** durch Einstrahlung bestimmter Wellenlängen.

5.4.4 Mundakupunktur

In den 70er Jahren entdeckte J. GLEDITSCH die Somatotopie der Mundakupunktur. Ähnlich wie in der Ohrakupunktur konnten bestimmte schmerzhafte Areale im Vestibulum oder im Retromolargebiet bestimmten Funktionskreisen zugeordnet werden.

▪ Dabei war eine auffallende Übereinstimmung mit den Zuordnungen zwischen Kör-

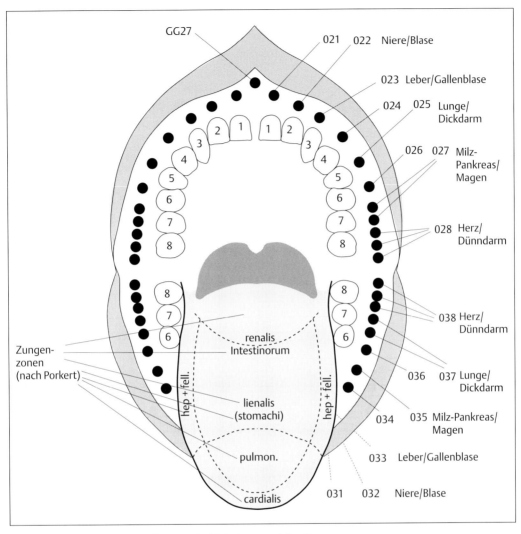

Abb. 105 Die Somatotopien der Mundschleimhaut und der Zunge.
(Quelle: Gleditsch, J.: Mundakupunktur. WBV, Schorndorf)

perarealen und den Odontonen, wie sie bereits aus der Elektroakupunktur bekannt waren, festzustellen.

▶ Die **Mundakupunktur-Diagnostik** erfolgt in der Regel durch die Ertastung von Vestibulum- oder auch Retromolarpunkten mit stark gesteigerter Drucksensibilität (wie in der Ohrakupunktur bleiben »gesunde« Punkte stumm). Im Zentrum dieser Irritationen ist bei einer Nadelakupunktur die Schleimhaut ohne Widerstand zu durchstechen, was beim Patienten ein elektrisierendes Gefühl auslöst. Mit dieser »very-point-Technik« kann eine genaueste Lokalisation irritierter Mundakupunkturpunkte ermittelt werden.

▶ **Druckschmerzhafte Mundschleimhautpunkte** geben Hinweise auf Dysbalancen in kybernetischen Funktionskreisen. Ursache dafür können Störfelder jeglicher Art sein. Eine einseitige Dominanz kann in noch nicht chronifizierten Fällen ein Hinweis auf ein lokales Störfeldgeschehen sein.

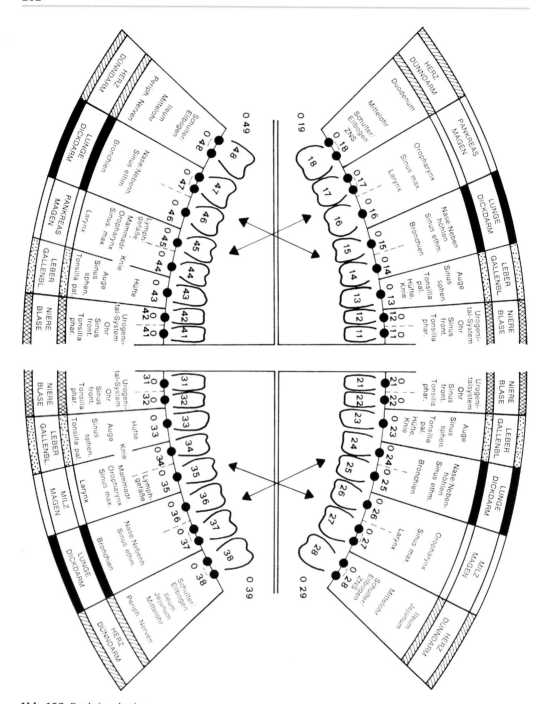

Abb. 106 Funktionskreise
(aus Gledisch, J.: Akupunktur in der HNO-Heilkunde, Hippokrates, Stuttgart 1997)

Insofern eignet sich eine Mundakupunkturdiagnostik gut als Überblickstestung mit Hinweischarakter auf irritierte Funktionskreise. Odontone können dabei einerseits selbst Störimpulse sein, andererseits aber auch nur die Symptome aus Störimpulsen der zugehörigen Funktionskreise manifestieren.

- Maßnahmen an mit geschwächten Funktionskreisen verbundenen Zähnen können somit nicht nur Komplikationen im Wundgebiet, sondern auch akute Reaktionen innerhalb dieses Funktionskreises zur Folge haben. Es ist deshalb nicht immer sinnvoll, jedem lokalpathologischen Geschehen im Mund mit lokalen Maßnahmen zu begegnen.

- Sind bei chronisch kranken Patienten keine Mundakupunkturpunkte drucksensibel, ist das ein Ausdruck dafür, dass durch eine langjährige allmähliche Reduzierung der Regulationsfähigkeit eine Chronifizierung des Krankheitsgeschehens schon weit fortgeschritten ist. In Extremfällen, wie beispielsweise bei der chronischen Polyarthritis im Spätstadium, kann es sogar zu einer Dissoziation von Regulationssystem und Immunsystem kommen, bei der die Eigenregulation starr, das Immunsystem aber überschießend reagiert.

> Die **Mundakupunktur-Therapie** besteht in der Regel aus einer **Quaddelung der schmerzhaften Punkte** mit einem schwachen **Lokalanästhetikum** ohne vasokonstriktorische Zusätze, eventuell auch in **Kombination** mit **homöopathischen Arzneimitteln.** Auf diese Art und Weise lassen sich teilweise Spontanverbesserungen von vorhandenen Beschwerdebildern wie Lumbalgien, Schulter-Arm-Syndrom, Magen-Darm-Beschwerden etc. entsprechend der zugehörigen Funktionskreise erreichen. Anzustreben ist dabei ein möglichst genaues Treffen der Irritationszentren im Sinn einer »very-point-Methode«. In manchen Fällen können so auch bis dahin stumme Störfelder schmerzhaft im Sinn einer Exazerbation aufflackern, was eine Störfelddiagnostik und auch -therapie erleichtern würde.

▶ Insbesondere bei **chronisch Kranken** sollte eine **vorsichtige** Therapie über die Mundakupunktur durchgeführt werden. Je kränker ein Patient ist, umso weniger Funktionskreise sollten in eine Injektionstherapie einbezogen werden und umso länger sollten die Behandlungsabstände zwischen den Therapiesitzungen sein. Es empfiehlt sich, am besten jeweils nur einen Funktionskreis gleichzeitig, den aber in allen vier Quadranten zu behandeln.

▶ Besondere Bedeutung haben bei einer Therapie stets die **Retromolarpunkte,** die bei einer Therapie immer mit einbezogen werden sollten. Sie zeichnen sich durch eine hohe Anfälligkeit gegen Störreize aus und haben hohe therapeutische Wirksamkeit durch die Projektion der fünf Funktionskreise plus *Dreifacherwärmer* in diesem Gebiet.

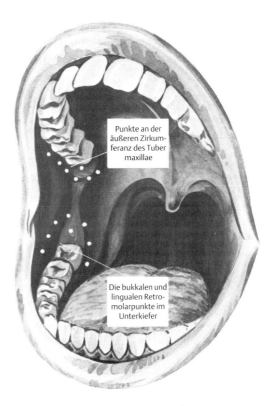

Abb. 107 Lage der Retromolarpunkte. (Quelle: Gleditsch, J.: Mundakupunktur. WBV, Schorndorf)

- Sie haben eine starke therapeutische Verflechtung mit der Halswirbelsäule (*Adler'sche Druckpunkte*) und dem Lymphsystem des Kopfes. Deshalb sind sie die Therapiepunkte erster Wahl bei Lymphbelastungen und Störfeldern des Kopfbereiches sowie Bewegungseinschränkungen der Halswirbelsäule.
- Das **Oberkiefer-Retromolargebiet** ist besonders therapeutisch wirksam bei Belastungen aus dem Degestionstrakt (Schulter-Arm-Syndrom, Nase und Nasennebenhöhlen, Bronchien, Ohrtrompete, Mittelohr etc.).
- Das Unterkiefer-Retromolargebiet ist bei Dorsalgien, Lumbalgien, Ischialgien etc. sowie Störungen im Urogenitaltrakt zu bevorzugen.
▶ Die Mundakupunktur des **8er-Gebietes** und des gesamten **Retromolarbereiches** ist als **Begleittherapie bei Depressionen** hilfreich.

Für die **Mundakupunktur** gelten somit folgende **Gesetzmäßigkeiten:**

❶ Mundakupunkturpunkte sind Schaltstellen eines kybernetischen Kommunikationssystems im Organismus.

❷ Durch Fernwirkungen können bestimmte Mundschleimhautareale eine gesteigerte Drucksensibilität bis hin zum Spontanschmerz aufweisen.

❸ Die Mundschleimhautareale entsprechen den aus der Elektroakupunktur bekannten Zusammenhängen zwischen Zähnen und Organismus.

❹ Die Mundakupunkturpunkte können zur groben Übersichtsdiagnostik, aber auch als Therapiepunkte eingesetzt werden.

❺ Eine Therapie erfolgt im Sinn einer Injektionsakupunktur. Der irritierte Akupunkturpunkt liegt dabei jeweils im Zentrum des druckempfindlichen Areals.

❻ Eine Fernwirkung tritt meist nur bei exaktem Treffen der Mundakupunkturpunkte ein (very-point-Technik).

❼ Bisweilen sind mehrere irritierte Punkte im gleichen Areal palpierbar und damit therapiebedürftig.

❽ Nachlassende Schmerzhaftigkeit an Mundakupunkturpunkten sind Zeichen einer erlahmenden Regulationsfähigkeit und damit Zeichen einer Chronifizierung.

❾ Besondere Bedeutung bei einer Therapie haben die Retromolarpunkte. Sie sollten bei einer Therapie stets miteinbezogen werden.

❿ Bei chronisch Kranken sollte jeweils nur ein Funktionskreis, aber in allen vier Quadranten therapiert werden.

▶ Die Mundakupunktur ist somit eine einfache, schnell durchzuführende und teils mit spontanen Erfolgen verbundene Therapieform, die ohne großen Aufwand durchgeführt werden kann.

5.5 Homöopathie

5.5.1 Grundprinzipien

Begründer der Homöopathie ist der Arzt, Chemiker und Apotheker SAMUEL HAHNEMANN (1755 – 1843).

- Die Entdeckung des Wesens der Homöopathie erfolgte 1790. Bei der Übersetzung eines medizinischen Werkes, der Materia Medica des Pharmakologen W. CULLEN stieß HAHNEMANN auf den Hinweis, dass Chinarinde (Chinin) gut zur Behandlung von Malaria sei. In seinem berühmten Selbstversuch zur Ergründung dieses Hinweises nahm er ca. 6 Gramm Chinarinde ein und stellte fest, dass er, obwohl er primär gesund war, sehr ähnliche Krankheitssymptome bekam wie sie bei der Malaria bekannt waren. Die **Ähnlichkeitsregel** war gefunden.

> » Ein Arzneimittel, welches gegen eine bestimmte Erkrankung wirksam ist, kann bei Verabreichung an Gesunde Symptome hervorrufen, die den Symptomen der Krankheit ähnlich sind.« (**Similia similibus curentur**)

- In weiteren Versuchen konnten durch **Arzneimittelprüfungen**, in denen, wie bei der Chinarinde, die Wirkungen verschiedenster Pharmaka am Gesunden dokumentiert werden, Arzneimittelbilder erstellt werden.

> Grundprinzip der Homöopathie ist somit eine möglichst genaue Übereinstimmung zwischen dem **Krankheitsbild** einerseits und dem **Arzneimittelbild** andererseits.

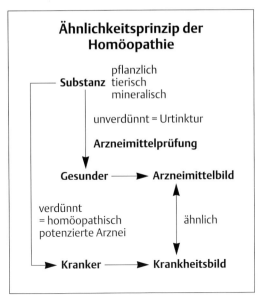

Abb. 108 Nach Wühr 1994.

Das **Krankheitsbild** zeichnet sich wiederum nicht nur durch
- klinisch objektive Befunde aus, sondern auch durch
- subjektive Empfindungen des Patienten.

Das **Arzneimittelbild** umfasst die
- Wirkung des Arzneimittels am Gesunden
- Beschreibung der Befindlichkeitsänderungen auf mehreren Ebenen (Körper, Geist, Gemüt etc.)
- Ermittlung von Modalitäten

Zur Veranschaulichung dazu ein Beispiel:
- Jeder von uns hat schon am eigenen Leib das Arzneimittelbild der Küchenzwiebel erlebt. Schneidet man sie auf, fängt nach kurzer Zeit die Nase mit einem dünnfließenden Sekret zu laufen an und die Augen brennen und tränen.
- Entsprechend des Ähnlichkeitsgesetzes ist die Küchenzwiebel in homöopathischer Zubereitung genau das richtige Arzneimittel bei dünnfließendem Schnupfen, der mit geröteten und brennenden Augen einhergeht.

Modalitäten beschreiben
- das **WIE** der Beschwerden, die Art des Schmerzes, die Einflüsse aus der Umwelt und
- das **WANN** der Beschwerden, die äußeren und inneren Umstände, die das Leiden verbessern oder verschlimmern z.B. bei

Kühle ↔ Wärme
Ruhe ↔ Bewegung
Licht ↔ Dunkelheit
Tag ↔ Nacht
Essen ↔ Trinken

- Eine wesentliche Modalität **verändert das Leid** zutiefst **schmerzlich** oder höchst **verbessernd**.
- Somit ist eine homöopathische Anamnese deutlich aufwendiger als eine schulmedizinisch-klinische, da **das vollständige Symptom** dokumentiert werden muss durch:
  ▷ Lokalisation / Aussehen / Ausscheidung (wo/wie?)
  ▷ Empfindung / Ausdehnung (wie/wohin?)
  ▷ Modalität (wann/wodurch besser/wodurch schlechter?)
  ▷ Auslösung / Beginn / Umstände (wann/wodurch?)
  ▷ Begleitsymptome (was gleichzeitig?)
- Es ist praktisch unmöglich, die vollständigen Arzneimittelbilder aller homöopathischen Arzneien zu wissen. Um sich langwieriges Nachlesen zu ersparen, wurde das so genannte **Repertorium** erstellt. Dieses alphabe-

tische *Nachschlagewerk der Symptome* wurde mit dem Ziel der Zeitersparnis bei der Suche nach dem richtigen Simile entwickelt. Es enthält
- neben einem alphabetischen Inhaltsverzeichnis
- ein Kopf-zu-Fuß-Schema, nach dem bei bestimmter Lokalisation der Symptomatik das Arzneimittel bestimmt werden kann und
- die Wertigkeit des Mittels die besagt, wie markant im Arzneimittelbild eine bestimmte Symptomatik vorkommt.

5.5.2 Arzneimittelbereitung

Für die Homöopathizität eines Mittels ist primär nur die Abhängigkeit von der Ähnlichkeitsregel maßgebend – erst in zweiter Linie ist die homöopathische Dosis entscheidend. Einen nicht enden wollenden Streit mit der Wissenschaft löst dabei nach wie vor die homöopathische Dosierungslehre aus. Auch Laien ist mittlerweile bekannt, dass hierbei mit kleinsten Dosen therapiert wird. Die Arzneibereitung erfolgt jedoch nicht über eine reine Verdünnung, sondern über eine aktive Potenzierung.

▪ Das bedeutet, dass die Ausgangsstoffe aus tierischem, pflanzlichem oder mineralischem Bereich mit einer Vehikelsubstanz wie Alkohol, Wasser, Milchzucker etc. als Träger in einem aktiven Prozess verschüttelt oder verrieben werden.

▪ Je nachdem, welche Potenzierungsschritte gewählt werden, wird dabei z.B. ein Teil der Ausgangssubstanz mit neun Teilen der Trägersubstanz entweder durch 10mal kräftige abwärts gegen eine harte, aber elastische Unterlage geführte Schüttelschläge (Alkohol, Wasser etc.) oder durch intensives manuelles Verreiben (Milchzucker etc.) vermengt. Ein Teil des so erhaltenen ersten Potenzierungsgrades (**D1**) wird wiederum auf die selbe Art mit neun Teilen Trägersubstanz vermengt und verschüttelt bzw. verrieben um damit den zweiten Potenzierungsgrad (**D2**) zu erhalten. Auf diese Art können stufenweise verschiedene Arzneistärken (**Dezimal-Potenzen**) hergestellt werden.

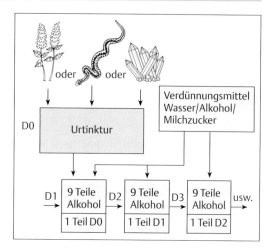

Abb. 109 Herstellung der D-Potenzen.

▪ Analog wird bei der Herstellung von **Centesimal-Potenzen** verfahren, wobei beim ersten Potenzierungsschritt zur **C1** ein Teil Ausgangssubstanz mit neunundneunzig Teilen Trägersubstanz verschüttelt bzw. verrieben wird. Ein Teil **C1** mit neunundneunzig Teilen Trägersubstanz ergeben die **C2** und so weiter.

▪ Obwohl somit mit zunehmender Stufenzahl eine fortschreitende Verdünnung des Ausgangsstoffes erfolgt, geht die Erfahrung der Anwender der Homöopathie dahin, dass damit auch eine Veränderung der Pharmakodynamik erfolgt. Eigentlich müsste vom logischen Verständnis her mit zunehmender Konzentrationsabnahme auch eine Abnahme der Wirksamkeit erfolgen bis hin zur **D23**, ab der nach den Regeln des Massenwirkungsgesetzes (*Loschmidt'sche Zahl*) praktisch nichts mehr von der Ausgangssubstanz vorhanden ist. Tatsächlich stellt der Therapeut jedoch auch noch weit nach der **D23** eine Wirkung fest, die dynamischer ist als bei Tiefpotenzen. Wie ist das zu erklären?

▪ Bei der homöopathischen Arzneimittelzubereitung werden mit jedem Potenzierungsschritt die Ausgangssubstanzen nicht nur verdünnt und damit »gestreckt«, sondern durch den mechanischen, energiezehrenden Vorgang des Verschüttelns oder Verreibens wird die **Information**, die **Schwingung** der **Aus-**

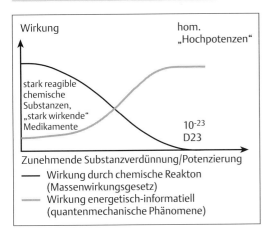

Abb. 110 Die beiden Aspekte einer möglichen Medikamentenwirkung.
(Quelle: Hanzl, G. S.: Das neue Medizinische Paradigma. Haug, Heidelberg 1995)

gangssubstanz, die in jedem Atom, jedem Molekül, jeder Pflanze, jedem Lebewesen steckt und die in der Atomabsorptions-Spektroskopie wiederum eine Identifizierung dieser Ausgangssubstanz erlaubt, nach und nach auf eine Trägersubstanz aufmoduliert. Somit wird mit jedem Potenzierungsschritt der materielle Anteil geringer, aber die informative Charakter stärker.

▪ Information ist aber stets etwas Abstrakt-Nichtfaßbares, entzieht sich wissenschaftlich-analytischen Untersuchungsmethoden und braucht immer einen Träger oder ein Medium. So wird beispielsweise eine chemische Analyse einer bespielten Musik-Kassette nur das Chromdioxid des Bandes erkennen, die darauf befindliche Musik ist chemisch nicht existent.

▪ Die auf dem Trägermedium Alkohol oder Milchzucker befindliche Information der Ausgangssubstanz wird vom Organismus offensichtlich als Signal erkannt und verstanden. Dafür spricht auch die Tatsache, dass bloße Verdünnungen von Arzneimitteln unwirksam sind.

▪ Interessant ist auch die Erkenntnis, dass jeder Potenzierungsschritt die Frequenz der Ausgangsschwingung verändert. So hat beispielsweise die **D12** eine Schwingung von **1.000 Hertz**, die **D100** eine Frequenz von **10.000 Hertz** der ursprünglichen Schwingung. Ein und dieselbe Potenz hat somit immer die gleiche Frequenz einer, je nach Ursubstanz verschiedenen, Grundschwingung.

▪ Die **klassischen Ausgangssubstanzen** der homöopathischen Arzneimittelbereitungen sind pflanzlichen, tierischen oder mineralischen Ursprungs. Dazu gehören pflanzliche Arzneimittel, Pflanzengifte (die mit zunehmender Potenzierung ungiftig werden), ganze Tiere (die ganze Honigbiene wird bei Apis potenziert), Tiersäfte, Gestein, Metalle, Metallsalze und Säuren. Diese **Homöopathika** werden entsprechend der **Ähnlichkeitsregel** eingesetzt.

▪ Darüberhinaus wurden aber bereits von HAHNEMANN Homöopathika aus Krankheitsprodukten wie beispielsweise tuberkulösem Eiter etc. hergestellt. Entsprechend der homöopathischen Umkehrregel wirken **Nosoden** der

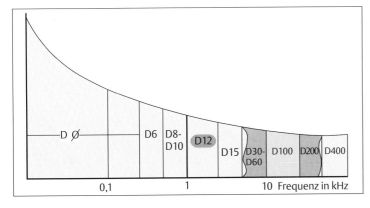

Abb. 111 Frequenzdiagramm.
(Quelle: Fa. Med-Tronik)

Krankheit entgegengerichtet. Inzwischen gibt es praktisch von jeder Krankheit, aber auch von jeder Umweltbelastung Nosoden, die nicht nur zur Therapie, sondern insbesondere zu Testzwecken bei bioenergetischen Testungen eingesetzt werden.

In neuerer Zeit wurden auch die so genannten **Organpräparate** eingeführt, die dem Organismus die Information eines gesunden Organs zuführen sollen, auf deren Basis eine Regeneration einer Organerkrankung erfolgen soll.

Nosoden werden nicht nach der Ähnlichkeitsregel, sondern nach der **Gleichheitsregel** eingesetzt. Es handelt sich deshalb hierbei nicht um Homöopathika, sondern um **Isopathika**.

5.5.3 Verabreichung und Dosierung

Homöopathische Arzneimittel werden in verschiedener Verabreichungsform angeboten, nämlich
- **Tropfen** = Verschüttelungen in Alkohol, Wasser etc.
- **Tabletten** = in Form gepresste Verreibungen in Milchzucker
- **Globuli** = Milchzuckerkügelchen, die mit in Alkohol potenzierten Tropfen besprüht sind
- **Ampullen** = isotonische Kochsalzlösungen der potenzierten Arzneimittel
- **Salben** = potenzierte Arzneimittel auf Glycerinbasis

Einnahme

Die **Einnahmevorschriften** homöopathischer Mittel sind im Vergleich zu allopathischen Arzneimitteln verschieden:

> ▶ So sollten sie in einem zeitlichen Abstand zu den Mahlzeiten erfolgen, um die Information ohne Irritation wirken zu lassen.
>
> ▶ Es sollte ein möglichst langer Kontakt des Arzneimittels mit der Mundschleimhaut bestehen, um möglichst lange die Information einwirken zu lassen.

> ▶ Bei Unverträglichkeiten, beispielsweise alkoholischer Lösungen, kann eine Aufbereitung in einem Glas mit stillem Wasser erfolgen. Dazu werden einige Tropfen der alkoholischen Lösung in ein Glas getropft, das dann vollständig mit Wasser gefüllt wird. Der Inhalt wird schluckweise mit langem Verbleib im Mund über den Tag verteilt eingenommen.

Arzneimittelpotenzen

Die **Gabe der Potenzierung** richtet sich nach der Art der Erkrankung.
So erfordern

> ▶ **Chronische Erkrankungen:**
> Homöopathika: Höhere Potenzen ab D30
> Nosoden: Höhere Potenzen ab D30
> Isopathika: Höhere Potenzen ab D30
> Erst nach Entfernung des Auslösers!
> Organpräparate: Tiefe Potenzen ab D4 bis D10

> ▶ **Akute Erkrankungen:**
> Homöopathika: Tiefe Potenzen
> Nosoden: Nicht bei hochakuten Erkrankungen!
> Isopathika: Tiefe Potenzen
> Organpräparate: Höhere Potenzen

Nosoden und Isopathika

Für die Anwendung von Nosoden und Isopathika gelten folgende Regeln (siehe auch Kapitel 6.1 *Amalgam-Sanierung*):

> ❶ Erst nach vollständiger Entfernung des Auslösers anwenden!
>
> ❷ Nicht im hochakuten Zustand verabreichen!
>
> ❸ Nicht zu viele gleichzeitig und nicht zu oft!

❹ Nicht in zu tiefen Potenzen!

❺ Bei chronischen Prozessen erst höhere Potenzen mit langen Einnahmeintervallen!

❻ Nie alleine verordnen. Drainage beachten!

❼ Keine dieser Therapien bei Nieren- oder Leberfunktionsstörungen!

❽ Auf genügende Flüssigkeitszufuhr achten!

❾ Nosoden möglichst injizieren!

▪ Es ist nicht Aufgabe dieses Buches, Detailkenntnisse über die Homöopathie zu vermitteln. Dazu gibt es spezielle Lehrbücher und Fortbildungsseminare.

▪ Die Homöopathie ist jedoch eine so zentrale Therapieform, dass ich aus meiner Sicht feststellen muss: Ohne Kenntnisse der Homöopathie erscheint mir eine ganzheitliche komplementäre Zahnheilkunde nicht möglich zu sein. Sie gehört zum Basiswissen eines jeden ganzheitlichen Therapeuten.

Weiterführende Literatur
FELDHAUS, HEINZ-WERNER: Homöopathie und Ganzheitliche Zahnmedizin. 2. A. Sonntag, Stuttgart 1996

5.6 Bioresonanztherapie

5.6.1 Physikalische Grundlagen

In den 1940er Jahren resultierte aus einer Studie unter der Leitung von BURR, Medizinische Fakultät der Yale-Universität (USA), die Erkenntnis, dass alle lebenden Organismen elektrische Felder und folglich auch magnetische Felder komplexer Natur besitzen. Diese Felder verschwinden vollständig mit dem Tod. Die gleichen experimentellen Ergebnisse und den Nachweis, dass alle biologischen Vorgänge auf elektromagnetische Wechselwirkungen zurückzuführen sind erbrachte auch der deutsche Physiker F.A. POPP (siehe Kapitel 1.4.3). Ähnlich wie beim Licht, wo der Dualismus Welle/Teilchen längst akzeptiert wird (siehe Kapitel 1.2), wäre damit beim Menschen der Nachweis des Dualismus struktureller Körper/elektromagnetischer Körper erbracht.

5.6.2 Technische Anwendung

Anfang der 70er Jahre hatte FRANZ MORELL, ein Arzt, der die Elektroakupunktur nach VOLL praktizierte, eine bahnbrechende Idee:

▪ In der täglichen Anwendung des Medikamententests (siehe Kapitel 4.2.1.1) sah er, dass allein durch die Zuführung der Schwingung einer Arznei durch Resonanzphänomene (siehe Kapitel 1.4.3) eine Harmonisierung an vorher auffälligen Akupunkturpunkten erreicht werden kann. Er konnte in Zusammenarbeit mit ERICH RASCHE nachweisen, dass Homöopathika genauso wie jede Materie in allen Potenzen spezifische elektromagnetische Quanten abstrahlen, welche beim Menschen infolge ihrer Einwirkung zu charakteristischen Veränderungen des Hautwiderstandes an Akupunkturpunkten führt.

▪ Da es sich bei diesen Schwingungen um elektromagnetische Strahlung handelt, wie sie auch in der Radio- oder Fernsehtechnik vorzufinden sind, gehorchen diese Schwingungen den gleichen physikalischen Gesetzen. Somit kann materielle Strahlung genauso wie die Information von Homöopathika moduliert und über ein Sender-Empfängersystem übertragen werden.

▪ Experimente bewiesen, dass bei der Wahl einer geeigneten Verstärkung die bloße Übertragung von Medikamenteninformationen therapeutisch erfolgreich war.

▪ Der Mensch besteht physikalisch aus Materie und elektromagnetischer Schwingung, wobei sein Schwingungsspektrum aus einer Überlagerung von harmonischen und disharmonischen Schwingungen zusammengesetzt ist. Mit Resonatoren, so genannten *physiologischen Scannern,* gelang eine Selektierung dieser beiden Schwingungmuster. Nur die Moleküle, die im Organismus von Natur aus vorhanden sind, erzeugen Resonanz mit den Scanner-Molekülen, während belastende In-

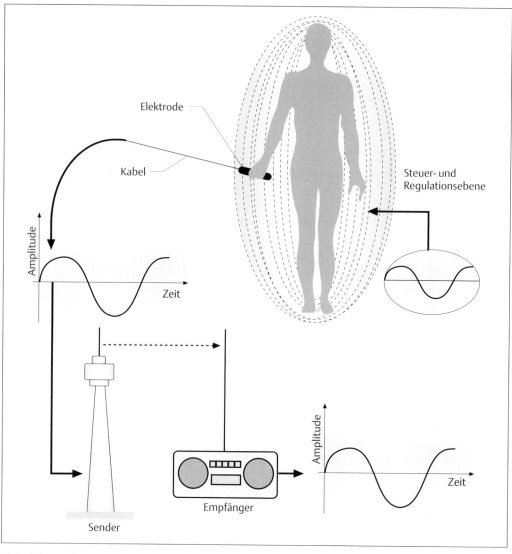

Abb. 112 Sender-Empfänger körpereigener Schwingungen.

formationen keine Resonanz bewirken. So können Informationskomponenten, die dem Körper zuträglich sind wie z.B. Mineralien, Spurenelemente, Fermente etc. als harmonische Komponenten von den Informationskomponenten, welche toxisch und damit belastend auf den Organismus einwirken, als disharmonische Komponenten getrennt und separat moduliert werden.

■ Es war nahe liegend, diese beiden Schwingungsmuster nach den Gesetzen der Elektrotechnik dahingehend zu verändern, dass harmonische Schwingungen leicht verstärkt dem Organismus zurückgesandt werden, während die disharmonische Komponente durch eine technische Invertierung, d.h. durch eine Phasenverschiebung um 180 Grad eine Auslöschung der selektierten disharmonischen

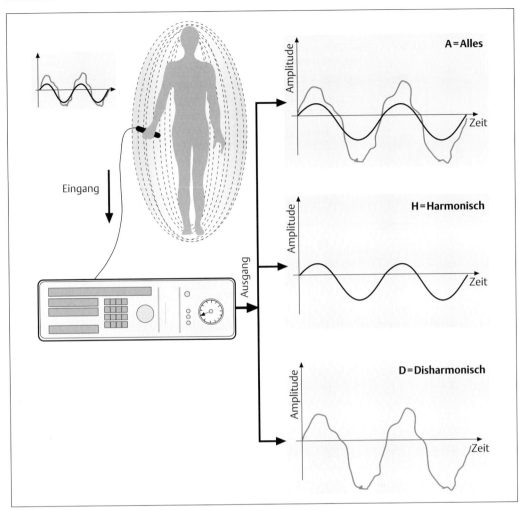

Abb. 113 Mit Hilfe eines Filters werden physiologische von pathologischen Schwingungen getrennt

Schwingung nach deren Rücksendung in den Organismus erreicht wird.

▪ Therapeutische Verstärkungen werden dabei durch die Modulierung der verschiedenen Schwingungsarten bewirkt. So können je nach therapeutischem Nutzen die Oszillationen elektronisch so befiltert werden, dass entweder nur hohe oder nur tiefe Frequenzen, was homöopathischen Tief- oder Hochpotenzen entspricht, dem Organismus übermittelt werden. Der Filter läßt sich aber auch so einstellen, dass nur ein bestimmtes Frequenzspektrum durchgelassen wird und die darunter- wie auch die darüber liegenden Schwingungen ausgeblendet werden. Diese Information wäre dann im homöopathischen Sinn entsprechend der gewählten Frequenz zu einer bestimmten Potenz potenziert (siehe Kapitel 5.5).

▪ Sollen bestimmte Schwingungen selektiv gelöscht werden, besteht die Möglichkeit, in einen so genannten *Eingangsbecher* die informativ zu eliminierenden Substanzen einzubringen. Die Information im Eingangsbecher

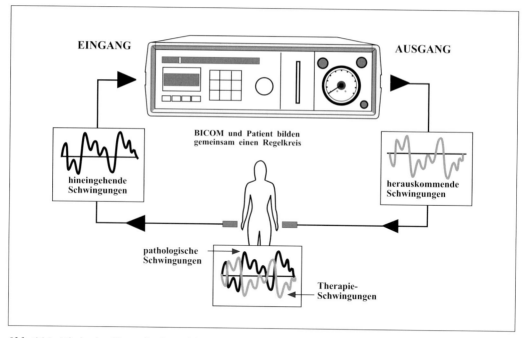

Abb. 114 Die in das Therapie-Gerät hineingehenden Schingungen werden im Gerät zu Therapie-Schwingungen umgewandelt und an den Patienten zurückgegeben.
(Mit freundlicher Genehmigung des *Instituts für Regulative Medizin*)

wird dann selektiv invertiert und dem Patienten wieder eingeschwungen, was einer augenblicklichen Informationslöschung und damit der Wirkung einer *Autonosode* gleichkommt. Bei einem geeigneten Trägermedium können auch Arzneimittel mit dieser Schwingung individualisiert werden, was speziell bei Ausleitungstherapien immer sinnvoll ist.

So kann beispielsweise bei Umweltbelastungen die Therapie mit *Morgenurin*, einem konzentrierten Entgiftungsprodukt, im Eingangsbecher genauso eine therapeutisch sinnvolle Möglichkeit sein wie die Invertierung der Amalgaminformation aus den entfernten Füllungen bei Amalgamsanierungen.

▷ Das Ziel der Bioresonanztherapie, die auch nach deren Begründer MORELL und RASCHE = MORA-Therapie heißt, liegt, wie bei allen anderen biokybernetischen Therapiemethoden darin, das Regulationsverhalten des Patienten zu verbessern um damit seine Selbstheilungskräfte zu stimulieren. Das geschieht dadurch, dass belastende Störinformationen durch das eigene (technisch erzeugte) Spiegelbild annulliert werden.

5.7 Neuraltherapie

Unter dem Begriff »Neuraltherapie« versteht man im eigentlichen Sinn alle Heilverfahren, die mit Heilimpulsen in das vegetative Nervensystem eingreifen und mit dieser Reizung die körpereigenen Regulationen aktivieren. Somit zählen zu diesen Therapiearten auch alle elektrischen, thermischen und mechanischen Anwendungen wie beispielsweise alle Akupunkturarten, Bestrahlungen, Massagen etc.

▷ Im medizinischen Sprachgebrauch ist heute darunter die *therapeutische Lokalanästhesie* gemeint.

▪ Sie geht auf eine Entdeckung von FERDINAND HUNEKE im Jahre 1940 zurück und beschreibt eine Therapieart, bei der ein schwaches Lokalanästhetikum ohne gefäßverengende Zusätze an oder in die Nähe von Störfeldern gespritzt wird. Dadurch wird in Sekundenbruchteilen die irritierende Wirkung des Störfeldes auf das System der Grundregulation für die Dauer der Anästhesiewirkung aufgehoben. Eine Eigenregulation kann wieder in Gang gesetzt werden und Fernwirkungen werden damit vorübergehend aufgehoben.

▪ Nachdem auf diese Art Besserungen des Beschwerdebildes in Sekundenbruchteilen erfolgen können, bezeichnet man diese blitzschnellen Wirkungen als *»Sekundenphänomene«*.

▪ Im Laufe der Zeit haben sich im Rahmen der Neuraltherapie verschiedene Anwendungstechniken etabliert, die alle zur Therapie akuter und vor allem chronischer Leiden eingesetzt werden. Dazu zählen im einzelnen:

5.7.1 Spezielle Anwendungstechniken

5.7.1.1 Die Lokaltherapie

▷ Sie wird insbesondere in der Schmerztherapie, an verhärteten Körperzonen und an lokalen Akupunkturpunkten zur Durchbrechung von Schmerzreaktionen eingesetzt.

▪ Jeder Schmerz bewirkt in der Muskulatur der zugehörigen Körperzonen eine lokale Verspannung, die ihrerseits wieder eine Verengung der Gefäße in diesem Areal nach sich zieht. Aufgrund der resultierenden Minderdurchblutung kommt es wiederum zu einem erschwerten Stoffwechsel mit einer Anhäufung von Schlacken und einer Übersäuerung dieses Gewebebezirkes, was wiederum schmerzverstärkend wirkt. Durch eine lokale Schmerzausschaltung und damit verbunden einer Entspannung der örtlichen Gefäße kann dieser sich immer weiter verstärkende Kreislauf durchbrochen werden.

5.7.1.2 Die Segment-Therapie

Segmentale Reflexbögen zwischen der Haut, der Muskulatur und den Organen werden über bestimmte **Wirbelsäulenabschnitte** gesteuert. Wir kennen diese Areale seit mittlerweile einhundert Jahren als *Head'sche Zonen* (siehe Kapitel 1.6.1).

▪ Injektionen an oberflächlichen Hautabschnitten können somit aufgrund der vorhandenen Reflexbögen über das Rückenmark regulationsfördernde Wirkungen auf Organe, Muskulatur und Anhangsgebilde haben und sich somit therapeutisch sehr positiv auswirken.

5.7.1.3 Störfeldtherapie

▷ Es handelt sich hierbei primär um eine diagnostische Form der Neuraltherapie in Form eines *»Auslöschtests«*. Wie bereits zu Anfang dieses Kapitels beschrieben, können chronische Irritationen unseres Regulationssystems durch die Applikation eines schwachen Anästhetikums ohne gefäßverengende Zusätze in Sekundenbruchteilen aufgehoben, der Organismus damit entlastet und Eigenregulationen in Gang gesetzt werden.

▪ Somit findet diese Form der Neuraltherapie Eingang bei der Regulationsdiagnostik: Ist aufgrund eines regulationsdiagnostischen Verfahrens ein begründeter Verdacht auf ein bestimmtes Störfeld aufgetaucht, so kann nach dem Anspritzen des vermuteten Störfeldes und einer abermaligen regulationsdiagnostischen Schreibung eine unmittelbare Änderung im Regulationsverhalten festgestellt und damit auf diese Art der Störfeldverdacht erhärtet werden.

▪ Eine andere Art der neuraltherapeutischen Störfelddiagnostik besteht darin, vermutete Störfelder mit einem Neuraltherapeutikum anzuspritzen und die Wirkung abzuwarten. Sekundenphänomene sind heute aufgrund der zunehmenden Summation chronischer Belastungen selten geworden.

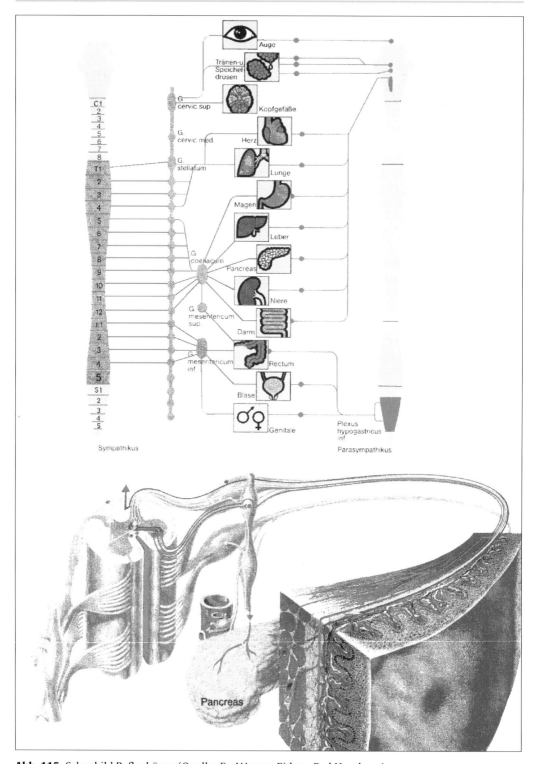

Abb. 115 Schaubild Reflexbögen (Quelle: Fa. Werner Eidam, Bad Homburg)

5.7.2 Anwendungshinweise

> Eine **positive Wirkung** sollte sich aber auf die Art zeigen, dass nach relativ kurzer Zeit eine deutliche Besserung des Beschwerdebildes und insbesondere der Fernwirkungen eintritt, die im Zahnbereich wenigstens **acht Stunden**, bei den Tonsillen und bei Narben mindestens **24 Stunden** anhalten sollte. Eine **Wiederholung** der Behandlung – **nach etwa 8 bis 14 Tagen** – sollte den **Heileffekt steigern**.

▶ **Erhöhung der Effektivität:**
Erfahrungsmedizinisch hat sich gezeigt, dass eine Erhöhung des neuraltherapeutischen Effektes immer dann eintritt, wenn das Lokalanästhetikum **direkt an die zugehörigen Ganglien** gespritzt wird, was natürlich nicht nur gute anatomische Kenntnisse, sondern auch eine spezielle Injektionstechnik erfordert.

- Hohe Effektivität lässt sich auch durch direkte Applikation von Neuraltherapeutika in oder an Blutgefäße, an Gelenke oder an die Schilddrüse erreichen.

▶ **Kontraindikationen:**
Die Neuraltherapie kann zu meist kurzfristigen Gegenregulationen im Sinn einer Überreaktion führen, da die plötzliche Aufhebung des Störfeldes eine überschießende Reaktion in die Gegenrichtung erzeugen kann, bis sich wieder ein neues Gleichgewicht eingependelt hat.

- Bei **schweren Infektionskrankheiten** wie oder auch gefährlichen Stoffwechselerkrankungen etc. könnte die Stimulation von Regulationsmechanismen u.U. eine (Erst-) Verschlimmerung der Erkrankung bewirken, die sogar lebensbedrohlich werden kann. Eine strenge Indikation ist deshalb erforderlich.

- Das klassische neuraltherapeutische Mittel ist **Procain.** Da dieses aber in größeren Mengen Krämpfe auslösen kann, wurde dem Procain als Antidot Coffein zugemischt. So wurde die toxische Wirkung um die Hälfte reduziert und die Heilwirkung erheblich verbessert. Es entstand so das Präparat **Impletol.**

- Wie aber schon bemerkt, kann jedes Lokalanästhetikum ohne gefäßverengende Zusätze zur Neuraltherapie verwendet werden. Für Kinder, sehr ängstliche oder auch wenig belastbare Patienten empfiehlt sich der **Softlaser,** der zwar keine so tief greifenden Regulationsänderungen wie die Injektionstherapie bewirkt, aber zur Initialbehandlung durchaus auch geeignet ist.

III.

Spezielle Diagnose- und Therapiebereiche

6. Zahnärztlich-komplementäre Diagnose- und Therapiebeispiele

6.1 Schwermetallsanierung am Beispiel von Amalgam

6.1.1 Amalgam-Belastungs-Diagnostik

Wie bereits im Kapitel 3.5.2.5 ausführlich dargestellt, können **Metallempfindlichkeiten** generell auf allergische, galvanische, toxische oder auch feinenergetische Belastungen zurüchzuführen sein.

▬ Diesen Möglichkeiten stehen verschiedene diagnostische Verfahren zur Verifizierung einer Amalgambelastung gegenüber. Wie nachfolgend dargestellt, geben aber die verschiedenen herkömmlichen Tests in der Regel nur Auskunft über Teilaspekte des Gesamtproblems.

▶ Die **allergische Problematik** ist gut mit dem Lymphozyten-Transformationstest auf Schwermetalle (MELISA-Test) zu belegen. Leider ist dieses Verfahren sehr aufwendig und damit teurer als der herkömmliche Epicutantest, welcher zwar von der Kassenmedizin bevorzugt wird, aber ungleich ungenauere bis sogar teils falsche Ergebnisse liefert. (Siehe auch Kapitel 3.5.2.5.A)

▶ Die Höhe der **galvanischen Belastung** ist leicht mit einen Messgerät für Mundströme zu dokumentieren. Dabei sollte obligatorisch die Stromspannung und die Stromstärke zwischen der Amalgamfüllung und der Mundschleimhaut ermittelt werden. Neuere Geräte ermitteln aus diesen Werten automatisch unter Berücksichtigung der Stromflußdauer die elektrische Leistung in Nano-Wattsekunden.
Es kann auch zusätzlich noch der Strom zwischen zwei metallischen Werkstücken gemessen werden.

▶ Schulmedizinische Methoden zur Bewertung der **toxischen Belastung** sind der Test mit DMPS und bedingt geeignet auch der Kaugummitest und die Haaranalyse.

▶ **DMPS** (Di-Mercapto-Propan-Sulfonat) ist ein Chelatbildner für Schwermetalle, das heißt, es bindet extrazelluläre Schwermetalle und macht sie somit über die Niere ausscheidungsfähig. Aus der Menge des ausgeschiedenen Quecksilbers kann auf die Höhe der extrazellulären Quecksilberdepots und damit auf die Höhe der toxischen Belastung geschlossen werden.

▬ **Nachteil** dieser Methode ist, dass die Komplexbildung mit verschieden hoher Affinität stattfindet: Am schnellsten erfolgt sie mit *Zink,* gefolgt in abnehmender Reihenfolge von *Kupfer, Arsen, Quecksilber, Blei, Eisen, Cadmium, Nickel, Chrom.* Sowohl Zink als auch Kupfer sind aber wiederum essentielle Spurenelemente und haben Co-Enzymfunktion wichtiger Enzymsysteme gerade auch bei der Entgiftungstherapie. Auch eine einmalige, zu Testzwecken verabreichte Dosis von DMPS kann damit durch eine weitere Blockierung von Fermentsystemen bei schwer regulationsgestörten Patienten sehr ungewünschte Reaktionen nicht nur allergischer Art hervorrufen und damit den Allgemeinzustand noch weiter verschlechtern.

▬ Desweiteren sollte, um eine genaue Analyse beim DMPS-Test erstellen zu können, das Mittel **i.v. gespritzt** werden, da bei oraler Gabe die Resorption sehr unterschiedlich sein kann. Bei der Anwendung von DMPS darf außerdem **keine eingeschränkte Nierenfunktion** vorliegen.

▬ So ist von einem bedenkenlosen Einsatz dieses Mittels *eher abzuraten.*

▶ Der **Kaugummitest** ist ebenfalls eine labortechnische Methode, bei der bestimmt wird, wie hoch der Amalgamabrieb und damit die verschluckte Amalgammenge nach einem zehnminütigem Kauvorgang ist. Er erlaubt keine Aussage darüber, wie hoch die tatsächlich im Organismus verbliebene Menge ist, d.h. wie viel davon nicht wieder ausgeschieden wurde und wie hoch das toxische Potential dieser Menge ist.

▶ Die **Haaranalyse** gibt Auskunft über Amalgambelastungen aus der näheren Vergangenheit und erlaubt ebenfalls keine Aussagen über die tatsächliche Höhe einer toxischen Belastung.

◀◀ Alleinige Blut-, Serum-, Harn- oder auch Stuhluntersuchungen auf Quecksilber sind unsinnig, da zum einen aufgrund des Metabolismus von Amalgam (siehe Kapitel 3.5.2.5.C) nur eine relativ kurze Verweildauer in diesen Untersuchungsmaterialien festzustellen ist und zum anderen in einem wässrigen Medium Schwermetalle, die ohne Ausnahme fettlöslich sind, kaum nachweisbar sind.

▪ Die Beurteilung feinenergetischer Belastungen aus Amalgamfüllungen ist mit schulmedizinischen Methoden leider gänzlich unmöglich.

▪ Nicht besprochen wurden in dieser Aufstellung, die keinen Anspruch auf Vollständigkeit erhebt, die Methoden, die wissenschaftlich nicht allgemein anerkannt sind wie beispielsweise die **Elektroakupunkturverfahren, kinesiologische Testmethoden, radiästhetische Verfahren** oder die **Pulsreflexdiagnostik**.

▪ Bei einer sicheren Anwendung dieser Methoden lassen sich nicht nur Hinweise über die Stärke einer Amalgambelastung, sondern auch über die hauptbelasteten Organe ermitteln. Aufgrund der Resonanzphänomene erlauben bioenergetische Methoden auch die sichere Ermittlung von wirksamen Arzneimitteln bei der Entlastungstherapie. Somit sind diese Methoden bei der Amalgam-Diagnostik den schulmedizinischen Methoden überlegen.

6.1.2 Die Phasen der Amalgam-Sanierung

6.1.2.1 Indikation zur Amalgam-Sanierung

Wie in Kapitel 1.4 bereits ausführlich beschrieben, ist unser Organismus ein offenes System mit untereinander vernetzten Regelkreisen. Jede Amalgamfüllung ist – und das ist wissenschaftlich längst bewiesen – eine Schwermetallbelastung mit hemmendem Einfluss auf unsere Regelkreise. Ob, wann und wo es zum Zusammenbruch von einzelnen Regulationssystemen und damit zu einer bestimmten Erkrankung kommt, ist individuell höchst verschieden und hängt von

- der Konstitution, den individuellen Schwachpunkten
- der Exposition, der mengenmäßigen Belastung mit einem Einzelstoff
- der Lokalisation, dem Angriffspunkt der Belastung und

Argentum metallicum	peripheres und zentrales Nervensystem
	Schleimhäute, Verdauung
	Drüsensysteme
	Psyche
Mercurius solubilis	zentrales Nervensystem
	Psyche
	Blut
	Gelenke
	Haut
	Verdauungs- und Atmungssystem
Zincum metallicum	Gelenke
	Urogenitalsystem
	Verdauungssystem
	vegetatives Nervensystem (erregend bis depressiv)
Stannum metallicum	Psyche
	zentrales Nervensystem
	Verdauungs- und Nervensystem
	Bewegungsapparat
	Gelenke
Cuprum metallicum	zentrales Nervensystem
	vegetatives Nervensystem
	glatte Muskulatur
	Psyche
	Nervensystem
	Verdauung
	rheumat. Formenkreis

Abb. 116 Wirkung der Einzelbestandteile von Amalgam auf den menschlichen Körper.

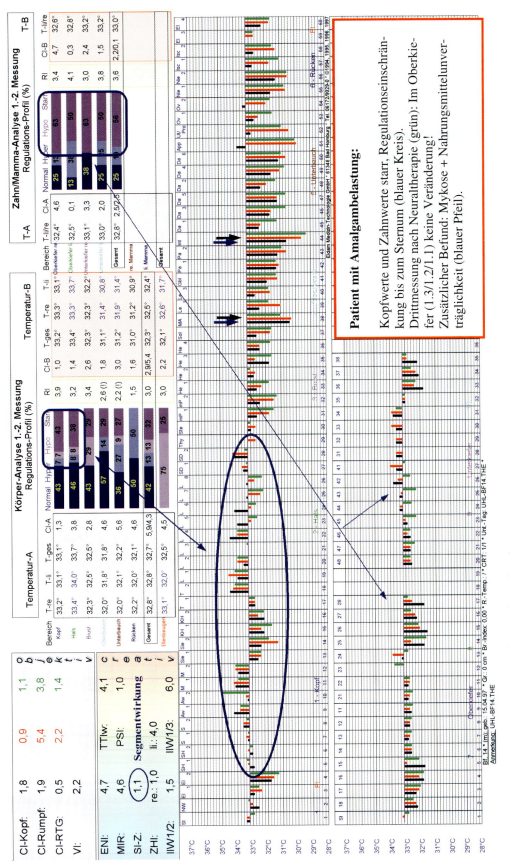

Abb. 117 (Quelle: Fa. Werner Eidam, Bad Homburg)

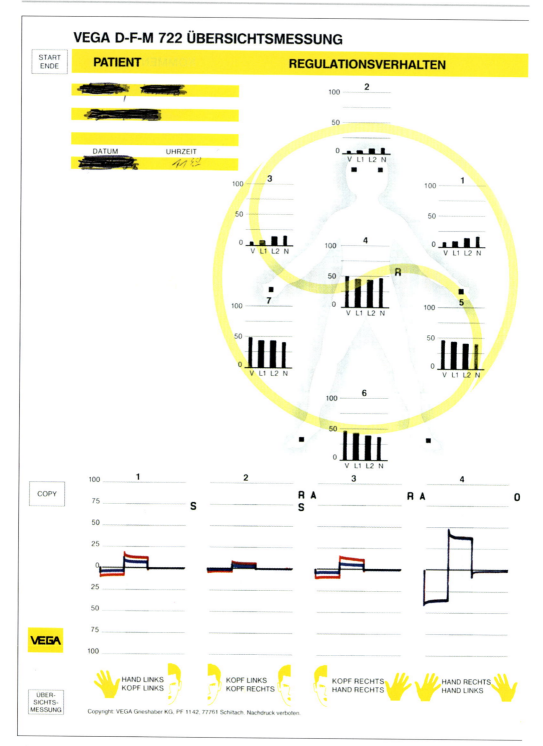

Abb. 119a Decoder-Dermogramm, bei einem Patienten bei dem eine Amalgam-Sanierung noch nicht erfolgen sollte. (Quelle Fa. VEGA-Grieshaber, Schiltach)

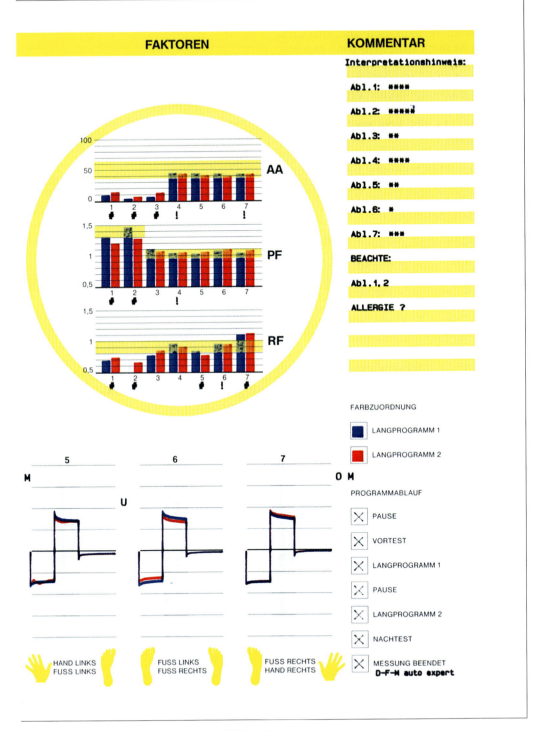

Abb. 119b (Quelle Fa. VEGA-Grieshaber, Schiltach)

- der Summation mit anderen Belastungsfaktoren (siehe Kapitel 3.5.2) ab.

▪ Eine absolute Indikation zur Amalgamsanierung ist somit spätestens dann gegeben, wenn das individuelle »Fass voll ist und überläuft«. Welche Symptomatik dabei ausgelöst wird, ist wiederum höchst verschieden, je nachdem, welche Regelkreissysteme zusammenbrechen. **Es gibt kein spezielles Amalgamsymptom.**

▪ Das homöopathische Arzneimittelbild der fünf Hauptbestandteile des *Silberamalgams* zeigt uns jedoch vier Hauptrichtungen einer möglichen Symptomatik auf, nämlich:
▷ psychische Belastungen
▷ Störungen des Nervensystems
▷ Verdauungsprobleme
▷ Symptome im rheumatischen Formenkreis

▪ Erste Aufgabe eines Therapeuten ist deshalb festzustellen, wie gut das *individuelle Regulationsverhalten* und wie hoch die *Amalgambelastung* des Patienten sind.

▪ Langfristige Materialbelastungen bewirken in der Regel eine Beeinflussung des Regulationsvermögens in Richtung Starre und Hypergie. Da jede Amalgam-Entfernung obligatorisch – auch bei vorsichtigstem Vorgehen – eine zusätzliche Amalgam-Belastung mit entsprechender Wirkung auf die Regelkreise und das Immunsystem darstellt, muss vor einer Amalgam-Entfernung über eine Regulationsdiagnostik abgeklärt werden, ob der Organismus diesen zusätzlichen Stress kompensieren kann.

▶ Als **Maß der Amalgambelastung** gilt der **isopathische Umkehrwert für Amalgam** oder auch **Quecksilber**.
Was heißt das:

▪ Wenn man ein Gift wie z.B. Quecksilber immer höher homöopathisch potenziert, kommt entsprechend der homöopathischen Umkehrregel irgendwann der Punkt einer Umkehr von der Gift- auf die Heilwirkung. Dieser Umkehrwert ist je nach Belastung individuell verschieden. Das heißt, je chronischer und damit schwer wiegender die Belastung ist, umso höher ist dieser Wert. Dieser Gradmesser der Intoxikation kann unverfälscht nur mit feinenergetischen Testverfahren wie z.B. Armlängenreflex (Physioenergetik) oder RAC (Pulsreflex) ermittelt werden.

> Als **Grenzwert** gilt die Potenz »**Amalgam D400**« oder »**Quecksilber D400**«. Werte darunter erlauben eine Amalgam-Entfernung, Werte darüber bedürfen einer Vortherapie zur Absenkung dieses Wertes auf die **D400**.

▪ Da das individuelle Regulationsverhalten aber auch ein Summationseffekt verschiedenster Belastungen, die das »Fass« des Patienten gefüllt haben, ist, ist auch bei einer Amalgam-Umkehrpotenz von **D400** und kleiner nicht immer eine Amalgam-Sanierung angezeigt. Die energetische Ausgangslage, die sich beispielsweise an der Kurvenhöhe der Decoder-Dermographie oder an der Strahlungsqualität im Kirlianbild erkennen lässt, ist maßgeblich dafür, ob eine Schwermetallsanierung eingeleitet werden kann oder ob eventuell primär eine allgemeine Entlastung auf anderer Ebene wie z.B. die Elimination einer geopathischen oder Umweltbelastung, eine Darmsanierung zur Hebung des Immunsystems etc. Vorrang hat.

6.1.2.2 Vorbehandlung

Ziel der Vorbehandlung ist es, den Patienten in eine stabile Reagulationslage zu bringen, in der er möglichst problemlos die zu erwartende Schwermetallbelastung, die durch die Amalgam-Entfernung entsteht, kompensieren kann. Dieses an sich oberste Gebot bei jeder Störfeldbehandlung erreichen wir dadurch, dass wir die Entgiftungsmechanismen, die unserem Organismus zur Verfügung stehen, anregen.

▷ Als **Radikalfänger** können dabei Antioxidantien wie die Vitamine C, A und E eingesetzt werden.

▪ Der Körper muss auf allen Kanälen ausscheiden. Dazu bedarf es einer Stimulierung der körpereigenen Entgiftungsmechanismen in der Regel durch Homöopathika.

▷ In einfacheren Fällen können dazu **homöopathische Komplexmittel** mit der spezi-

fischen Zielrichtung einer Aktivierung von Lymphe, Niere, Leber und Darm verabreicht werden.
▷ Unterstützt wird diese Therapie durch **Organpräparate in Tiefpotenzen**, welche die homöopathischen Mittel durch Leitfunktion besser zum Zielorgan führen.

▬ Durch Anregung der Organstoffwechsellage erhöht sich die Entzündungsbereitschaft. Dadurch können chronische Prozesse aktiviert und so die Regenerationsfähigkeit gesteigert werden. Die Lymphe ist in Verbindung mit dem Grundsystem nach PISCHINGER das Speicher- und Transportmedium, die Nieren sind Ziel- und Ausscheidungsorgan von Amalgam, die Leber ist unser Entgiftungsorgan schlechthin und der Darm hat neben seiner Ausscheidefunktion noch eine enge Beziehung zum Immunsystem.

▷ In schwierigeren Fällen empfiehlt es sich, getestete **homöopathische Einzelmittel** entsprechend des Simile-Prinzips zu verwenden.
▷ Auch eine **Ernährungslenkung** in Kombination mit einer **Darmsanierung** kann dazu beitragen, behutsam und Schritt für Schritt den Organismus wieder eine stabilere Lage zu bringen.
◀◀ Zwingend erscheint mir dabei die **Meidung von Genussgiften** wie Nikotin, Alkohol, Kaffee, Schwarztee und Zucker.
▷ Hilfreich ist in dieser Phase auch **Akupunktur, Hand- oder Fußzonenreflexmassage** und die wiederholte **neuraltherapeutische Behandlung** von Störfeldern wie Narben, devitalen Zähnen, verlagerten Zähnen, Fremdkörpern, chronischen Kieferostitiden etc..
◀◀ **Chirurgische Eingriffe** sollten in dieser Phase der Vorbehandlung noch vermieden werden.
▷ Die häufig empfohlene **Substitutionsbehandlung** mit **Zink** und **Selen** ist bei Amalgam- (und Umwelt-)geschädigten Patienten in der Regel sinnvoll.

▬ **Zink**, eventuell unterstützt durch eine reichliche Zufuhr von natürlichem Vitamin E, Pyridoxin und Panthothensäure, erhöht die Entgiftungsleistung der Leber und senkt eventuell erhöhte Transaminasen.

▬ Durch die Gabe von **Selen** wird eine biologische Inaktivierung von inkorporiertem Amalgam erreicht – bis heute ist allerdings ungewiss, was mit den dann entstehenden Selen-Quecksilber-Protein-Komplexen im Körper passiert.

▷ **Beginnen** müsste die unspezifische Ausleitung wenigstens **zwei Wochen vor** dem ersten Termin der Amalgam-Entfernung. Auf eine ausreichende Zufuhr von mineralarmem, kohlensäurefreiem Wasser (mindestens zwei Liter, besser mehr) muss geachtet werden.
▷ Ist die getestete **Umkehrpotenz** für Amalgam zum ersten Entfernungstermin noch **größer als D400**, bedarf es eines längeren Vorlaufes um den geforderten Grenzwert zu erreichen.

6.1.2.3 Entfernung der Amalgamfüllungen

Ist das Ziel der Vorbehandlung, nämlich die Erhöhung der Kompensationsfähigkeit des Organismus und die Stabilisierung der Regulationsfähigkeit erreicht, kann mit der Entfernung der Amalgam-Füllungen begonnen werden. Diese muss aber so schonend wie möglich erfolgen, um die nicht vermeidbare Belastung daraus gering zu halten. (Parallel dazu muss die unspezifische Entgiftung weiterlaufen!)

❶ Die **Entfernung** sollte maximal **quadrantenweise** erfolgen, je nach Labilität des Gesundheitszustandes aber reduziert werden bis auf eine Füllung pro Sitzung.

❷ Um die entstandene Belastung wieder ausregulieren zu können, sollten zwischen den einzelnen Sitzungen je nach Gesundheitszustand **Regenerationsphasen von ein bis vier Wochen** eingehalten werden,

❸ Um die Belastung durch eine Amalgam-Entfernung so gering wie möglich zu halten, muss die Absorption (siehe Kapitel 3.5.2.5.C) vermieden oder gehemmt werden. Die Entfernung sollte deshalb bei **guter Frischluftzufuhr**,

> **unter Kofferdam,** mit einem **niedrigtourig rotierenden Hartmetallbohrer** unter **bestmöglicher Wasserkühlung** und **Absaugung** stattfinden.

▶ **Kofferdam** ist ein Schutzgummi. Mit einem Loch versehen kann dieser über den behandelten Zahn gestülpt werden. Der Zahn ist damit frei zugänglich, die Mundhöhle und das Zahnfleisch sind aber abgedeckt und damit vor Amalgampartikelchen geschützt.

Das ist in doppelter Hinsicht wichtig:

▪ Zum einen könnten sich ohne Gummischutz Amalgamsplitter in die Mundschleimhaut bohren und dort einwachsen. Zum andern kann sich so der beim Ausbohren entstehende Amalgamschlamm nicht zwischen den Zähnen und auf der Mundschleimhaut ablagern und verschluckt oder auch resorbiert werden.

▪ Es gibt mittlerweile **Spezialabsauger mit Aufsätzen,** die direkt über die behandelten Zähne gestülpt werden können und damit teilweise die Funktion eines Kofferdams in diesem Bereich übernehmen. In der hinteren Backenzahnregion ist diese Variante aus Platzgründen aber oft nicht möglich. Wird kein Kofferdam benutzt, sollte vor und nach der Amalgam-Entfernung mit Natriumthiosulfat gespült werden, um Quecksilber aus Schleimhautimprägnationen zu binden.

◀◀ Keinen Schutz bietet der Kofferdam vor entstehenden Quecksilberdämpfen.

▪ Aus diesem Grund muss bereits die Entstehung vermieden werden. Quecksilber verdampft bei ca. 65 °C. Diese Temperatur kann unter durchschnittlicher Wasserkühlung in der Umgebung des Bohrers als Reibungshitze schnell entstehen. Unter einer schonenden Amalgam-Entfernung versteht man deshalb ein »Heraussägen« der Füllungen in möglichst großen Brocken mit gut schneidenden Hartmetallbohrern im niedrigtourigen Bereich (maximal rotes Winkelstück – keinesfalls Turbine). Eine bestmögliche Wasserkühlung verhindert dabei das Entstehen von Quecksilberdämpfen. Eine gute Absaugung verhindert weiter, dass größere Mengen entstehender Quecksilberdämpfe in den Nasen-Rachenbereich des Patienten, aber auch des Therapeuten gelangen.

▪ Schwer belastete Patienten können zusätzlich während der Behandlung entweder extern mit Nasenmaske beatmet werden oder über Halbmasken mit selektiven Quecksilberfiltern atmen.

▶ **Gute Frischluftzufuhr** bei möglichst weit geöffnetem Fenster bewirkt den Abtransport entstehender Quecksilberdämpfe, deren Konzentration vornehmlich im Bodenbereich erhöht ist, (Quecksilberdämpfe sind schwerer als Luft), aus dem Behandlungszimmer.

> ❹ Es muss alles Amalgam sorgfältig aus dem Mund entfernt werden:
> - alle sichtbaren Füllungen
> - alle zugehörigen Unterfüllungen
> - alle Verfärbungen im Zahnbein so weit möglich
> - alles versteckte Amalgam unter Kronen und Brücken
> - alle Amalgam-Tätowierungen im Zahnfleisch
> - alle Inkorporationen im Knochen wie z.B. in eine Extraktionswunde gefallene und eingewachsene Amalgamstücke oder auch retrograd mit Amalgam gefüllte Zahnwurzeln nach Wurzelspitzenresektionen.
>
> ❺ Es sollte eine primäre Versorgung mit Steinzement erfolgen.

Steinzement ist eine elektroneutrale, nichtmetallische Füllung. Damit kann während der Amalgam-Entfernungsphase keine Mischmetallsituation mit hoher galvanischer Belastung und erhöhtem Korrosionsverhalten (siehe Kapitel 3.5.2.5.B) entstehen.

▪ Eine Zwischenversorgung mit **Glasionomerzementen** ist sicherlich aufgrund der daraus resultierenden chronischen Fluoridbelastung, keine glückliche Alternative (siehe Kapitel 3.5.2.5.A). Die Verwendung von Kunststoffüllungen ist in der Regel mit einer toxische Belastung (siehe Kapitel 3.5.2.5.B) verbunden und damit abzulehnen.

▷ Eine Versorgung mit **Steinzement** ist eine preisgünstige und relativ haltbare Zwischenlösung. Die Entgiftung und Ausscheidung kann ungehindert durchgeführt werden, weil sich keine neuen galvanischen Elemente bilden, die die noch vorhandenen lokalen Amalgamdepots in und um den belasteten Zähnen zurückhalten und neu organisieren.

■ Eine Materialtestung für eine definitive Versorgung liefert im Streßzustand einer Amalgam-Belastung nicht hinreichend sichere Ergebnisse. Häufig kann in dieser Phase eine generelle Metallunverträglichkeit beobachtet werden, die sich später wieder relativiert. Erst nach einer Ausleitung und damit Stabilisierung des Regulationszustandes ist somit eine Materialtestung sinnvoll.

■ Ist eine Stabilisierung des Gesundheitszustandes allein durch eine Amalgamsanierung nicht eingetreten, können vor einer definitiven Versorgung noch weitere Störfelder diagnostiziert und beseitigt werden.

■ Erst nach dem Eintritt einer stabilen gesundheitlichen Verfassung des Patienten kann dann in Ruhe und eventuell auch in Teilschritten eine endgültige Versorgung aus Materialien, die individuell auf ihre Verträglichkeit getestet wurden, hergestellt werden.

6.1.2.4 Spezifische Ausleitung der Schwermetallbelastung

Bereits während des Austausches der Amalgamfüllungen kann eine spezifische Gegensensibilisierung über eine **Bioresonanztherapie** (siehe Kapitel 5.6) erfolgen. Dabei werden die aus den Zähnen entfernten Füllungsteile in einem Gläschen gesammelt, in den Eingangsbecher gegeben und als invertierte Information sowohl dem Patienten aufgeschwungen, als auch zur unspezifischen Ausleitung benutzter Arzneimittel damit individualisiert.

■ Ist die Entfernung der Amalgamfüllungen abgeschlossen und damit der Nachschub an Schwermetallen gestoppt, kann parallel zur noch weiterlaufenden unspezifischen Entgiftung eine spezifische Ausleitung durchgeführt werden. Die dafür nötigen Arzneimittel sollten am besten durch einen Resonanztest ermittelt werden. Eine **spezifische Ausleitung** ist jedoch nur dann erforderlich, wenn der isopathische Umkehrwert sich nicht von selbst in Richtung **D8** bewegt.

▷ Als Heilmittel kommen dazu **isopathische Arzneimittel** in Frage, die einen Potenzakkord höher gewählt werden als die in Resonanz getretene Potenz.

Beispiel:

■ Ist die ausgetestete Potenz »**Mercurius solubilis D30**«, so ist die therapeutische Potenz die **D60**.

■ Die Isopathie darf bei Verdacht auf nicht voll funktionsfähige Ausscheidungsorgane nicht angewandt werden. **Niere, Lymphe** und **Leber müssen funktionstüchtig arbeiten**.

▷ Als **phytotherapeutische Mittel** zur Amalgamausleitung bieten sich *Medizinalkohle, Algenpräparate, Knoblauch* oder auch ein Aufsud aus **Galläpfeln** an. Ausgeschieden werden die Schwermetalle dabei primär über den Darm.

▷ Eine **Chelattherapie mit DMPS** (Di-Mercapto-Propan-Sulfonat), **DMSA** (Meso-2,3 Dimercapto-Succinylsäure) oder am schonendsten mit **NAC** (N-Acetylcystein), einem Hustenmittel, kann in dieser Phase in Kombination mit Isopathie erfolgen, vorausgesetzt, ein bioenergetischer Test bestätigt die Verträglichkeit dieser Mittel und die Ausscheidungs- und Entgiftungsorgane sind funktionstüchtig.

▷ Ähnlich wie das Mittel **CH 7** können auch **NAC in homöopathischer Form** oder **homöopathische Einzelmittel** entsprechend der Simile-Regel mit gutem Erfolg eingesetzt werden.

▷ Auch **Akupunktur** oder andere **Reflexzonentherapien** sind eine adäquate Begleittherapie bei der spezifischen Ausleitung.

▷ Ist die **Umkehrpotenz** bei der **D8** stabil angelangt, ist eine weitere Ausleitung nicht erforderlich.

▷ Nachdem Amalgamfüllungen durch das Verschlucken herausgelöster Anteile obligatorisch eine Milieuänderung im Darm verursachen, in deren Folge eine entsprechende Verschiebung des bakteriellen Gleichgewichts in Richtung Dysbiose er-

folgt, ist insbesondere in dieser Phase 4 eine Korrektur des biologischen Terrains im Darm durch eine **Ernährungslenkung** (siehe Kapitel 5.1), eventuell in Kombination mit einer **Darmsanierung** sinnvoll.
▷ Auch eine **Heilfastenkur** unter ärztlicher Überwachung kann je nach Konstitution erfolgreich sein.

▪ Eine Wiederherstellung des bakteriellen Gleichgewichts im Darm ist stets mit einer Hebung des Immunsystems gekoppelt (siehe Kapitel 5)

6.1.2.5 Definitive Versorgung

Voraussetzung für eine endgültige Versorgung ist, dass der isopathische **Umkehrwert für Amalgam** stabil auf die **D8** gesunken ist, keine anderen, nicht kompensierbaren Störfelder mehr verblieben sind und sich der Patient einer stabileren Gesundheit erfreut.

Idealerweise sollte dann über einen **bioenergetischen Test** eine Materialprüfung durchgeführt werden, in der ermittelt wird, welche Werkstoffe der Patient am besten toleriert.

▪ Wird eine bestimmte Legierung als gut verträglich getestet, sollte man nach Möglichkeit die Gesamtversorgung aus ein und derselben Legierung anfertigen. Der Befestigungszement muss dabei ebenfalls auf seine Verträglichkeit überprüft werden.
▪ Auch Gussfehler, die ein heterogenes Kristallgefüge in der Metallstruktur nach sich ziehen, wirken sich bioenergetisch sehr nachteilig aus. Aufgrund des technischen Standards in unseren hiesigen Labors sind heute Gussfehler allerdings fast ausgeschlossen. Anders sieht das allerdings in billig produzierenden Betrieben und eventuell im Ausland aus. Bei Zweifeln an der Laborqualität empfiehlt sich jedenfalls vor Inkorporation des Werkstücks eine testmäßige Überprüfung auf seine bioenergetische Verträglichkeit.
▪ Sollte eine bestimmte Keramik als das verträglichste Material ermittelt worden sein, ist in der Regel das Hauptverträglichkeitsproblem der zu benutzende Befestigungszement. Keramikarbeiten müssen fast ausschließlich mit Dualzementen aus Kunststoff festgesetzt werden, die in der Regel – und gerade bei Problempatienten mit eingeschränktem Regulationsverhalten – unverträglich sind (siehe Kapitel 3.5.2.3).

6.2 Herdsanierung am Beispiel der chronischen Kieferostitis

6.2.1 Diagnostik

Eine *chronische Kieferostitis* ist schulmedizinisch röntgenologisch selten mit Sicherheit zu diagnostizieren. Um Strukturveränderungen im Kieferknochen radiologisch feststellen zu können, muss ein Großteil des Knochens erweicht sein, was üblicherweise bei der Kieferostitis nicht der Fall ist. Somit ergeben sich auf der Röntgenaufnahme meist keine Hinweise auf das Vorliegen einer diesbezüglichen Veränderung.

▪ Eine Computer-Tomographie wäre zur Diagnostik aufschlussreicher. Diese Methodik ist jedoch deutlich aufwendiger und somit teurer.
▪ Krux der Problematik des Krankheitsbildes einer Kieferostitis, die von der klinischen Erscheinungsform als eine *chronisch rarefizierende Ostitis* oder eine *chronisch lokalisierte primäre Osteomyelitis* vorliegt, ist die in der Literatur geäußerte Ansicht, dass diese Form der Kieferostitis bzw. Osteomyelitis nur sehr selten vorkommt und ihr damit kaum Bedeutung beigemessen wird. Aus Beobachtungen von mir und auch anderen muss dieser Meinung allerdings widersprochen werden.
▪ Bei der primär chronisch lokalisierten *Osteomyelitis* scheint der Organismus Infektionen lokal abgeriegelt zu haben, um die weitere Ausbreitung der Krankheitskeime im Knochenmark zu verhindern. Klinisch entsteht so eine mehr oder weniger umschriebene, in der Regel symptomfreie Knochenmarksentzündung, die auch mit Antibiotika praktisch nicht mehr zu beeinflussen ist, da ein ausreichend hoher Gewebsspiegel nicht erreicht werden kann.

■ Auch eine Selbstheilung ist in der Regel nicht mehr möglich, da zum einen der die Grundsubstanz bildende *Histiozyt* durch die Fehlinformation der vorliegenden Erkrankung eine etwas andere Grundsubstanz synthetisiert als in gesunden Arealen. Die Folge davon ist eine andere Reaktionsfähigkeit des Grundsystems mit allen ganzheitlichen Auswirkungen (siehe Kapitel 1.5). Zum anderen ist das Milieu im Bereich dieser chronischen Kieferostitis so sehr ins Saure abgedriftet, dass die Histiozyten auch auf die richtige Information z.B. in Form von Nosoden kaum noch reagieren können.

■ Somit liegt in diesen Bezirken ein nicht mehr regenerationsfähiges und nicht abbaubares Gewebe vor, das *massiven Störfeldcharakter* haben kann (siehe Kapitel 3.5.1.4).

■ Aufgrund der hochgradigen Vernetzungen unserer verschiedenen Regelkreissysteme, eventuell vorliegender konstitutioneller Schwächen, der Exposition und Summation mit verschiedensten Störfeldern ist in der Regel die vorliegende Symptomatik sehr verschiedenartig und lässt sich nicht einem einheitlichen Krankheitsbild zuordnen.

■ Die einfachste und schonendste Diagnostik einer chronischen Kieferostitis ist die Überprüfung mittels **regulationsdiagnostischer Methoden**. Dabei erlauben allgemeine Übersichtstestungen wie z.B. die **Decoder-Dermographie,** die **Kirlian-Fotografie** oder die **Thermographie** eine mehr oder minder grobe örtliche Zuordnung der bestehenden Störfeldproblematik. In Kombination mit der **Neuraltherapie** lässt sich u.U. auch eine zufrieden stellende Lokalisierung von störenden Leerkieferstrecken herstellen.

■ Die **sicherste Diagnostik** erlauben allerdings Methoden zur Diagnostik chronischer Irritationen wie beispielsweise die **Elektroakupunktur,** die **Kinesiologie,** der Armlängenreflex, der Pulsreflex, aber auch der **Biotensor** oder die **Lechner-Antenne,** um nur einige zu nennen. Zur Methodik der Elektroakupunktur wäre allerdings noch zu bemerken, dass durch den odontogenen Stromreiztest, der methodisch zur Ermittlung von Zahnstörfeldern eingesetzt wird, immer eine lokale Dekompensation von Störfeldern erfolgt, die messtechnisch am zugehörigen Fernpunkt *Lymphe 2* abgelesen werden kann. Bei extrem regulationsgestörten Patienten können durch diese Dekompensationen »schlafende Hunde geweckt« und damit eine Verschlechterung des Allgemeinzustandes erreicht werden.

6.2.2 Therapie

Vom Grundsatz her ist eine Therapie der chronischen Kieferostitis eine lokale chirurgische Milieutherapie.

■ Aufgrund des sauren Terrains im chronischen Entzündungsareal wurde durch den Faktor Zeit die Histiozytenaktivität allmählich so weit gelähmt, dass eine Gewebsregeneration und die Fähigkeit einer selbstständigen Milieukorrektur nicht mehr erfolgen kann. Eine alleinige Therapie über medikamentöse, informatorische oder energetische Impulse ist somit zwangsläufig zum Scheitern verurteilt. Der Histiozyt unterliegt einer *»Säurestarre«*.

6.2.2.1 Indikation zur Therapie

Wie bereits bemerkt, finden sich nach den Erfahrungen mehrerer komplementärer Zahnärzte wesentlich häufiger chronische Kieferostitiden in zahnlosen Kieferstrecken als schulmedizinisch bisher angenommen. Nicht jede »Restostitis« muss jedoch therapeutisch angegangen werden.

■ Aufgrund der vernetzten Regelkreise in unserem offenen System Organismus ist die Kompensationsfähigkeit von den uns mittlerweile bekannten individuellen Faktoren wie der körperlichen Konstitution, der Exposition oder auch der Summation und Lokalisation von Störfeldern abhängig. Den Gesundheitszustand erkennen wir somit an der »Wirkung« der Störfelder auf unser Regulationssystem.

■ Den Grad einer Erschöpfung der Eigenregulation erkennen wir am besten durch regulationsdiagnostische Testungen wie Decoder-Dermographie, Kirlianfotografie, Regulationsthermographie, aber auch die Bioelektronische Funktionsdiagnostik gibt uns Aufschluss darüber.

■ Während ein unverträgliches Material in der Regulationsdiagnostik eine Tendenz zur

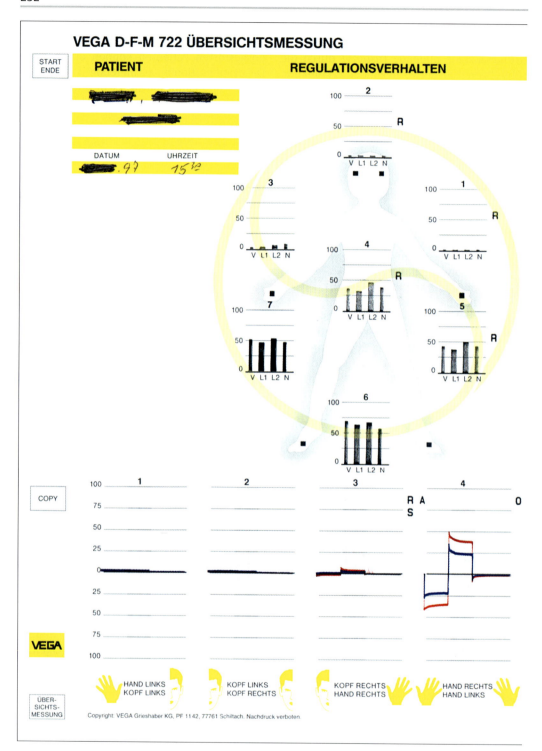

Abb. 120a Decoderdermogramm bei chronischer Kieferostitis, rechter und linker Unterkiefer.

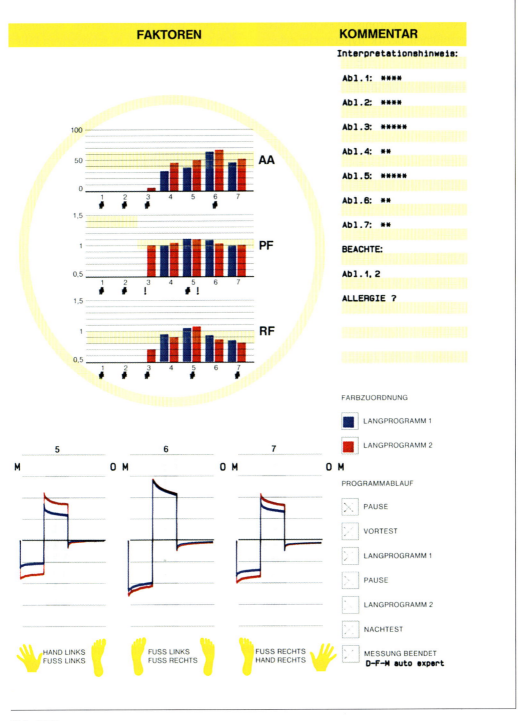

Abb. 120b

6.3 Ganzheitliche Behandlung am Beispiel der Parodontitis marginalis

Wie bereits im Kapitel 3.5.1.5 näher ausgeführt, wird in der Ganzheitlichen Zahnmedizin eine Diagnostik nicht ausschließlich erregerorientiert betrieben, sondern eher versucht, ursachenorientiert zu behandeln.

▪ Vom ganzheitlichen Aspekt her kennen wir, den Erscheinungsformen nach, drei verschiedene Arten der PA, nämlich die *lokalisierte Form*, die *»Meridian-Parodontitis* und die *generalisierte Form*.

6.3.1 Krankheitsformen

6.3.1.1 Lokalisierte Parodontitis

Streng lokalisierte Erscheinungen an einzelnen Zähnen sind in der Regel Ausdruck für ein lokales Problem. Es handelt sich dabei meist um lokale Irritationen mechanischer Art wie z.B. abstehende Füllungsränder oder Kronen, Zahnstein und Konkremente in der Zahnfleischtasche etc. aber auch durch funktionelle Überbelastungen meist nach zahnärztlichen Restaurationen. Auch Fehlstellungen des Kiefergelenks können für Fehlfunktionen des Kauapparates mit entsprechenden Entzündungs- und Lockerungszeichen verantwortlich sein.

▷ Ganzheitlich sollte dabei bedacht werden, dass ein Beckenschiefstand über entsprechende Kompensationsmechanismen über die Wirbelsäule auch einen Schiefstand der Kiefergelenksachse bewirken kann. Ein Beckenschiefstand kann dabei diagnostisch schnell durch folgenden Test überprüft werden:

> Der Patient liegt flach auf einer Liege oder am Stuhl. Der Behandler hebt beide Füße etwa 10 cm von der Oberfläche an und hält sie so. Er lässt dann den Patienten sich in eine sitzende Position aufrichten. Wird während des Aufrichtens ein Bein nach vorne geschoben, sollte die Beckenstellung von einem Osteopathen überprüft werden.

▪ **Mechanische Reizungen** sind mit den herkömmlichen schulmedizinischen Methoden wie klinischer Inspektion, Röntgenaufnahmen oder auch Funktionsanalyse gut zu erkennen und somit einer Therapie schnell zugänglich.

▪ **Galvanische Irritationen** sind Ausdruck einer lokalen Ionenbelastung aus metallischen Rekonstruktionen im Mund. Wie in den Kapiteln 3.5.2.5.B und 3.5.2.5.C ausführlich beschrieben, entstehen diese meist örtlich begrenzten Entzündungen durch lokal-chemische Vorgänge am Metall, die mit einer Lösung einhergehen. Die elektrisch geladenen Metallionen lagern sich in der Schleimhaut ein und bewirken nicht nur elektrische Sensationen, sondern auch eine Fremdkörperreizung. Wissenschaftlich ist mittlerweile bekannt, dass die Gingiva über entsprechende Speicherkapazitäten bei Schwermetallen verfügt. Somit ist beim Vorhandensein von Metallen im Mund (Zahnmetalle, Piercing etc.) die Gefahr einer Ionenbelastung immer gegeben. Die Größe der Belastung ist dabei vom Korrosionsverhalten des Werkstoffes in der Mundhöhle abhängig.

▶ Lokale Zahnfleischentzündungen an überkronten Zähnen können somit entweder auf eine mechanische, oder auch auf eine galvanische Irritation zurückzuführen sein. In beiden Fällen sollte eine Entfernung des Metalls erwogen werden.

6.3.1.2 Meridian-Parodontitis

▷ Die Meridian-Parodontitis, die einseitig aber auch beidseitig auftreten kann, ist in den seltensten Fällen ein zahnärztlich zu therapierendes Problem. Sie ist in der Regel meist ein Symptom für ein *Störfeldproblem* innerhalb der dem Zahn zugehörigen Resonanzkette.

▪ Ursächlich kann es sich hierbei um Narbenprobleme, um Probleme an Organen etc. aber in Ausnahmefällen durchaus auch um Störungen der Resonanzkette, von odontogenen Störfaktoren ausgehend, handeln.

▪ Eine *lokalisierte juvenile Parodontitis* könnte somit als Sonderform auch eine Meridian-Parodontitis sein.

> Eine Regulationsdiagnostik und eine Diagnostik von chronischen Irritationen ist bei dieser Art der Zahnfleischentzündungen in der Regel schon deshalb angezeigt, um die Lokalisierung und Priorität der Behandlung festlegen zu können. Ist die Störung innerhalb der Resonanzkette behoben, ist die »Meridian-Parodontitis« damit auch schon therapiert.

6.3.1.3 Generalisierte Parodontitis

Damit eine generalisierte Parodontitis zum Ausbruch kommt, sind, wie in Kapitel 3.5.1.5 bereits ausgeführt, vier Faktoren Voraussetzung:
- Eine konstitutionelle Schwäche zu dieser Erkrankung
- Die Anwesenheit von auslösenden Erregern in ausreichender Anzahl
- Das Milieu begünstigt die Virulenzfaktoren
- Es liegt ein geschwächtes Immunsystem vor.

6.3.2 Therapeutische Ansätze

Somit ist eine Parodontitis marginalis unter anderem immer dadurch gekennzeichnet, dass ein *bakterielles Ungleichgewicht innerhalb der physiologischen Mundflora*, insbesondere auch in den *Zahnfleischtaschen* vorliegt. Es ist deshalb naheliegend, durch eine entsprechende Therapie zu versuchen, ein physiologisch-bakterielles Gleichgewicht wieder herzustellen. Dabei gehen die Schulmedizin und die Komplementärmedizin jedoch (noch) sehr verschiedene Wege.

▪ Die **wissenschaftliche Medizin** versucht eine Reduktion der Bakterien und deren Stoffwechselprodukte durch Plaque-Kontrolle, professionelle Zahnreinigungen, Scaling und Wurzelglättungen etc. einerseits, sowie in hartnäckigeren Fällen durch Medikamente wie *Chlorhexidin-Digluconat, Tetracyclin-Fäden* oder einer *systemischen Antibiose* zu erreichen.

▪ Auf diese Art wird durchaus eine Reduktion der Parodontitis auslösenden Erreger auf mechanische und medikamentöse Art erreicht. Nachteil dieser sehr erregerorientierten Therapie ist jedoch, dass dieser Zustand immer aufrechterhalten werden muss, was die Therapie in der Regel in eine Dauerbehandlung münden lässt und mit erheblicher Rezidivgefahr verbunden ist.

▪ Die **Komplementärmedizin** geht einen anderen Weg. Sie setzt sinnvollerweise primär an den Faktoren an, die das Bakteriengleichgewicht im »Biotop Mundhöhle« entgleisen ließen: dem geänderten Milieu.

Eine Therapie des körpereigenen Terrains setzt idealerweise aber eine diesbezügliche Diagnostik voraus.

▷ In der Praxis des Autors hat sich darin die **Bioelektronik nach Vincent** (siehe Kapitel 4.1.4.2) bestens bewährt.

▪ Je nach Art und Schwere der Entgleisung kann über verschiedene Therapien eine Harmonisierung des biologischen Terrains erreicht werden.

- Obligatorisch ist ausnahmslos eine **Ernährungstherapie** sinnvoll (siehe Kap. 5.1).

▪ Unsere heutige Ernährung wird durch die »Zivilisationskost« bestimmt, d.h. von Nahrungsmitteln, die industriell gefertigt sind und damit dem Organismus nicht mehr alle Vitalstoffe zur Verfügung stellen, die er benötigen würde.

▪ Insbesondere die »Eiweißmast« aus tierischer Herkunft ruft ein Überhandnehmen der Fäulnisbakterien im Darm hervor. Zusammen mit dem meist nicht unerheblichen Verbrauch von Zucker bewirken diese »Ernährungssünden« eine Übersäuerung des Organismus und durch eine Darmdysbiose entsprechende Auswirkungen auf das (darmassoziierte) Immunsystem, die es zu korrigieren gilt.

▪ Des weiteren bewirkt die Eiweißmast eine Verdickung des Interstitiums mit einer Behinderung des Stoffwechsels. Der Antransport von Nährstoffen ist erschwert und auch der Abtransport von Stoffwechselschlacken ist behindert. Durch Nährstoff- und Sauerstoffmangel kommt es schließlich zur Anhäufung von Abbauprodukten, einhergehend mit einer Azidose und Gewebsabbau.

- Eine Eiweißmast lässt sich sehr einfach über den **Hämatokrit** diagnostizieren:
  ▶ Er sollte bei **Männern nicht größer als 48%** und bei **Frauen,** bei denen aufgrund der monatlichen Regelblutungen eine regelmäßige Enteiweißung erfolgt, **nicht größer als 42%** sein.
- In Verbindung mit einer Ernährungstherapie hat sich in der Praxis des Autors auch immer wieder eine **Darmsanierung** (siehe Kap. 5.2) als Stimulans des Immunsystems als höchst wirksam erwiesen.
- Auch eine **Substitution von Vitaminen** und **Spurenelementen** und eine **Symbioselenkung** zur schnelleren Einstellung eines physiologischen Gleichgewichts kann nützlich sein.
- **Genussgifte** wie Alkohol, Nikotin, Kaffee, Zucker oder gar Rauschgifte gilt es anamnestisch zu ermitteln.
- Das **Milieu** kann aber auch durch ein belastendes psychisches Problem, das dem Patienten auf der Seele liegt, oder durch belastende Lebensumstände, die nicht immer schnell korrigierbar sind, nachhaltig gestört sein.
- Eine äußerst sinnvolle **Milieutherapie** ist auch jede Art von **Schwermetallsanierung,** allen voran die Amalgam-Sanierung. Ich möchte hierbei nochmals an die »antibiotische Wirkung« von Amalgam im Darm erinnern. Aber auch Palladium-Basislegierungen, insbesondere Palladium-Kupfer-Legierungen haben gerade bei Zahnfleischerkrankungen einen hohen Stellenwert. Nicht vergessen werden darf in heutiger Zeit die Unsitte des Piercings. Nicht nur im Mund bewirkt es durch Korrosion des Metalls eine teils erhebliche Belastung des Milieus.
- Last but not least sollte bei den Milieubelastungen auch nach häufig eingenommenen **Medikamenten** gefragt werden. Insbesondere sind dabei die

Antibiotika　*Imidazolderivate*
Immunsuppressiva　*Ovulationshemmer*
Kortikoide　*Sulfonamide*

hervorzuheben.

- Ist das Terrain des Körpers wieder in die Norm korrigiert worden, sind die Voraussetzungen für ein »gesundes« Bakteriengleichgewicht wieder gegeben. In Verbindung mit den bakterienreduzierenden Maßnahmen der wissenschaftlichen Medizin wie einer professionellen Zahnreinigung und einer instrumentellen Taschensäuberung kann so eine stabile Basis nicht nur für ein gesundes Zahnfleisch, sondern für die Gesundheit schlechthin erreicht werden.
- Ergänzt werden kann eine Milieutherapie mit einer weiteren **Stärkung des Immunsystems** (weitere Stärkung deshalb, weil eine Milieutherapie sich bereits sehr stimulierend auf das Immunsystem auswirkt). So sind die Entfernung von Herd- und Störfeldbelastungen, eine (Umwelt-) Sanierung des Arbeitsplatzes oder der Wohnung (siehe Kap. 3.5) oder auch jede Art von Regulationstherapien wie Homöopathie, Akupunktur, DNS-Sondentest mit der Herstellung von individuellen Autovaccinen etc. eine sehr sinnvolle Ergänzung einer PA-Therapie zur Hebung der Regulationskapazitäten.
- Die Therapie einer generalisierten Parodontitis marginalis ohne eine vorausgehende Milieutherapie ist in den Augen des Autors nur eine symptomatische Therapie.

7. Schlussgedanken

Mit dem vorliegenden Buch sollte für Einsteiger in die komplementäre Medizin ein Grundlagenwissen vermittelt werden, in der die Aspekte einer ganzheitlichen Betrachtungsweise vermittelt werden. Die wissenschaftliche Basis dazu ist das System der Grundregulation mit dem kybernetischen Denkmodell sowie die Steuerungsmechanismen der segmentalen Funktionskreise (*Head'sche Zonen*) und das System der Meridiane.

▪ Ganzheitliche Betrachtungen der Gesundheit, der Medizin und die Einführung in die Homotoxikologie sollten die zu vermittelnde Denkweise schlüssiger erscheinen lassen.

▪ Besondere Berücksichtigung fand die wissenschaftlich immer noch etwas umstrittene Problematik der Herderkrankungen aus dem zahnärztlichen Fachbereich und das weite Feld der Werkstoffunverträglichkeiten, wobei der Autor bemüht war, verschiedenste Aspekte dazu darzustellen.

▪ Praxisbezogen wurden weiter als Übersicht verschiedene Regulationsdiagnostiken und Regulationstherapien besprochen und schließlich als zahnärztlich komplementäre Diagnose- und Therapiebeispiele die Schwermetallsanierung am Beispiel von Amalgam, die Herdsanierung am Beispiel der chronischen Kieferostitis und die ganzheitliche Therapie der Parodontitis marginalis in allen Einzelheiten dargestellt.

> Möge bei diesem Buch ein Ausspruch HEISENBERGS nicht zutreffen, der einmal sagte: »An sich sind wir jetzt genauso verwirrt wie zuvor, nur auf einer höheren Ebene!«

IV.

Anhang

1. Ausbildung in Ganzheitlicher Zahnmedizin

Der Autor hofft, dass mit diesem Buch eine Einführung in die Ganzheitliche Zahn-Medizin gelungen ist und beim Leser damit die Lust auf ein »Mehr« geweckt wurde. Neben den theoretischen Kenntnissen über die Zusammenhänge ganzheitlicher Reaktionsweisen ist dazu auch das praktische Erlernen von komplementären Diagnose- und Therapieverfahren erforderlich.

▬ Nach der Ausbildungsordnung des *Fortbildungskollegs Naturheilverfahren*, einer Organisation der **Internationalen Gesellschaft für Ganzheitliche Zahnmedizin**, gliedert sich der Ausbildungsgang in verschiedene Abschnitte: In sechs Seminaren erfolgt zuerst die Vermittlung von theoretischem Basiswissen in Ganzheitlicher Zahnmedizin. Diese Seminare umfassen

▶ einen Einführungskurs über Diagnostik- und Therapiesysteme,
▶ über die Amalgam-Sanierung,
▶ über die Sanierung odontogener Störfaktoren,
▶ über die Ganzheitliche Behandlung von Dysfunktionen des Kausystems,
▶ über die psychologische Beratung und
▶ über die individuelle Ernährungstherapie.

▬ Nach dieser Vermittlung von theoretischem Grundwissen muss sich der Therapeut entscheiden, welcher Diagnostik und welcher Therapieart er den Vorzug innerhalb seiner Ausbildung gibt. Er sollte mindestens ein Verfahren der Regulationsdiagnostik und ein Verfahren der Diagnostik chronischer Irritationen lernen und letztendlich beherrschen. Er sollte auch eine abgeschlossene Ausbildung in wenigstens zwei komplementären Medizinsystemen vorweisen können.

▶ Der sechste Schritt im Ausbildungsgang des Fortbildungskollegs Naturheilverfahren, die Teilnahme an einem Kongreß über Ganzheitliche Zahn-Medizin oder an einem Konsensus-Symposium dient dem Kennenlernen und der Kontaktpflege untereinander.

▶ Der Abschluss der Qualifikation erfolgt schließlich in zwei Teilen:
1. Eine Falldokumentation aus der eigenen Praxis und
2. Die Teilnahme an einem Prüfseminar, in dem die Kenntnisse über eine Ganzheitliche Zahn-Medizin dokumentiert werden können.

▶ Als **Zertifikat** einer erfolgreich abgeschlossenen Qualifikation erhält der Therapeut eine Urkunde über den Status eines »Qualifizierten Mitgliedes der GZM«.

▶ Ziel des gesamten Ausbildungsganges ist die Erlangung der Zusatzbezeichnung **»Zahnarzt für Naturheilverfahren«**, die hoffentlich in absehbarer Zeit einmal zugelassen wird.

▬ Verschiedene Organisationen bemühen sich um die theoretische und auch praktische Ausbildung von Interessenten der Ganzheitlichen Zahnmedizin.

▬ Ohne Anspruch auf Vollständigkeit:
- Fortbildungskolleg Naturheilverfahren (FKN), Herne/Westfalen.
- Akademie Naturheilverfahren für Zahnärzte (ANZ), Bonn
- Bundesverband der naturheilkundlich tätigen Zahnärzte (BNZ), Köln
- Zentralverband der Ärzte für Naturheilverfahren (ZÄN), Freudenstadt/Schwarzwald
- Grieshaber Akademie, Schiltach/Schwarzwald
- Internationale Medizin. Gesellschaft für Neuraltherapie nach Huneke
- Internationale Medizinische Gesellschaft für Elektroakupunktur nach Voll
- Internationale Gesellschaft für Homotoxikologie
- Deutsche Gesellschaft für Thermographie
- Deutscher Zentralverein homöopathischer Ärzte
- Deutsche Ärztegesellschaft für Akupunktur – DÄGfA
- Akademie für Akupunktur und Aurikulomedizin

Der Ausbildungsgang im FKN

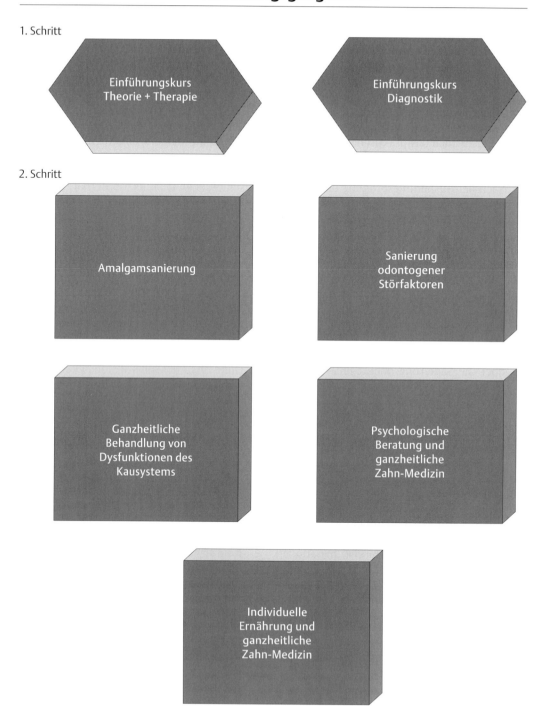

Basiswissen Naturheilverfahren

3. Schritt: Abgeschlossene Ausbildung in mindestens einem Verfahren der Regulationsdiagnostik

4. Schritt: Abgeschlossene Ausbildung in mindestens einem Verfahren der Diagnostik chronischer Irritationen

5. Schritt: Abgeschlossene Ausbildung in mindestens zwei komplementären Medizinsystemen

6. Schritt: Teilnahme an einem Kongress über ganzheitliche Zahn-Medizin oder an einem Konsensus-Symposium

7. Schritt:

Qualifikation

Teil 1
Falldokumentation

Teil 2
Teilnahme an einem Prüfseminar

Qualifiziertes Mitglied der GZM

- Arbeitsgemeinschaft für Physioenergetik, Wien/Sindelfingen
- Deutsche Ärztegesellschaft für Applied Kinesiology
- Deutsche medizinische Arbeitsgemeinschaft für Herd- und Regulationsforschung
- Fa. Medtronic, Friesenheim

Nicht unerwähnt möchte ich an dieser Stelle die vielen regionalen Selbsthilfegruppen lassen, die betroffenen Patienten meist erste Informationen über Zahnstörfelder oder Werkstoffprobleme geben können, nachdem die Schulmedizin den Betroffenen oft wenig bis keine Hilfe zuteilwerden lassen kann. Gerade den Selbsthilfegruppen möge dieses Handbuch auch das nötige Hintergrundwissen vermitteln.

2. Literaturverzeichnis

Bergsmann O., Bergsmann R., Kellner M.: Grundsystem und Regulationsstörungen. Haug, Heidelberg 1984

Bergsmann O.: Die biochemischen Aspekte der Decoder-Dermographie. Heilkunde 6/88

Bergsmann O.: Herd, Herdgeschehen und chronisches Belastungssyndrom. Biol. Zahnmed. (BZM) 12, 3 (1996)

Bernimoulin J.-P., Riep B.: Die Bedeutung der Plaque für Parodontopathien; Dentalforum 1/97

Bieger W.P., Greif I., Mayer W.: Individuelle Verträglichkeit von Dentalmetallen. GZM Praxis und Wissenschaft 2. Jg. 2/97

Bieker M.: Die Lehre Prof. Enderleins in Stichworten. Ärztezeitschrift für Naturheilverfahren 37, 9 (1996)

Bleul G.: Anleitung zur Ausleitung oder: Sinn und Unsinn von »Drainagemitteln«, potenzierten Giften und standardisierter Begleittherapie am Beispiel von Amalgam. AHZ 5 (1996)

Broich J.: Die Falle der Fluorprophylaxe. Dtsch. Zschr. f. biol. Zahnmed. 7, 2 (1991)

Burke J., Gammal R.: Pleomorphe Veränderungen im Blut, die direkt und indirekt durch Wurzelkanalfüllungen ausgelöst werden. In Kobau C.: Ganzheitlich und naturheilkundlich orientierte Zahnmedizin; Kobau-Verlag 1998

Caughman W.F., Caughman G.B., Shiflett R.A., Rueggeberg F., Schuster G.S.: Correlation of cytotoxicity, filler loading and curing time of dental composites; Biomaterials 1991, Vol. 12 October, 1991 Butterworth-Heinemann Ltd.

Chan J.T., Koch S.H.: Fluoride Content in Coffeinated, Decoffeinated and Herbal Teas. Carles Research 1996; 30: 88–92

Claussen, C.-F.: Homotoxikologie, Kernstück einer probiotischen holistischen Medizin. 4. Auflage, Aurelia-Verlag, Baden-Baden 1990

Danielson C., Lyon J.L., Egger M., Goodenough G.K.: Hip Frakturen and Fluoridation in Utah's Elderly Population. Journal of American Medical Association (JAMA), August 12, 1992 – Vol. 268, No. 6

Das S.: Ohne Inweltentgiftung keine ganzheitliche Therapie. Sonntag, Regensburg 1989

Der Internist: 1. Interdisziplinäres Symposium Darmflora und Symbiose und Pathogenität, Essen, 27. Februar 1991. Beilage Der Internist 31. Jg., Heft 5, Mai 1991. Springer-Verlag Heidelberg 1991

Der Internist: 2. Interdisziplinäres Symposium Darmflora in Symbiose und Pathogenität, Attendorn, 5.–7. März 1992. Beilage Der Internist Bd. 33, Heft 6, Juni 1992. Springer-Verlag Heidelberg 1992

Dettlaff S.: Diagnostik der Belastung durch dentale Metalle. GZM – Praxis und Wissenschaft, 3. Jg. 1/98

Dhuna A., Gu X., Pascual-Leone A., Lee M.: Skeletal Fluorosis. An Unusual Cause of Progressive Radiculomyelopathy. Spine Vol. 17 Nr. 7 (1992) 842–844

Droß G.: Der Zahn-Kiefer-Bereich aus neuraltherapeutischer Sicht. Das Stabident-System – eine alternative Test- und Therapiemethode. Ärztezeitschrift für Naturheilverfahren 39, 5 (1998)

Eder M.: Herdgeschehen – Komplexgeschehen. Karl F. Haug Verlag, Heidelberg 1977

Ehmke B. et Flemming T.F.: Marginale Parodontitis: Ein Risikofaktor für systemische Erkrankungen. ZM 87, Nr. 15, 1.8.1997 (1826)

ESPErtise Newsletter: Der Ursprung der Glasionomere. ESPErtise newsletter 8/1999

ESPErtise Newsletter: Lichtpolymerisation – Wieviel Licht braucht die Füllung wirklich? ESPErtise newsletter 8/1999

Farkas J.: Dysbiose und Körpermechanik. Ärztezeitschrift für Naturheilverfahren 38, 1 (1997)

Fischer J.: Biokompatibilität dentaler Edelmetall-Legierungen. Zahnärzte-Jahrbuch 1997 S. 44–60

Fonk I.: Erkrankungen durch dentale Werkstoffe aus der Sicht nichtzahnärztlicher Fachdisziplinen. Forum des Praktischen und Allgemein-Arztes 29 (1990), Nr. 2

Fortschritte der Medizin: Symposium Darmflora in Symbiose und Pathogenität der Universität Innsbruck am 22. Januar 1993. Urban & Vogel Verlag, München 1993

Forum Immunologie Expertengespräch: Das Immunorgan Darm und seine Beziehung zur intestinalen Mikroflora. Forum Medizin Verlagsgesellschaft 1995

Freni S.C.: Exposure to high Fluoride Concentrations in Drinking Water is Associated with Decreased Birth Rates. Journal of Toxicology and Environmental Health, 42: 109–121, 1994

Friese K.-H.: Homöopathische Behandlung von Amalgam-Vergiftung. AHZ 5 (1996)

Fröhlich K.: zitiert nach Popp. Vortrag der Jahrestagung der DAH, Bad Nauheim 1984

Fuchs C., Heimann G., Heidemann P., Peters H.-H.: Untersuchungen zur Pharmakokinetik von Fluorid. Aus: Spurenelemente: Analytik, Umsatz, Bedarf, Mangel und Toxikologie; Symposium in Bad Kissingen 1997 / hrsg. von Erich Gladtke. Georg Thieme Verlag, Stuttgart 1979

Füß R.: Energetische Terminalpunkt-Diagnose (E-T-D) nach Mandel als Diagnostikum in der ganzheitlichen Zahnmedizin. In Kobau C.: Ganzheitlich und naturheilkundlich orientierte Zahnmedizin; Kobau Verlag 1998

Gerz W.: Applied Kinesiology und die Bedeutung für die zahnärztliche Praxis. In Kobau C.: Ganzheitlich und naturheilkundlich orientierte Zahnmedizin 430–500. Kobau Verlag, Maria Saal 1998

Gleditsch J.: Reflexzonen und Somatotopien. WBV Biologisch-Medizinische Verlagsgesellschaft Schorndorf 1983

Gleditsch J.: Mundakupunktur. WBV Biologisch-Medizinische Verlagsgesellschaft Schorndorf 1984

Graf C.: Allgemeine und individuelle Ernährungstherapie in der Ganzheitlichen Zahnmedizin am Beispiel der Parodontitis marginalis. GZM – Praxis und Wissenschaft 3. Jg. 4/98

Graf K.: Sanierung odontogener Störfaktoren. Skriptum zum Grundkurs 3; Fortbildungskolleg Naturheilverfahren, Herne 1996

Graf K.: Ganzheitlich komplementäre Zahnheilkunde. Einführung in Diagnostik und Therapiesysteme. Skriptum zum Grundkurs 1; Fortbildungskolleg Naturheilverfahren, Herne 1997

Graf K.: Parodontitis marginalis und Parodontaltherapie aus ganzheitlicher Sicht. GZM – Praxis und Wissenschaft, 3. Jg. 3/98

Gupta I.P., Das T.K., Susheela A.K., Dasarathy S., Tandon R.K.: Fluoride as a possible aethiological factor in non-ulcer dyspepsia. Journal of Gastroenterology and Hepatology (1992) 7, 355–359

Häßler, C., Kroszewsky K. und Spitzer A.: Korrosionsbeständigkeit von Stiftstumpfaufbauten. ZWR, 107. Jg. 1996, Nr. 9

Hanzl G.: Das neue medizinische Paradigma. Karl F. Haug Verlag, Heidelberg 1995

Hanzl G.S.: Medizinische Systemdiagnostik – Elektroakupunktur nach Voll. Phillip Journal 4/95

Hanzl G.S.: Die Regulation des Körpers. Ärztezeitschrift für Naturheilverfahren 38, 6 (1997)

Hauss W.H., Junge-Hülsing G., Gerlach U.: Die unspezifische Mesenchymreaktion. Georg Thieme Verlag, Stuttgart 1968

Hauss W.H.: Unspezifische Mesenchymreaktionen und die primär chronischen Mesenchymerkrankungen. Dt. Ärzteblatt 89 (10) 1992

Heine H.: Lehrbuch der biologischen Medizin. Hippokrates Verlag, Stuttgart 1991

Heine H.: Biologische Medizin im Wandel der Zeiten. Dtsch. Zschr. f. Biol. Zahnmed. 10, 3 (1994)

Heine H.: Grundregulation und Schmerz. MORA-NEWS 5, Friesenheim (1996)

Heine H.: Quecksilber aus Amalgamfüllungen als Ursache progressiver Pulpafibrosen. Dtsch. Zschr. f. Biol. Zahnmed. 11, 3 (1995)

Heines J.: Kriterien für den Einsatz von Regulationsdiagnostik. Ärztezeitschrift für Naturheilverfahren 37, 10 (1996)

Henschler D. und Patz J.: Bioverfügbarkeit verschiedener Salze des Fluors und Abhängigkeit von der Nahrung als Grundlage der Beurteilung von Langzeitwirkungen. Aus: Spurenelemente: Analytik, Umsatz, Bedarf, Mangel und Toxikologie; Symposium in Bad Kissingen 1977 / hrsg. von Erich Gladtke. Georg Thieme Verlag, Stuttgart 1979

Hickethier H.: Ganzheitlich komplementäre Zahnheilkunde, Einführung in Diagnostik- und Therapiesysteme. Skriptum zum Grundkurs 1, Fortbildungskolleg Naturheilverfahren, Herne 1977

Hösch A. und Strietzel R.: Der Einfluß von organischen Säuren auf das Korrosionsverhalten von Titan. ZWR, 103. Jahrg. 1994, Nr. 3

Huf H.: Zahnärztliche Werkstofftestung – EAV, die Methode optimaler Zuverlässigkeit – eine universitäre Überprüfung. RegulationsMedizin 2. Heft 1 (1997)

Ionescu G.: Korrosions- und Biokompatibilitätsprüfung dentaler Legierungen. Therapieansätze bei Amalgamträgern mit atopischer Dermatitis und Psoriasis vulgaris. Ärztezeitschrift für Naturheilverfahren 38, 2 (1997)

Kamann W.K. und Gängler P.: Die Fluorid-Story, Teil 2. ZWR, 107. Jahrg. 1998, Nr. 5

Kauppi M.: Keramiken, Composite-Harze und piezoelektronische Auswirkungen. Schwermetallbulletin 1/97

Kimmel K.: Adhäsiver Verbund als Problemlösung – Alternative für Amalgam?: »Jein«. Dental Spiegel 5/94

Klaus R.: Was leisten moderne Universaladhäsivsysteme? ZahnarztMagazin 2/95

Knappwost A., Knauer L.: Cu-dotierte Tiefenfluoridierung der Kavitäten bei Kunststoff-Füllungen. ZBay 3/99

Körner H.: Pleomorphismus nach Prof. Günther Enderlein. Die Bedeutung der Mikroben in der biologischen Krebstherapie. Verlag für experimentelle Onkologie GmbH, Hoya 1998

Kommann et al.: The Interleucin-1 genotype as a severity factor in adult periodontal desease. J. Clin. Periodontol. 24 (1997), zitiert von Michael G. Newman, D.D.S.; BZB 11/97

Kramer F.: Lehrbuch der Elektroakupunktur. Karl F. Haug Verlag, Heidelberg 1981

Lechner J.: Herd, Regulation, Information. Hüthig Verlag, Heidelberg 1993

Lechner J.: »Vom Amalgam zum Gold« oder: »Vom Regen in die Traufe?« Teil 1. GZM – Praxis und Wissenschaft 1. Jg. 4/96

Lechner J.: »Vom Amalgam zum Gold« oder: »Vom Regen in die Traufe?« Teil 2. GZM – Praxis und Wissenschaft 2. Jg. 1/97

Lechner J.: Störfelddiagnostik, Medikamenten- und Materialtest, Teil 1: Theorie und Praxis des Armlängenreflextests. Verlag für Ganzheitliche Medizin 1997

Lechner J.: Antwort auf einen Leserbrief: Sind keramische Materialien wirklich metallfrei? Schwermetallbulletin 1/97

Lehmann F., Leyhausen G., Spahl W., Geurtsen W.: Vergleichende Zellkultur-Untersuchungen von Kompositbestandteilen auf Zytotoxizität. Dtsch. Zahnärztl. Z 48, 651–653 (1993) 10; Carl Hanser Verlag, München 1993

Ludwig K.: Legierungen in der zahnärztlichen Therapie. Teil 1 – Übersicht – Korrosionsprobleme. Dental-Spiegel 1/94

Ludwig K.: Legierungen in der zahnärztlichen Therapie. Teil 4 – Silberbelastungen. Dental-Spiegel 4/94

Ludwig K.: Legierungen in der zahnärztlichen Therapie. Teil 5 – NEM-Legierungen. Dental-Spiegel 5/94

Ludwig K.: Legierungen in der zahnärztlichen Therapie. Teil 6 – Lotlegierungen. Dental-Spiegel 6/94

Lutz F., Krejci I.: Die Zukunft der Komposites. Dentalforum 2/1993

Mandel P.: Energetische Terminalpunkt-Diagnose. Energetik-Verlag, Bruchsal 1986

Marthaler T.M., Menghini G., Steiner M.: Kariesprävalenz und Fluoride. Schweiz. Rundschau Med. (Praxis) 78, Nr. 16 (1989)

Mastalier O.: Neuere Untersuchungen zur Registrierung des VAS/RAC. Ärztezeitschrift für Naturheilverfahren 39, 12 (1998)

Meierhöfer R.: Applied Kinesiology. Eine ganzheitlich naturheilkundliche Diagnose-Methode. Bayer. Zahnärzte Blatt 3/98

Meinig G.E.: Wurzelbehandelte Zähne und ihre möglichen Auswirkungen auf den Organismus. In: Kobau C.: Ganzheitlich und naturheilkundlich orientierte Zahnmedizin 625–627. Kobau Verlag, Maria Saal 1998

Milsom K., Mitropoulos C.M.: Enamel Defects in 8-Year-Old Children in Fluorated and Non-Fluorated Parts of Cheshire. Caries Research 1990; 24: 286–289

Molitor S. J. und Leonhardt L.: Zahnärztliche Werkstoffe: Klinische Einordnung und Diagnostik aus allergologischer Sicht. Der Hessische Zahnarzt 10/93

Montfort van J.: Das Störfeld Darm. Ärztezeitschrift für Naturheilverfahren 37, 9 (1996)

Moody G.H., Southam J.C., Buchan S.A., Farmer J.G.: Aluminium leaching and fluoride. British Dental Journal 1990; 169: 47

Morell F.: MORA-Therapie. Patienteneigene und Farblicht-Schwingungen. 3. Auflage, Karl F. Haug Verlag, Heidelberg 1987

Müller W.: Fernwirkungen von palladiumhaltigem Zahnersatz. Dtsch. Zschr. f. Biol. Zahnmed. 10, 1 (1994)

Münzenberg K.J., Möller F., Koch W.: Nebenwirkungen der Osteoporose-Therapie mit Fluor. Münch. Med. Wschr. 133 (1991) Nr. 5: MMV Medizin Verlag, München 1991

Ochsenreiter F.: Kunststoffe im Mund. Infoblatt der Forschungsgemeinschaft Frequenzen e.V.

Olea N. et al.: Die östrogene Wirkung der in der Zahnheilkunde verwendeten, auf Harz basierenden Füllungen und Versieglern; N. Olea, Department of Radiology, School of Medicine, Universidad de Granada. Deutsche Übersetzung des Originals (1995)

Opinya G.N., Imalingat B.: Skeletal and Dental Fluorosis: Two Case Reports. East African Medical Journal (Nairobi) Bd. 68 (1991)

Patyk A.J., Husung A.: Desintegration dentaler Keramik durch fluoridhaltige Prophylaxemittel. ZWR, 107. Jg. 1998, Nr. 5

Perger F.: Kompendium der Regulationspathologie und -therapie. Sonntag-Verlag, München 1990

Pischinger A.: Das System der Grundregulation. Karl F. Haug Verlag, Heidelberg 1983

Popp A.F.: Neue Horizonte in der Medizin. Karl F. Haug Verlag, Heidelberg 1983

Prchala G.: Ein Plädoyer für die Zahnvorsorge beim Essen. ZM 88, Nr. 6, 16.3.1998 (658)

Priehn-Küpper S.: Neue Konzepte im Kampf gegen Karies. ZM 88, Nr. 3, 01.02.1998 (236)

Rasche E.: Wasser – Ernährung – Gesundheit aus der Sicht der Bioelektronik. Skriptum nach einem Vortrag beim 1. Kongreß für Biologische Medizin 28. – 30. Sept. 1990 Dresden

Rau T.: Isopathische Schleimhaut- und Zahntherapien. In: Kobau C.: Ganzheitlich und naturheilkundlich orientierte Zahnmedizin S. 628–638. Kobau Verlag, Maria Saal 1998

Rau T.: Übereiweißung und Übersäuerung. Krankheitsbild und Therapie. Workshop-Skriptenmappe der Fa. Sanum-Kehlbeck 1998

Rau T.: Candida – Freund und Helfer oder »Feind«? Neue ursächliche Zusammenhänge beim Candida-«Problem«. Sanum-Post 43/98; Semmelweis-Verlag, Hoya 1998

Reichert, P.: Was ist Biologische Zahnmedizin? Dtsch. Zschr. f. Biol. Zahnmed. 10, 4 (1994)

Ringe J.D.: Therapie der Osteoporose mit Fluoriden und Kalzitoninen. Internist (1991) 32: 80–89; Springer Verlag 1991

Rock W.P. and Sabieha A.M.: The relationship between reported toothpaste usage in infancy and fluorosis of permanent incisors. British Dental Journal, Vol. 183, Nr. 5, Sept. 13, 1997

Rost J.: Ein Denkmodell über die Wirkungsweise homöopathischer Arzneien. Info-Schriften der DHU

Rotgans J. und Rosendahl R.: Ist die Fluoridanwendung schädlich für die Gesundheit? Oralprophylaxe 5, 29–38 (1983)

Saralakumari D., Ramakrishna R.P.: Red Blood Cell Metabolism in Human Chronic Fluoride Toxicity. Bull. Environ. Contam. Toxicol. (1991) 47: 834–839; Springer Verlag, New York 1991

Schäfer K.: Wissenschaftlicher Erkenntnisstand zur Amalgam-Verträglichkeit. GZM – Praxis und Wissenschaft 1. Jg. 3/96

Schicke H.: Decoder-Dermographie, Heilpraxis-Magazin 4/84

Schiemann S., Hannig M. und Albers H.-K.: Zur potentiellen Zytotoxizität von Zementen auf Glasionomarbasis. ZWR, 107. Jg. 1998, Nr. 9

Sigusch B.: Moderne Parodontologie. ZM 87, Nr. 11, 1.6.1997 (1382)

Schloßer H.: Amalgamsanierung. GZM – Praxis und Wissenschaft 1. Jg. 2/96

Schloßer H. und Wühr E.: Regulationsdiagnostik und Diagnostik chronischer Irritationen. Möglichkeiten und Grenzen. 2. Teil. GZM – Praxis und Wissenschaft 2. Jg. 3/97

Schloßer H. und Wühr E.: Regulationsdiagnostik und Diagnostik chronischer Irritationen. Möglichkeiten und Grenzen. Teil 3. GZM – Praxis und Wissenschaft 2. Jg. 4/97

Schloßer H. und Wühr E.: Regulationsdiagnostik und Diagnostik chronischer Irritationen. Möglichkeiten und Grenzen. Teil 4. GZM – Praxis und Wissenschaft 3. Jg. 1/98

Schneider H.: Kompomere, Komposits und Adhäsive. Forschungsergebnisse in der Diskussion – Vivadent-Forum 1996. Dental Magazin 3/96

Schön D., Hoffmeister H., Darimont T., Mandelkow J., Sonneborn M.: Gesundheitlicher Einfluß von Trinkwasserinhaltsstoffen. SozEp Berichte, Inst. für Sozialmedizin und Epidemiologie des BGA 6/1982; Dietrich Reimer Verlag, Berlin 1982

Schulte A., Schiefer M., Stoll R., Pieper K.: Fluoridkonzentration in deutschen Mineralwässern. Deutsche Zahnärztliche Zeitschrift 51 (1996) Nr. 12

Schweinsberg F., Netuschil L., Hahn T.: Drinking Water Fluoridation and Caries Prophylaxis: With Spezial Consideration of the Experience in the Former East Germany. Zbl. Hyg. 193, 295–317 (1992); Gustav Fischer Verlag, Stuttgart 1992

Siebert G.K. und Bindl A.: Untersuchung von Schmelzadhäsiven und Dentinadhäsiven. ZWR, 104. Jg., 1/1995

Staehle H.J.: Eine Risikoabschätzung bei Kunststoffmaterialien. ZM 87, Nr. 4, 16.2.1997 (364)

Staehle H.J., Koch M.J.: Anwendung aldehydfreisetzender zahnärztlicher Materialien. ZM 88, Nr. 3, 1998 (242)

Strietzel R.: Haftoxide sind für den guten Verbund wichtig, aber nicht unproblematisch. DZW-Spezial 1/99

Strittmatter B.: Störfeld – Grundlagen und klinische Auswirkungen. Akupunktur / Aurikulomedizin 1/1996 und 2/1996

Sutton P.R.N.: Is the Ingestion of Fluoride an immunosuppressive Practice? Medical Hypothesis (1991) 35, 1–3; Longman Group UK Ltd. 1991

Thomsen J.: Odontogene Herde und Störfaktoren. ML-Verlag Uelzen 1978

Triemer, K., Gehroldt C.: Fluoridaufnahme und -wiedergabe aus Glasionomerwerkstoffen in vitro. Dental Spiegel 5/97

Uexküll Th. v.: Psychosomatische Medizin. Urban & Schwarzenberg, München 1990

Volkmer D.: Homöopathie – Die sanfte (Zahn)Heilkunde. Energetik-Verlag, Sulzbach/Taunus 1993

Voll R.: Tabellen über energetische Wechselbeziehungen von Odontonen zu Organen und Gewebssystemen. ML-Verlag, Uelzen 1978

Wahlers L.: Funktion und Bedeutung der Darmflora. Physis spezial 73. Urban & Vogel, München 1994

Wahlers L.: Darmflora und Krankheit. Physis spezial 73. Urban & Vogel, München 1994

Wendt L., Wendt T.: Angiopathien – Eiweißspeicherkrankheiten – Autoimmunerkrankungen. Karl F. Haug Verlag, Heidelberg 1980

Werthmann K.: Die zentrale Bedeutung der bakteriellen Dysbiose. Skriptum Workshop Sanum-Kehlbeck, Hoya 1998

Werthmann K.: Die Bedeutung des Darmmilieus für chronische und allergische Krankheiten. Skriptum Workshop Sanum-Kehlbeck, Hoya 1998

Wichnalek L.: Titan in der Herstellung von prothetischem Zahnersatz. ZNS 9/95, Akupunktur / Aurikulomedizin 1/1996

Wiesenauer M.: Homöopathie. Eine aktuelle Erstinformation. Info-Schriften der DHU

Yiammouyiannis J.: Früher alt durch Fluoride. Waldthausen Verlag, Ritterhude 1988

Young F.E.: Public Health Service Report on Fluoride Benefits and Risks. Journal of the American Medical Association (JAMA) August 28, 1991

3. Register

Abwehrkraft   153
Abwehrmechanismen   94
Abwehrschranke   50
Ähnlichkeitsregel   204, 207
Aldehyde   97
Allergien   38, 49, 83, 112
Allergische Erkrankungen   177
Allergisierung   177
Allergisierungspotential   107
Amalgam   103
Amalgambelastung   226
Amalgamdepots   229
Amalgamfüllung   17
Amalgam-Sanierung   52, 142
Amalgamsymptom   226
Antibiotika   44, 155
Antigene   176
Armlängenreflex   165
Arten der Reizsetzung   164
Arzneimittel   175
Arzneimittelbilder   205
Asthma   44
Ataxie   26
Aurikulomedizin   199
Ausleitungstherapien   141, 212
Auslöschtest   213
Auszugsmehl   170
Autoimmunerkrankungen   93, 94, 177
Autoimmunreaktionen   112
Autonosode   212

Bakterielles Gleichgewicht   149
Beckenschiefstand   74, 236
Befestigungskomposit   86
Belastungs-Ampullen   162
Belastungsprüfung   161
Bell'sches Theorem   14
Bindegewebe   21, 50, 59
Bioelektronische Funktionsdiagnostik   161
Bioenergetische Testungen   21
Biokompatibilität   77, 105
Biologische Terrainanalyse   153
Biologischer Schnitt   42
Biologisches Alter   152
Bioresonanztherapie   76, 229
Bis-GMA   82
Bonder   83

Cadmium   80
Candida-Belastung   162
Centesimal-Potenzen   206
Chaosindex   138
Chemische Belastungen   180
Chromosomenschäden   96
Chronifizierung   204
Chronische Krankheiten   38
Chronisches Belastungssyndrom   51, 53
cis-Fettsäuren   171

Darm   18
Darmassoziiertes Immunsystem   69, 176
Darmdysbiose   27
Darmflora   174, 175
Darmmilieu   69, 173, 174, 178
Darmsanierung   238, 178, 227
Dauerbelastung   115
Dauerirritation   32
Dauerreize   24, 36, 64
Decoder-Dermographie   122
Degeneration   51
Degenerationsphase   42
Degenerative Prozesse   152
Dekompensation   51, 52, 54
Dentalmetalle   98
Dentalmetallionen   107
Dentinadhäsive   97
Deposition   39
Depositionsphase   41
Devitalisierungsmittel   97
Dezimal-Potenzen   206
Disposition   18
DMPS   219
Dunkelfeldmikroskopie   150
Dysbiose   175, 178

Eckzähne   183
Edelmetallnadeln   200
Eigenregulation   142, 213, 234
Eiweißmast   237
Eiweißzerfallsprodukte   59, 63
Elektroakupunktur   157
Elektrolyte   103
Endogene Fluoridierung   89

Endokrinium   59
Endotoxine   72
Entgiftung   39, 229
Entgiftungsmechanismen   226
Entgiftungsreaktion   39
Entgiftungstherapie   219
Entgleisungstypen   35
Entzündung   50
Entzündungsmilieu   67
Entzündungsphase   39
Enzyme   93
Epikutantest   99
Erfahrungsmedizin   38
Ernährung   156, 173, 179
Ernährungslenkung   227
Ernährungstherapie   168, 237
Erstverschlimmerungen   141
Exkretion   44, 46
Exkretionsphase   39
Exotoxine   72
Exposition   78

Fehlfunktionen   74
Fehlinformationen   24, 37, 54, 121
Fehlregulationen   24, 54, 119
Felder   19, 117
Feldoszillation   14, 117, 118
Feldwirkungen   120
Fernwirkungen   19, 50, 53, 56, 64, 137, 204, 215
Fette   170
Fibroblast   24
Fibrozyten   22
Filter   211
Filterverfahren   162
Fissurenversiegelungen   85
Fluoride   81, 83, 84, 87
Fluoridquelle   87
Fokaltoxikose   49
Formaldehyd   84, 97
Freie Radikale   95
Fremdkörper   55, 63
Frontzähne   183
Funktionen   182
Funktionskreise   32, 200, 203

Gefleckte Zähne   96
Gegenschockphase   25
Genetische Dispositionen   114
Genussgifte   180

Geopathische Belastungen 180
Geschlossenes System 15
Glasionomerzemente 81, 228
Grenzwerte 80, 106
Grundregulation 57
Grundsubstanz 22, 54, 231
Grundsystem 35
Guttapercha-System 62

Haaranalyse 220
Haber'sche Regel 80
Haftvermittler 84
Hämatokrit 238
Harmonische Schwingungen 210
Head'sche Zonen 39, 76, 136, 213
Heilungsphase 39
Herdbefund 137
Herde 27, 49, 53
Herderkrankungen 32
Herz-Dünndarm-Funktionskreis 195
Hinweisdiagnostik 125
Homöopathie 204

Immunabwehr 112
Immunglobuline 177
Immunmodulation 112, 179
Immunsystem 37, 41, 71, 72, 86, 111, 177
Implantate 77
Impletol 215
Imprägnationsphase 42
Indikatormuskel 164, 165
Infektionskrankheiten 154
Information 20, 206, 207
Informationstransfer 18, 37
Informationsübertragung 76
Interzelluläre Kommunikation 117
Isopathika 208
Isopathischer Umkehrwert 226

Karies 170
Kariesprophylaxe 88
Kaugummitest 219
Keramik 85
Keramikbrand 107
Kiefergelenk 72, 189
Kiefergelenksdysfunktion 165
Kieferhöhle 189
Kieferostitis 52, 65, 165, 230
Kinesiologie 163

Kinesiologische Richtungen 163
Kirlian-Fotografie 139
Kofferdam 228
Kohlenhydrate 170
Kompensation 18
Kompensationsfähigkeit 36, 53, 116, 161
Kompensationsmechanismen 79
Kompomere 84
Komposits 81
Konstitution 78, 106
Konstitutionelle Schwäche 71
Konstitutionelle Verschiedenartigkeiten 116
Kontaktallergien 98
Kontaktdermatitis 100
Kontroll-Messpunkte 159
Kopf-Decoder-Dermographie 124
Kopfschmerzen 75
Körperakupunktur 181
Körpereigene Abwehr 175
Körperterrain 156
Korrosion 102, 107
Korrosionsresistenz 104, 107
Korrosive Veränderungen 106
Krankheitsbereitschaft 121, 122
Krankheitsbilder 142
Krankheitssymptom 18
Kunststofffüllungen 228
Kunststoffkleber 86
Kupfer 80
Kurztest 161
Kybernetik 35, 78

Laser-Schweißen 108
Lebensmittel 172
Lebensmittelqualität 172
Leber-Galle-Funktionskreis 183
Lichtpolymerisation 82
Lokalisation 78
Lotnaht 104, 108
Lunge-Dickdarm-Funktionskreis 189
Lymphozytentransformationstest 100

Magen-Milz/Bauchspeicheldrüsen-Funktionskreis 189
Marginale Parodontitis 70

Materialprüfung 230
Materialtestung 229
Maximalzeit 182
MELISA-Test 219
Meridiane 32, 58, 181, 182
Meridian-Parodontitis 236
Mesenchym 22
Metallallergie 100
Metallbelastungen 107
Metallionen 102
Metallionenbelastung 108
Metallkronen 120
Metalloxide 86
Metallstifte 103
Metallstift-System 62
Methylquecksilber 110
Milieu 24, 41, 71, 72, 80, 149, 155, 168, 231, 237, 238
Milieuänderung 68, 175, 229
Milieutherapie 179, 231, 234, 238
Mineralwasser 155
Mittelohr 195
Modalitäten 205
Modulierung 211
Molekularsieb 23
Mudras 166
Mundakupunktur 181
Mundakupunktur-Diagnostik 201
Mundflora 71, 237
Mundströme 219

Nahrungsmittel 155, 172
Narben 55, 61, 75
Nasennebenhöhlen 55
Neoantigene 112
Neoplasmaphase 42
Neuraltherapie 76, 212, 231
Nieren-Blasen-Funktionskreis 183
Nosoden 207
Nosodentherapie 67

Offenes System 15
Ohrakupunktur 181, 198
Organmanifestation 109
Organpräparate 208
Osteofluorose 90
Osteosklerose 90
Oszillation 19

Parodontitis marginalis 100, 236
Phagozytose 95
Phase der Rekonvaleszenz 25
Photonen 20

Physioenergetik 165
Piezo-Elektrizität 87
Pilzerkrankung 154
Placebo-Effekt 15
Plasma-Lights 83
Polymerisation 82, 83
Polymorphismus 151
Potenzierung 80, 206, 208
Priorität 138
Proteinsynthese 93
Proteoglykane 23
Psychische Einflüsse 37
Psychologische Umkehr 164
Pulpafibrose 58
Pulpitis 56
Punktprotuberanz 143
Punktprotuberanzen 141

Quantentheorie 14
Quecksilber 80
Quecksilberdampf 109
Quecksilberdämpfe 228

RAC 199
Radioaktive Belastung 86
Reaktionsmechanismen 46
Reaktionsmuster 115
Reaktionsphasen 164
Redox-Potential 154
Reflextherapie 198
Regelgüte 124
Regelkreise 16, 141, 220
Regelkreisstörungen 78, 113
Regelkreissystem 17
Regelmechanismen 17
Regulationsanomalien 122
Regulationsdiagnostik 121, 199
Regulationskapazität 124
Regulationskapazitäten 52, 168
Regulationslage 27, 234
Regulationspathologie 121, 157
Regulationsprofil 138
Regulationsstarre 26, 36
Regulationsstörungen 36, 53, 105, 140
Regulationstherapien 141, 168
Regulations-Thermographie 136
Regulationsverhalten 125, 161, 226
Regulationsvermögen 169
Reiztherapie 17
Repertorium 205

Resonanzen 19, 117, 209
Resonanzfrequenzen 20, 114
Resonanzkette 236
Resonanzketten 58, 69, 75
Resonanzphänomene 54, 120, 209
Resonanztest 159, 160
Resonanzverhalten 120
Resonatoren 209
Resorption 109
Restostitis 67, 231
Retromolargebiet 77
Retromolarpunkte 203
Richtungsindex 138
Rückenmarkssegmente 27
Rückkopplungsmechanismen 17
Rückvergiftung 42, 44

Säure-Basen-Haushalt 150
Schadstoffbelastung 172
Schmerzpunkte 198
Schockphase 25
Schulter-Arm-Syndrom 195
Schwermetallbelastungen 24, 150, 174, 226
Schwermetalle 85, 173, 175, 220
Schwermetallsanierung 238
Sealer-System 62
Segmentale Erregungszustände 30
Sekundenphänomene 49, 213
Selbstheilungskräfte 212
Skelettfluorose 90, 96
Softlaser 200, 215
Spannungsreihe 102
Speicherung von Schwermetallen 106
Speicherungen 166
Stabident-Methode 68
Steinzement 228
Störfelddiagnostik 199
Störfelder 27, 53, 122, 138, 156, 180, 201, 204, 236
Störfeldtherapie 138
Störinformationen 212
Strahlenkränze 140
Strahlenqualität 140
Strahlungsphänomene 139
Stressor 78
Stromwerte 105
Summation 78
switching 166
switching-Phänomene 164
Symbiosegleichgewicht 151

Symptome 18, 35, 80, 98
Symptomenkomplexe 141
Syndrome 13
System der Grundregulation 54, 169

Tennis-Ellbogen 189
Terrain des Blutes 154
Testpunktregler 162
Therapielokalisation 164, 166
Therapiepunkte 204
Therapierbarkeit 124, 125
Therapieverläufe 151
Tierische Eiweiße 168
Titan 102, 105, 107
Titankorrosion 108
Tonsillen 55
Toxine 37, 61
Toxische Effekte 106
Toxische Restdepots 69
Toxizität 79, 83
Trägersubstanz 207
Transdentale Fixation 64
Transplantate 65
Trigeminus-Neuralgie 75
Trinkwasser 155, 156
Tumore 38

Überblickstestung 203
Übereiweißung 152
Überempfindliche Zahnhälse 97
Übersäuerung 27, 169
Übersichtsdiagnostik 204
Übersichtstestung 121, 125
Umflüsse 139
Umweltbelastungen 38, 171, 179
Unverträglichkeit 98, 114
Unverträglichkeitsreaktion 98
Ursache-Wirkung-Prinzip 15

Vegetative Dystonie 27
Verdauungskraft 174, 175
Verschlackung 41, 150, 169
Verträglichkeit 113, 160
Verträglichkeitsprobleme 77
very-point-Technik 201
Vikariation 43, 150
Vitalstoffe 171
Vitamine 171
Vorsichtsmaßregeln 70
Vorsorgediagnostik 122

Wassermangel 164

Wechselwirkungen 78, 113
Weisheitszähne 195
Werkstoffbelastungen 64, 180
Werkstoffe 77
Wirkungsketten 13
Wirkungsumkehr 16
Wirtsabwehr 72
Wissenschaftliche Reproduzierbarkeit 15
Wurzelbehandelte Zähne 61
Wurzelbehandlung 59
Wurzelfüllmaterialien 61, 62

Wurzelfüllpasten 97
Wurzelreste 63
Wurzelspitzenresektion 60, 63, 77

Zähne, verlagerte 63
Zahnersatz 74
Zahnfehlstellungen 73
Zahnhalsdefekte 74
Zahnimplantate 64
Zahnpulpa 57, 59
Zahnstörfelder 32, 160
Zeigerabfall 159, 161

Zeitfaktor 36, 65
Zellularpathologie 35
Zellularpathologisches Paradigma 13
Zemente 80, 230
Zivilisationskost 179
Zivilisationskrankheiten 154
Zucker 170
Zweitschlag 36, 52
Zyklogenie 150
Zysten 63
Zytotoxizität 82, 85

4. Über den Autor

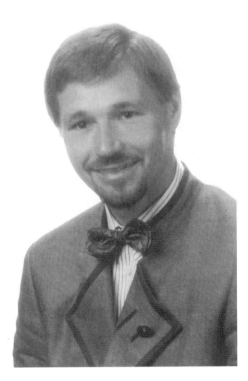

- Jahrgang 1950
- 1970–1977 Studium der Zahnmedizin und Philosophie in Düsseldorf
- 1975 Approbation als Zahnarzt
- 1976 Promotion am Institut für Hirnforschung der Universität Düsseldorf
- Seit 1979 niedergelassen in Straubing/Niederbayern
- Ab 1987 Ausbildung in Ganzheitlicher Zahn-Medizin. Schwerpunkte: Regulationsdiagnostik sowie Diagnostik und Therapie chronischer Irritationen
- 1992 Erlaubnis zur Ausübung der Heilkunde ohne Bestallung als Heilpraktiker
- Seit 1994 umfangreiche Vortrags- und Seminartätigkeit für Ärzte und Zahnärzte im Fachgebiet Umweltmedizin und Ganzheitliche Zahnmedizin. Schwerpunkte: Gesundheitliche Belastungen durch Dentalmaterialien und Störfelder, Schwermetallsanierungen, Darmsanierungen, Regulationsdiagnostik, Störfelddiagnostik und -therapie.
- Seit 1998 Veröffentlichung in Ganzheitlichen Fachzeitschriften

Ganzkörper-Regulations-Screening mit
VEGA D-F-M

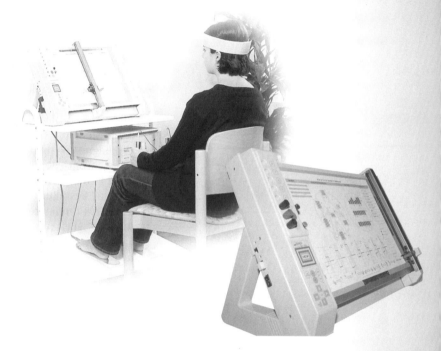

- Schnelldiagnose innerhalb 8 Minuten
- Computergesteuerte, automatische Vorauswertung
- Sofortige Aussage über akutes oder chronisches Geschehen
- Therapieverlaufskontrolle

Ausführliche Geräteinfos? Fortbildung, Seminare?
✗ Phone-Line 0 78 36 – 50 219   ✗ Fax-Line 0 78 36 – 50 206

VEGA Grieshaber KG · Geschäftsbereich Medizin · Postfach 12 52 · 77758 Schiltach
E-Mail: info@vegatest.com, Internet: http://www.vegatest.com

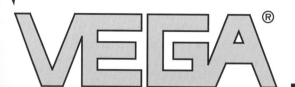